中 医 祖 庭

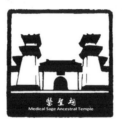

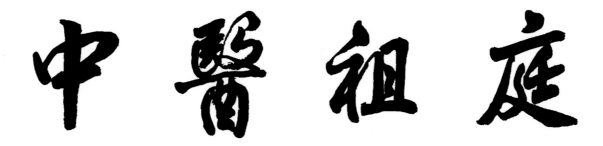

中医祖庭

张兼维　主编

中原农民出版社

·郑州·

图书在版编目（CIP）数据

中医祖庭 / 张兼维主编 . —郑州 : 中原农民出版社, 2022.5
ISBN 978-7-5542-2589-9

Ⅰ . ①中… Ⅱ . ①张… Ⅲ . ①中医学-医学史-史料 Ⅳ . ①R-092

中国版本图书馆CIP数据核字（2022）第052953号

中医祖庭
ZHONGYI ZUTING

出 版 人：刘宏伟
特邀策划：白振国　刘海燕
策划编辑：刘宏伟　马艳茹
责任编辑：马艳茹　赵林青　彤　冰
数字编辑：李　程　张付旭　邵　帅　李冬蕾
责任校对：尹春霞　张晓冰　张　淇
责任印制：孙　瑞
装帧设计：一庸堂
数字支持：大象出版社

出版发行：中原农民出版社
　　　　　地址：郑州市郑东新区祥盛街 27 号 7 层　　邮编：450016
　　　　　电话：0371-65788013　　　　0371-65788199
经　　销：全国新华书店
印　　刷：南阳市寰宇印务有限责任公司
开　　本：889 mm × 1194 mm　1/12
印　　张：30.5
字　　数：560 千字
版　　次：2022 年 5 月第 1 版
印　　次：2022 年 5 月第 1 次印刷
定　　价：365.00 元

如发现印装质量问题，影响阅读，请与印刷公司联系调换。

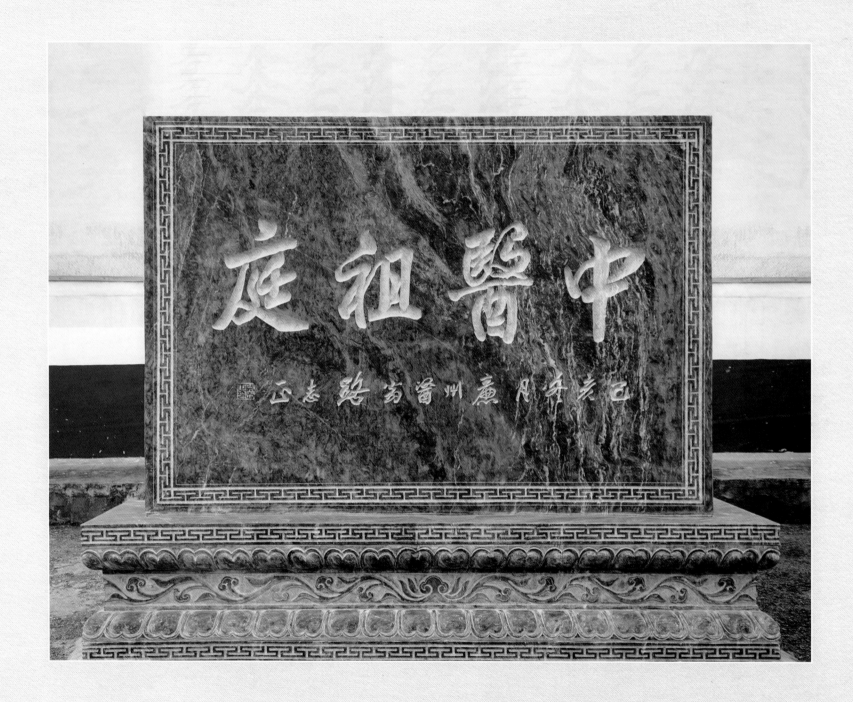

国医大师路志正题书中医祖庭碑

序

2021年5月12日，在南阳市考察调研的习近平总书记来到医圣祠，了解"医圣"张仲景生平及其对中医药发展作出的贡献。

习近平总书记曾经指出，中医药学是打开中华文明宝库的钥匙。

南阳曾有过高度的文明，也有文明的高度。中国先秦史学会会长宋镇豪教授在南阳曾断语，"南阳是中华文明的核心探源区"；中国考古学会理事长王巍院士在考察了南阳黄山遗址后，为南阳题写了"文明在宛"。"文明在宛"这四个字，为南阳在中华文明历史中的地位定了位，定了调。

作为历史悠久的古代文明大都南阳，不仅出风物、出文物，还出名人。

张仲景就是南阳名人的代表之一，也是中华文明的创建者之一。张仲景的丰功伟绩，写在了南阳大地上，写进了中医史，写进了历史，写进了中华文明。

中国古代有"十大圣人"。因为孔子的"修齐治平"学说是封建统治阶级治国的法宝，他们就把"至圣"给了孔子。然而生命诚可贵，民命重于天。人没了病，健康自在，才能受教育，有思想，服务社会。比较起来，医圣与社会大众的关系更为深切。

仲景先师生活的东汉末年，朝政腐败，民不聊生，灾疫横生。仲景的《伤寒杂病论·序》中言，家族二百余口，不到十年死了三分之二。正是在这苦难的社会大背景下，正是这"感往昔之沦丧，伤横夭之莫救"的悲天悯人的大情怀，造就出了一个济世活人的大医张仲景，冶炼出了一部被尊为"众方之祖"的《伤寒杂病论》。

2022年农历正月十八，是仲景诞辰1872周年纪念日。即使再过百代千秋，张仲景仍然会活在百姓心中，活在中华文明的圣殿上，活在世界医学的发展进程中。张仲景的《伤寒杂病论》，奠定了中医学"辨证论治"这个千古不易的大法准则，至今她仍然代表着中华医学的最高成就。这部医学巨典已经与中国人的生命健康深深地融为一体，塑进了中华民族的血肉之躯，铺就了中华民族健康成长的生命基石。

南阳是中医圣地、医圣故里，医圣祠是中医祖庭，历代医家、地方名士，乃至全国的文化名家等各界学者呵护托举医圣祠，弘扬成就医圣祠，让医圣祠从传统的人文纪念地，上升为中华传统文化的一个精神高地和人文圣地。

南阳是从1981年开始举起仲景品牌这个大旗的。1981年，在中华全国中医学会的直接领导和支持下，南阳成立了"张仲景研究会"。在这次会上，大医米伯让向医圣祠捐赠了白云阁本《伤寒杂病论》全套木刻版。这不仅是当今世上仲景经典的唯一木刻版，是医圣祠的镇馆之宝，更是祖国医学最珍贵的文物之一。从1981年开始，国家卫生部和省地市共同出资，重新修建了医圣祠。医圣祠整修一新后，1982年10月，中华全国中医学会在医圣故里南阳首次举办全国仲景学说学术讨论会。仲景品牌从那时起，就被定位在中国中医界的最高位置。

1985年，张仲景国医大学在南阳创建，逐步探索出了一条适合中国当代中医高等教育的全新的办学模式。1990年后，南阳有计划地开始在仲景品牌的深厚基础上，打造"医、保、教、产、研、文"六位一体的当代中医发展的"南阳模式"。1991年，中华全国中医学会在南阳举办了"张仲景学术国际研讨会"。2002年，国家中医药管理局与河南省政府联合主办，南阳市政府承办，在南阳创建了"张仲景医药文化节"。2013 年，又在南阳创建了中医最高学术论坛的"仲景国际南阳论坛"。南阳以中医医疗、中医保健、中医教育、中医产业、中医科研、中医文化的"六位一体"六大方面协同并进的实践为基础，有国家级的仲景节会，有国家级的仲景论坛，有省级的仲景基金会，有十多个道地中药材基地，有省域联办的仲景书院，有文旅大融合的医圣祠文化园区，有强大的中医药贸易输出，有多层次的中医药对外交流项目，有仲景中医药的多品种产业以及巨大的产能，张仲景博物院和国家级中医药博物馆项目正在迅速推进，张仲景国医大学正在恢复重建中。在仲景品牌的旗帜下，打造全球中医圣地，打造全国健康养生之都，已经成为南阳市和当代中医界的共识。

因为有张仲景在，有医圣祠在，南阳成为享誉全国、享誉世界的中医圣地，成为全国中医文化的高地，成为全国中医学术研究交流的基地，南阳还将成为培养大国医的摇篮。

中医祖庭，是当代中国一个响亮的人文品牌，也是一部有着无数双温暖大手托举起的大书巨著。在中医药全面振兴的今天，南阳市人大教科文卫委员会与张仲景博物馆联合编著《中医祖庭》，既是向中医祖庭医圣祠献礼，也是向发展进步着的中国中医事业献礼，更是向关心关爱支持仲景事业的人们献礼。

唐祖宣

二〇二二年一月十八日

交响乐合唱《医圣颂》

演奏：上海交响乐团

演唱：上海歌剧院合唱团

前 言

——天地有大美而不言 惟留仲景圣名在人间

河南省南阳市城东温凉河畔。

巍巍山门，子母阙迎面而立，阙身下一对朱雀正展翅欲飞。金色的琉璃瓦映衬着"医圣祠"三个遒劲大字。院内古碑列道，殿阁俨然，葱葱郁郁间透出历史的古朴凝重。东汉著名医学家张仲景便长眠于此。

一、传承精华，守正创新

在传承中创新，在创新中传承。

2021年5月12日，习近平总书记来到医圣祠，了解"医圣"张仲景生平及其对中医药发展作出的贡献，了解中医药在抗击新冠肺炎疫情中发挥的作用，以及中医药传承创新情况。

习近平总书记指出，过去，中华民族几千年都是靠中医药治病救人。特别是经过抗击新冠肺炎疫情、非典等重大传染病之后，我们对中医药的作用有了更深的认识。我们要发展中医药，注重用现代科学解读中医药学原理，走中西医结合的道路。

中医药学包含着中华民族几千年的健康养生理念及其实践经验，是中华民族的伟大创造和中国古代科学的瑰宝。要做好守正创新、传承发展工作，积极推进中医药科研和创新，注重用现代科学解读中医药学原理，推动传统中医药和现代科学相结合、相促进，推动中西医药相互补充、协调发展，为人民群众提供更加优质的健康服务。

传承精华，守正创新，这是2019年习近平总书记对中医药工作提出的重要要求。党的十八大以来，习近平总书记对中医药工作作

出了一系列重要的指示，深刻回答了新时代如何认识中医药，如何发展中医药，发展什么样的中医药这些根本性、长远性的问题，为推动中医药事业高质量发展提供了根本的遵循。

从历史上看，中华民族屡经战乱和瘟疫，却能一次次转危为安，人口不断增加，文明得以传承，中医药作出了重大贡献。在全面推进健康中国建设中，中医药不仅不能缺位，而且要更有作为。

中医药学是中华民族的原创科学，只有不断地传承，才能有根和魂；只有不断地创新，才能有时代的活力和应用的价值。没有传承，创新就失去根基；没有创新，传承就失去价值。唯有在传承中创新，在创新中传承，才能擦亮中医药这块金字招牌，让古老的中医药历久弥新。

二、千秋圣地，医典传世

天地有大美而不言，惟留仲景圣名在人间。

张仲景是祖国医学的伟大先驱，受到了中华民族的最高推崇，被尊为万世医宗和中华医圣，万古流芳。

世界古代文明，只有中华文明纵横五千年而经久不衰。五千年文脉涵养出泱泱中华——先秦诸子、汉唐气象、宋明风韵……回望五千年中华文化，中医药文化是五千年中华传统文化至今鲜活的印记。张仲景学术思想和仲景文化所构成的生命健康文化，更是中华中医药文化宝库的精粹，如日月之光华，旦而复旦，万古常明。

人类文化遗产，很少有像仲景学说这样历经一千八百多年而仍然具有深刻的民族性、世界性和科学性，具有人类生命科学的广泛

应用价值和巨大的发展潜力。仲景生命健康文化既是科技生产文化，也是生活精神文化，它历久弥新，富有生命力，在历史溯源和现实传承应用领域，均具有极其重要的唯一性价值，并不断在医学历史长河里传承和发扬光大。她是中华文明伟大的精神财富，更是当之无愧的全人类的思想宝库。

古人曰：书犹药也，善读之可以医愚。仲景伤寒大论，医愚又医疫，活国又活人，可谓"六经既出无他论，三代以下唯斯人"。1800多年以来，医圣张仲景凭借一部《伤寒杂病论》，顽强地穿越历史隧道，救人、济世、传播、扬名，并且"道经千载更光辉"。他勤求古训，集前人之大成，博采众方，揽四代之精华，熔理法方药于一炉，开辨证论治之先河，以其理论精辟、辨证规范、组方严谨、处治灵活、效若桴鼓的学术特色而饮誉古今，形成了独特的中国医学思想体系，并在传播中形成了特有的文化现象。唐宋以来，张仲景被尊为"万世医宗"，像文圣孔子一样，张仲景受到了中华文明的最高推崇——"中华医圣"。所不同的是，孔子的圣名是由封建统治阶级所赐封，而仲景的圣名则是后世医者所封，为人民大众所敬仰。

中华民族五千年文明史，只有集大儒大医大德于一身的人，才能教化后人，从而成为中华之医圣，屹立于世界医学之林。东汉医哲，崛起南阳，识用精微，举孝廉，官太守，许洛阳时才，陈志范书无传记；创新学脉，肇其开端，论广汤液，救贫贱，疗君亲，岐黄称圣手，伤寒金匮有遗篇。穿过历史迷雾，张仲景从历史画卷中向我们走来，名利如浮云终将散去，而高尚品德与情操则如日月，纵然岁月更迭依然熠熠生辉。据传张仲景出身南阳望族，但正史无传。可以想象，他是一位于时局无足轻重的士人。唯其无足轻重，故正史无传；唯其士人身份，可以有文化有理想，忧心天下。因此，历史印证张仲景不慕名利，"勤求古训，博采众方"，潜心研究，终成《伤寒杂病论》。良相良医，活国活人。身为长沙太守，大堂行医；发明"娇耳"，施舍民众……这些行为体现了医圣仲景最大的民本思想：生命至上，人民至上。

"药王之庙遍寰宇，医圣祠则唯南阳有焉。"为了纪念张仲景，国人为他修建了博大雄浑、巍峨壮观的医圣祠，以彰国人对仲景先师崇功报德之纪念。《南阳县志》这样记载："宛郡（即南阳）东高阜处，为张家巷，相传有仲景故宅。延曦门东迤北二里，仁济桥西，有仲景墓。"据清末曹德宇编绘的《医圣祠图志》记载，医圣祠包括正偏两院。正院巍峨庄严，有山门、中殿、正殿、两庑等建筑。偏院幽雅清丽，俨然洞府，有医圣井、荷花池、医圣桥等景观。小蓬莱叠石为山，上筑灵枢阁。又有素问亭、春台亭、内经楼、医林会馆等建筑。每年上巳、重九两节，为香火大会，仕女云集，极一时之盛。

进入新时代，中医祖庭，医学殿堂，文化昌盛，圣地安澜。医圣祠是全国重点文物保护单位，国家3A级旅游景区，全国中医药文化宣传教育基地，国家中医药服务出口基地，张仲景医药文化节、医圣仲景国际论坛、仲景书院主体活动场所，是南阳著名的历史人文景观、对外经济文化交流的重要窗口。

2020年以来，南阳市委、市政府推动实施医圣祠文化园和张仲景博物院建设等重大工程，打造"全球中医圣地、世界中医药文化地标、南阳人文地标"，为健康中国，为南阳建设河南省副中心城市贡献"南阳中医力量"。

在中华民族历史长河中，医圣故里南阳因中医祖庭医圣祠而闻名四海。千秋圣地，医典传世。给岁月以文明，给文明以岁月！

三、仲景医学，风行世界

仲景文化是传统的，也是现代的，是民族的，更是世界的。

医运同国运相牵，医脉同国脉相连，张仲景是中华民族世代尊崇的中华圣人，医脉的杰出代表。中国历史上下五千年，有文字记载的文明史是三千多年，张仲景医学思想诞生一千八百多年，影响了中国文明史百分之六十的传统文化进程。张仲景的影响远远超出了国界。早在唐代，张仲景的著作就被传译到海外，对日本、朝鲜以及东南亚等国家影响很大，成为许多亚洲国家的医学根源。日本汉方医学界尊张仲景为先师，对仲景学说推崇备至。日本医学界运用现代科研手段，对仲景经方逐一进行严格的检验，研究发现仲景经方虽历经一千多年，仍具有巨大的医疗实用价值。

在西方，张仲景被誉为东方医哲。美国前总统里根的保健医生哈森博士赞道："张仲景创立的学说是东方医学的宝库，也是世界医学的宝库。"美国华盛顿大学医学院教授包德默博士曾经感慨地说："爱因斯坦创立了相对论，但张仲景早在一千八百年前就已经把相对论的原理运用到实践中去，张仲景是我们人类的骄傲。"在欧洲，张仲景被列为世界医史伟人。欧洲最早的治疗黑死病的方法，就是来自经由到过中国的阿拉伯人翻译的《伤寒杂病论》一书。英国学者李约瑟曾赞叹说："他（张仲景）是一个拯救了欧洲命运的人。"

中医药在抗击新冠肺炎疫情中取得了显著成效。"清肺排毒汤"经临床应用，百试百验，疗效奇佳，在防御与急救中成为抗疫良药。以往，我们都是以某个单一仲景经方为基础，加减二三味中药而组方，这是以君臣佐使为原则进行化裁组方。基于新冠肺炎既重伤肺脏又损伤多个器官的复杂性，中国中医界打破常规，以方剂为单位，方与方协同配合，启用张仲景《伤寒杂病论》的四个名方，融会贯通、古方新用、创新组合，从而催生了抗疫新组方——清肺排毒汤。如果我们一定要给清肺排毒汤一个名誉地位，那就是，不是经方的经方，超越古方的新方。

这些生动的画面构成了南阳在新世纪的文化图景，成为世界认识南阳仲景品牌的文化印象。如今，西方医学在微观研究领域困扰渐多之时，以张仲景学说为代表的中国中医药文化，为21世纪世界医学的发展和人类健康提供了全新的发展思路。

四、文化品牌，城市基因

盛世中医梦，大美仲景情。

医不朝圣医不名，药不拜祖药不灵。南阳是中医圣地和医圣故里，全球华人和中医学子在中医祖庭医圣祠祭拜医圣仲景先师，是中华民族传承千载历久弥新的传统盛事，是弘扬爱国主义精神，增强中医归属感、认同感、尊严感和荣誉感的中医盛典。祭拜活动极具传统文化和精神感召力，表达着中华儿女对医圣的慎终追远、高

山仰止之情和对中华传统医药文化的崇尚。每逢农历初一、十五，都有百姓自发到张仲景墓前敬香祈祷，朝拜医圣，祈求健康平安，迎福纳祥。相传农历正月十八为张仲景的诞辰，至今，每年的仲景诞辰皆会举行盛大的民俗祭祀纪念活动。

任何一种文化选择，都离不开时代的土壤；任何一种经济模式，都离不开文化的支撑。当今世界，文化与经济相互交融，在综合国力中的地位和作用越来越突出。仲景文化与大健康经济越来越密不可分，不断接近以至融合甚至部分重合。仲景文化物质产品中文化内容的价值比重迅速增长，而文化也通过批量复制的方式借助市场大规模传播。仲景文化与大健康经济的这种交互作用，为南阳经济社会的发展，注入了一种新兴的蓬勃的发展力量。南阳拥有世界唯一的"张仲景文化遗产"资源，具有丰富的生态文化资源以及综合的中医药产业基础，具备承接国家名片、发展医药和文化两大支柱性产业、发展新兴健康产业的先天优势。对于南阳而言，弘扬仲景文化，传承仲景学说，发展仲景事业，唱响仲景文化神韵，打造仲景健康品牌，建设"宜生南阳、健康之都"，既是城市定位和大市医策的顶层设计，也是城市灵魂和精神的再塑造，更是城市名片的重器。

打造全球中医圣地、全国中医高地、全国中医药名都，南阳的"两地一都"建设的科学构想，完整地勾勒出南阳中医药走向世界的战略蓝图：确立仲景文化强市旗帜，做大仲景医药文化，做强仲景健康产业，以仲景文化元素打造仲景健康品牌，推动"医、研、教、产、保、文、贸"七位一体融合发展，快速形成全国最大的健康集群基地和健康产品大市场。通过连续举办十五届张仲景医药文化节和九届仲景论坛，我们也清醒地认识到，丰厚的仲景文化资源和巨大的文化市场是南阳的优势，但雄厚的资本与成熟的商业运作却不是南阳的强项。中医大市，只有仲景文化体现出比物质和资本更强大的力量，才能造就更大的文明进步；医药名都，只有经济发展体现出仲景文化的品格，才能进入更高的发展阶段。

历史证明，医圣祠是祖国传统中医药发展的"晴雨表"，医圣祠的发展，关乎中医药事业之发展，关乎中华文明之进步。它从一个

侧面记录了人类文明拾级而上的进程，成为当今世界无与伦比的文化现象和文明载休。与坎坷激荡的历史紧密相随，医圣祠是一座历史的丰碑，承载着人类共同的健康梦想，寄托着国人祈求国泰民安、健康幸福的美好愿望，铭刻着人类与自然疾病作斗争的拼搏精神，更是弘扬民族优秀文化、进行爱国主义教育的不朽篇章。医圣祠以其丰厚的医学文化内涵构成了南阳在新世纪的文化图景，向世界展示中华文明的悠久历史和华夏儿女的勤劳智慧，向世界书写南阳中医药文化的崭新形象。时至今日，医圣祠以更加开放包容的姿态呈

现在国人面前，坚定不移地汲取一切人类优秀的文明成果来发展中医，提升仲景品牌，让世人看到中国传统文化中医的魅力所在。

这，既是中医祖庭医圣祠的精神价值，更是《中医祖庭》这本书的文化使命。

刘海燕

二〇二二年一月二十三日

天地有大美而不言
惟留仲景圣名在人间
讲解：杨蕾

目 录

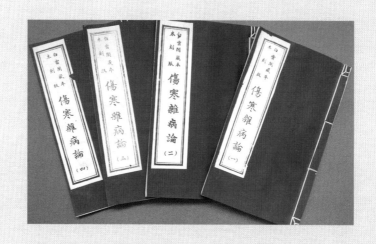

　　张仲景的《伤寒杂病论》，是人类医药史上第一部理法方药完备的医学典籍，开辨证论治之先河。《伤寒杂病论》的价值、意义和魅力，是中国古代经典中少有的一个永恒的话题。古代经典很少有像《伤寒杂病论》这样永葆青春和活力的。从神农尝百草的远古时代到今天，各种各样的病、各种各样的药、各种各样的治疗方法，最终都被归入仲景创立的六经辨证、八纲辨证的"辨证论治"的方法体系中，形成了为东方医学所独有的内涵、秩序和特色。"辨证论治"四字大纲的无限概括性和无限包容性，代表了中医学的最高成就，也代表着中国传统文化的至高境界。

　　张仲景确立的辨证论治法则，是中医学的核心和灵魂，至今仍然指导着中医学的理论和实践。《伤寒杂病论》因此被后世尊为"众方之祖"和中医学的"金科玉律"，张仲景也因此被后世尊奉为"万世医宗"。在中医学的经典中，无论是从理论、方法还是从方药层面来说，仲景学说都是中医学的经典。仲景学说，经过晋代大医家王叔和整理推入中国历史进程后，唐代大医孙思邈做了重要的助推。由于印刷术的进步，宋朝开始大量刻版发行中国传统优秀经典，传统医学著作受到宋朝的高度关注。张仲景的《伤寒论》是宋朝官方刻印推出的第一部中医经典，随后，又校刻出《金匮要略方论》，后世通称为《金匮要略》。宋代的朝野上下很快出现了研究《伤寒论》《金匮要略》的学术高潮。宋朝至近代，有关仲景学说的研究著作有一千六百多种，注解、考释、研究《伤寒论》和《金匮要略》一直是中医学的学术主流。以《伤寒杂病论》为源头，中医学形成了"伤寒学派"。伤寒学派也是中医学诸大流派中的核心流派。

　　《伤寒杂病论》以及《伤寒论》《金匮要略》流传至今有影响的版本有十多个。医圣祠珍藏有近代大医家黄竹斋发现整理的，由著名爱国人士、大收藏家张钫捐刻的白云阁本《伤寒杂病论》的全套木刻版，这是医圣祠的镇馆之宝，也是祖国医学的重要文物。

　　医圣祠收藏有伤寒学派各种版本，以及中医学各种书籍上万册。

众方之祖

中 医 祖 庭
众 方 之 祖

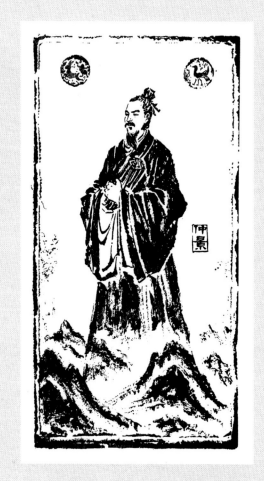

医圣张仲景像

作者：张一平

选自：张仲景医史文献馆编著《张仲景组画》

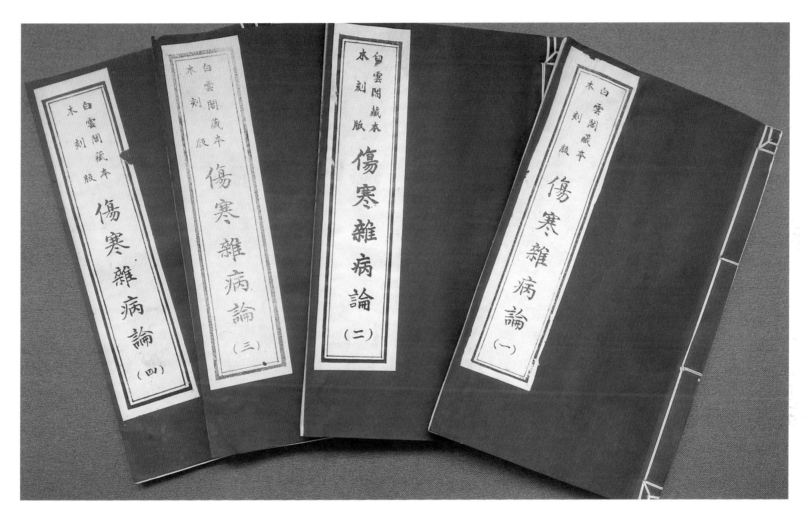

医圣祠藏白云阁藏本《伤寒杂病论》。近代大医黄竹斋先生1935年抄得桂林名医罗哲初处珍藏其师左盛德1894年所授的白云阁藏本《伤寒杂病论》（又名《伤寒论十二稿》），1939年在西安校刊公诸于世，称白云阁本，是内容最全、结构最为完整的版本。白云阁是左盛德的书斋名。黄竹斋将发现此书之经过，写成《宁波访求仲景遗书记》，刻入黄竹斋编撰的《医事丛刊》一书。

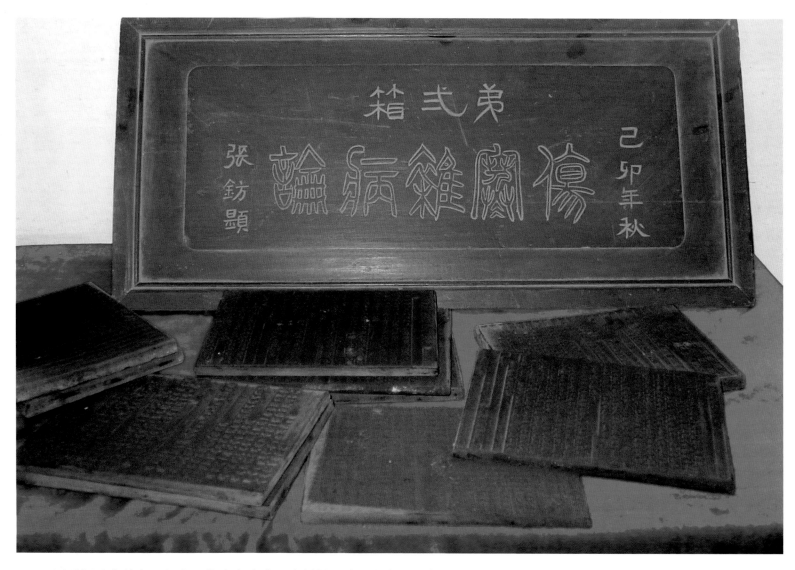

医圣祠珍藏的白云阁本《伤寒杂病论》木刻版。陕西省中医研究所米伯让所长遵恩师黄竹斋之嘱托，于1981年12月亲自将白云阁本《伤寒杂病论》两箱280块木刻版，和黄竹斋先生所编撰刻就的《医事丛刊》一箱58块木刻版，一并赠予医圣祠珍藏。白云阁本《伤寒杂病论》木刻版目前属于国家二级文物，是医圣祠的镇馆之宝，也是中国中医学的珍贵经典文献孤本刻版。1939年，白云阁本《伤寒杂病论》由收藏大家张钫资助刻成，首次原版拓印250部。1980年，陕西省中医研究所木版重印200部，分赠国内各中医院校和各大图书馆。1981年12月，医圣祠接收到米伯让先生所赠木刻版，于1982年8月，原版拓印500套。白云阁本《伤寒杂病论》原版拓印仅此3次。

左修之先生像傳　此文原載於醫聖張仲景傳後茲附錄於此俾俟世平

先生諱威德廣西桂林人也年十五即食廩膳中歲酷嗜醫

學好遊名山大川所遇輒多奇士。於永川遇鄧公憲章得其家藏世

灸學於嶺南遇仲聖四十六世孫張公紹祖得其家藏第十

二次傷寒雜病論十六卷原稿極深研幾終不欲以醫名世。

晚年歸隱廣授生徒經史而外獨不及醫雖有請益俱不輕

授民十一年壬戌壽七十有八始歸道山哲初泰列門牆謬

臀贊許。然東西南北陸氏莊荒琴劍飄零不能光大其學矣

吾師奨茲擬將傷寒雜病論原稿付梓公之天下而以吾師

遺像列於篇端故略叙其顛末俾後之君子得知此書之所

從來並得仰先生之丰采焉中華民國二十四年孟夏桂林

傷寒雜病論會通〈像傳〉

傷寒雜病論序

余聞吾師張紹祖先生之言曰吾家傷寒一書相

傳共有一十三稿每成一稿傳抄殆徧城邑茲所

存者為第十二稿餘者或為族人所秘或付初灰

不外是矣叔和所得相傳為第七次稿與吾所藏

者較其間闕如固多編次亦不相類或為叔和所

篡亂或疑為宋人所增刪竄訟紛如各執其說然

攷晉時尚無刊本猶是傳抄唐末宋初始易傳抄

為刊刻遂稱易簡以此言之則坊間所刊者不但

非漢時之原稿恐亦非叔和之原稿也余聆訓之

傷寒雜病論〈序〉　六

白云阁本《伤寒杂病论》开篇的两篇序文，概述了这部经典的源流及其特点。

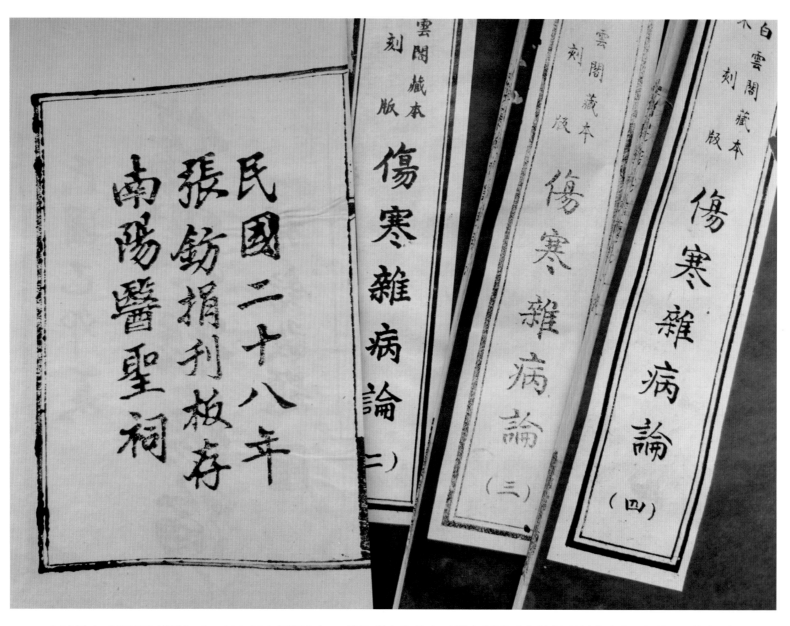

白云阁本《伤寒杂病论》在1939年木刻版之初，黄竹斋先生就在开篇专刻了"张钫捐刊板存南阳医圣祠"的专页。

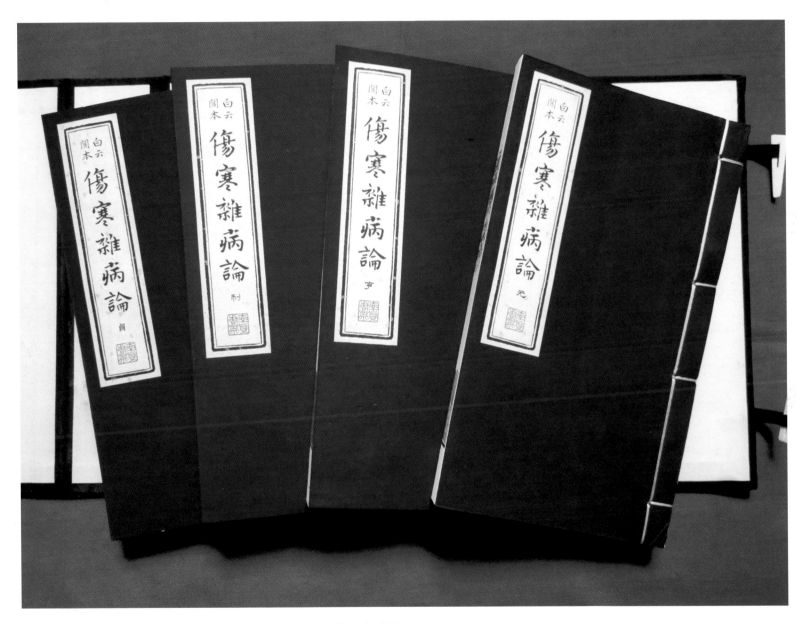

医圣祠藏率真书斋宣纸影印四卷白云阁本《伤寒杂病论》。

小柴胡湯方

柴胡半斤　黃芩三兩　人參三兩　半夏洗半升

甘草三兩　生薑切三兩　大棗擘十二

右七味以水一斗二升煮取六升去滓再煎取

三升溫服一升日三服

若胸中煩而不嘔者

去半夏人參加栝蔞實一枚若渴去半夏加人

參合前成四兩半栝蔞根四兩若腹中痛者去

黃芩加芍藥三兩若脇下痞鞕去大棗加牡蠣

四兩若心下悸小便不利者去黃芩加茯苓

兩若不渴外有微熱者去人參加桂枝三兩溫

覆微汗愈若欬者去人參大棗生薑加五味子

半升乾薑二兩

血弱氣盡腠理開邪氣因入與正氣相搏結於脇

下正邪紛爭往來寒熱休作有時嘿嘿不欲飲食

藏府相連其痛必下邪高痛下故使嘔也小柴胡

湯主之服柴胡湯已渴者屬陽明也以法治之

太陽病六七日脈浮弱惡風寒手足溫醫二三

下之不能食脅下滿痛面目及身黃頸項強小便

難者與柴胡湯後必下重本渴而飲水嘔者柴胡

不中與也食穀者噦

傷寒雜病論卷七

十五

白云阁本《伤寒杂病论》的"小柴胡汤方"。该方在当代中医临床应用中，是适应证最广的仲景经方。

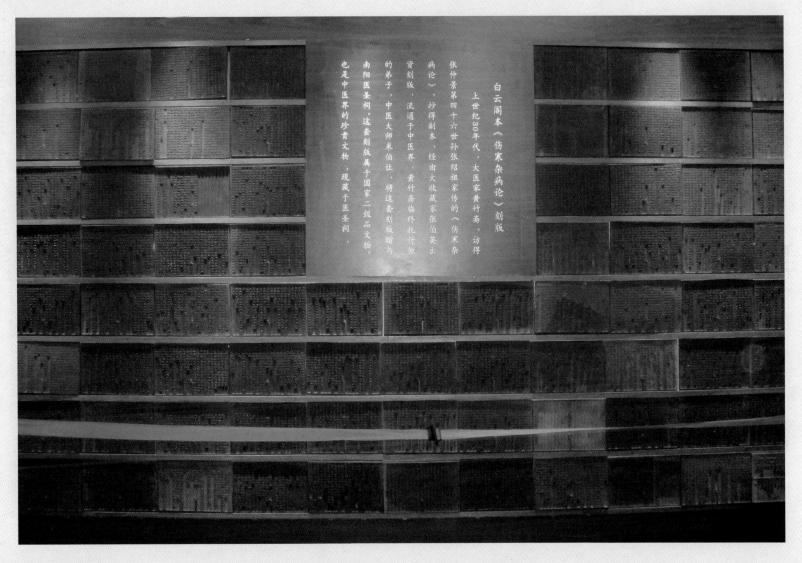

白云阁本《伤寒杂病论》刻版

上世纪30年代，大医家黄竹斋，访得张仲景第四十六世孙张绍祖家传的《伤寒杂病论》抄得副本，经由大收藏家张伯英出资刻版，流通于中医界。黄竹斋临终托付他的弟子、中医大师米伯让，将这套刻版赠与南阳医圣祠。这套刻版属于国家二级品文物，也是中医界的珍贵文物，现藏于医圣祠。

每一届张仲景医药文化节，都要举办南阳中医药"六位一体"创新工程成果展会。第六届张仲景医药文化节开幕式大型展会，将医圣祠珍藏的白云阁本《伤寒杂病论》木刻版专馆陈列展出。这部代表医圣张仲景经典的珍贵文物，是首次向全国中医药界和广大市民公开展出。

《伤寒杂病论》的版本概述
讲述：张胜忠

七感往昔之淪喪傷橫夭之莫救乃勤求古訓博

采眾方撰用素問九卷八十一難陰陽大論胎臚

藥錄並平脈辨證為傷寒雜病論合十六卷雖未

能盡愈諸病庶可以見病知源若能尋余所集思

過半矣夫天布五行以運萬類人稟五常以有五

藏經絡府俞陰陽會通玄冥幽微變化難極自非

才高識妙豈能探其理致哉上古有神農黃帝岐

伯伯高雷公少俞少師仲文中世有長桑扁鵲漢

有公乘陽慶及倉公下此以往未之聞也觀今之

醫不念思求經旨以演其所知各承家技終始順

舊省疾問病務在口給相對須臾便處湯藥按寸

不及尺握手不及足人迎趺陽三部不參動數發

息不滿五十短期未知決診九候曾無髣髴明堂

闕庭盡不見察所謂窺管而已夫欲視死別生實

為難矣孔子曰生而知之者上學則亞之多聞博

識知之次也余宿尚方術請事斯語

傷寒雜病論集序

漢長沙太守南陽張仲景述

論曰余每覽越人入虢之診望齊侯之色未嘗不慨然歎其才秀也怪當今居世之士曾不留神醫藥精究方術上以療君親之疾下以救貧賤之厄中以保身長全以養其生但競逐榮勢企踵權豪孜孜汲汲惟名利是務崇飾其末忽棄其本華其外而悴其内皮之不存毛將安附焉卒然遭邪風之氣嬰非常之疾患及禍至而方震慄降志屈節欽望巫祝告窮歸天束手受敗賚百年之壽命持至貴之重器委付凡醫恣其所措咄嗟嗚呼厥身已斃神明消滅變為異物幽潛重泉徒為啼泣痛夫舉世昏迷莫能覺悟不惜其命若是輕生彼何榮勢之足云哉而進不能愛人知人退不能愛身知己遇災值禍身居厄地蒙蒙昧昧惷若遊魂哀乎趨勢之士馳競浮華不固根本忘軀徇物危若水谷至於是也余宗族素多向餘二百建安紀元

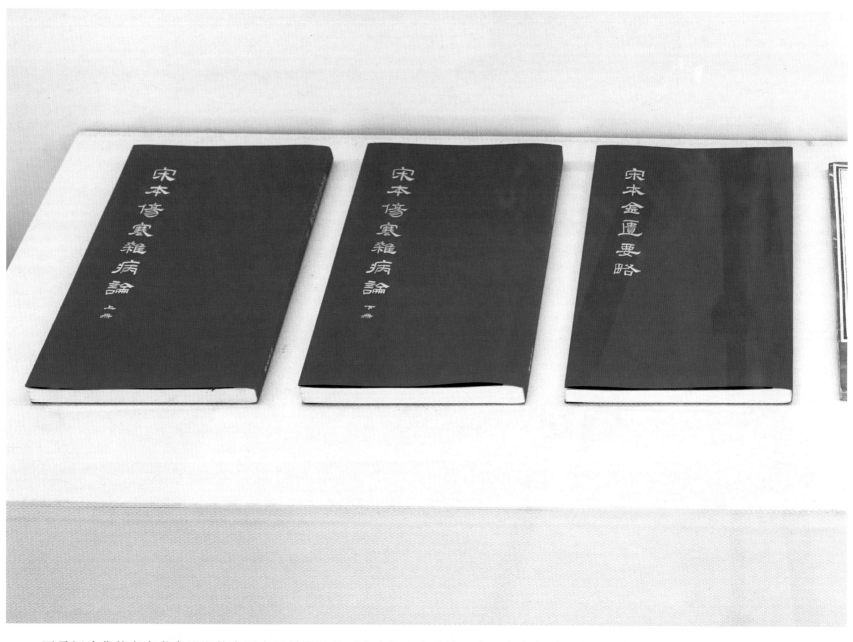

医圣祠珍藏的率真书斋影印的中国中医科学院藏《宋本伤寒杂病论》和《宋本金匮要略》。

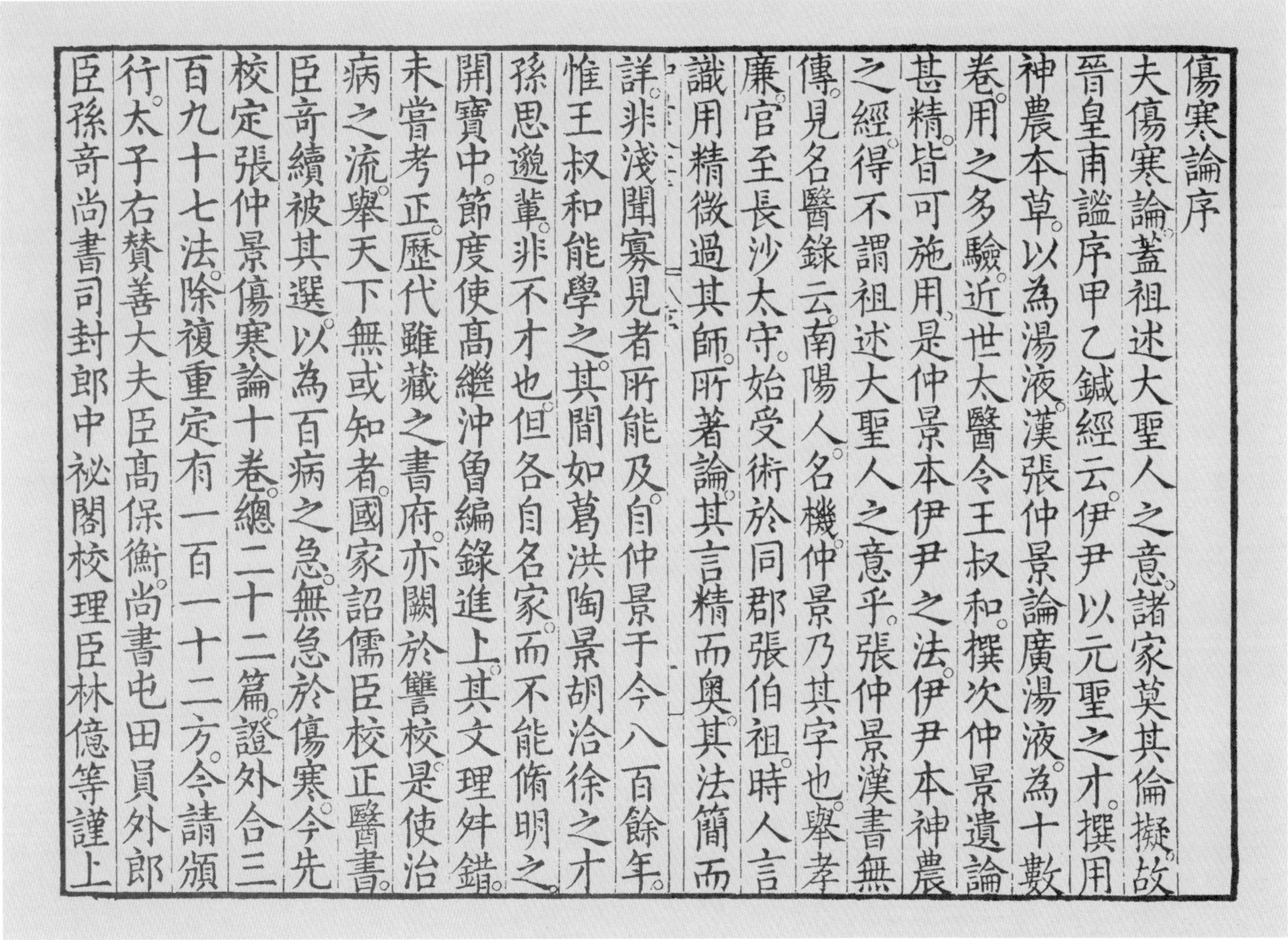

傷寒論序

夫傷寒論蓋祖述大聖人之意諸家莫其倫擬故
晉皇甫謐序甲乙鍼經云伊尹以元聖之才撰用
神農本草以為湯液漢張仲景論廣湯液為十數
卷用之多驗近世太醫令王叔和撰次仲景遺論
甚精皆可施用是仲景本伊尹之法伊尹本神農
之經得不謂祖述大聖人之意乎張仲景漢書無
傳見名醫錄云南陽人名機仲景乃其字也舉孝
廉官至長沙太守始受術於同郡張伯祖時人言
識用精微過其師所著論其言精而奧其法簡而
詳非淺聞寡見者所能及自仲景于今八百餘年
惟王叔和能學之其間如葛洪陶景胡洽徐之才
孫思邈輩非不才也但各自名家而不能倚明之
開寶中節度使高繼沖曾編錄進上其文理舛錯
未嘗考正歷代雖藏之書府亦闕於讐校是使治
病之流擧天下無或知者國家詔儒臣校正醫書
臣奇續被其選以為百病之急無急於傷寒今先
校定張仲景傷寒論十卷總二十二篇證外合三
百九十七法除複重定有一百一十二方令請頒
行太子右贊善大夫臣高保衡尚書屯田員外郎
臣孫奇尚書司封郎中祕閣校理臣林億等謹上

宋朝于仁宗嘉祐二年(1057)设立校正医书局，林亿为主要校正者之一，他与掌禹锡、苏颂等大臣，主持校勘刻印了一大批古代医学经典。林亿诸位以为"百病之急，无急于伤寒，今先校定张仲景《伤寒论》十卷"，于是《伤寒论》就被优先推出，后又校刻出《金匮要略方论》。历经宋元明清，逐渐形成了伤寒学派。有关《伤寒论》的专著，我国现有不少于1600种，日本汉方学者也存有300多种。上图是宋版《伤寒论》林亿所作序。

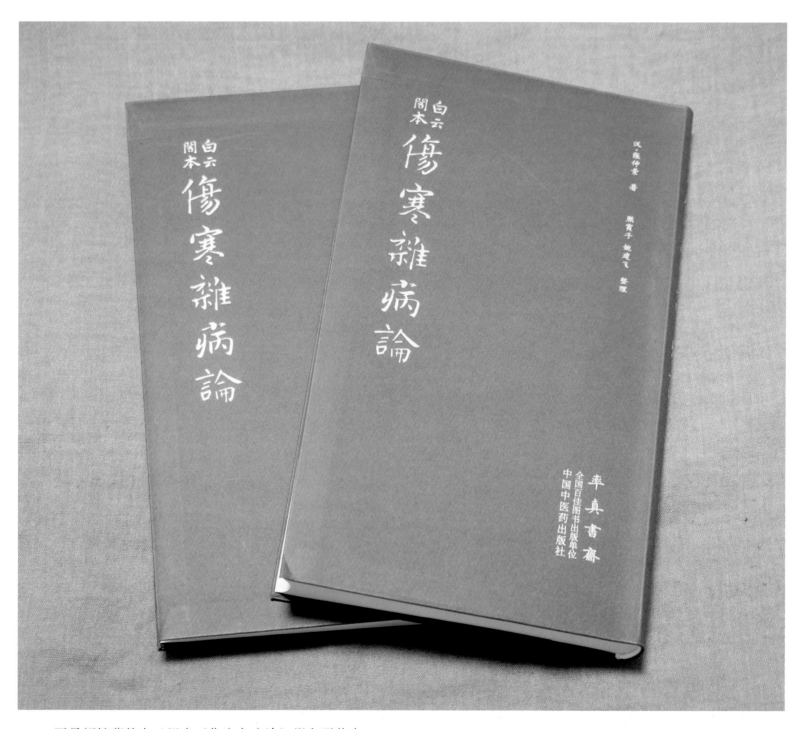

白云閣本
傷寒雜病論

漢·張仲景 著

桂貞子 魏建飞 整理

率真書齋
全国百佳图书出版单位
中国中医药出版社

医圣祠馆藏的白云阁本《伤寒杂病论》影印平装本。

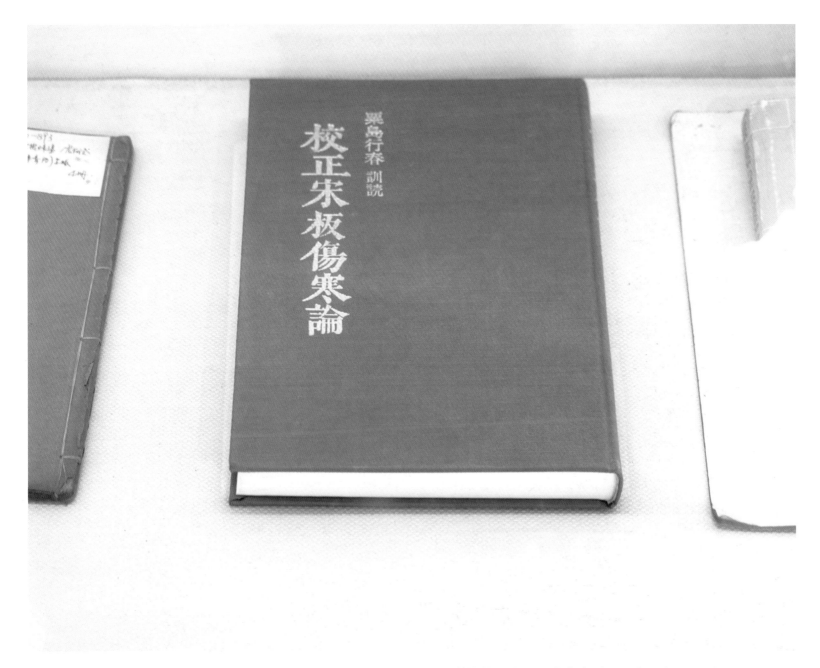

《伤寒论》在日本，备受推崇。张仲景在日本受到汉方医界的最高尊敬。这是日本伤寒学派名家粟岛行春赠送医圣祠收藏的《校正宋板伤寒论》。

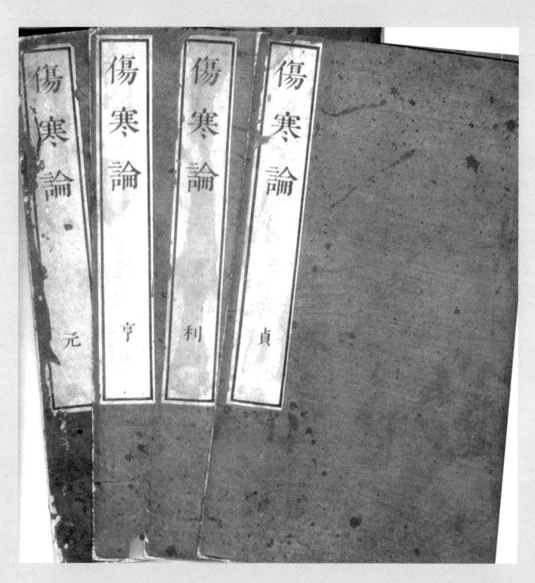

医圣祠馆藏的安政本《伤寒论》。《伤寒论》很早就流传到了日本。红叶山房藏本是明代赵开美初刻本的翻刻，但错误较多。日本安政三年（1856）堀川济以红叶山房本为底本翻刻的安政本《伤寒论》，是江户时期（1603—1867）所有翻刻的《伤寒论》中的最佳本。安政本《伤寒论》对红叶山房本《伤寒论》进行了校正、勘正，刊行后很快传入我国，对我国伤寒学发展产生很大影响，得到了当时中医界的高度肯定。

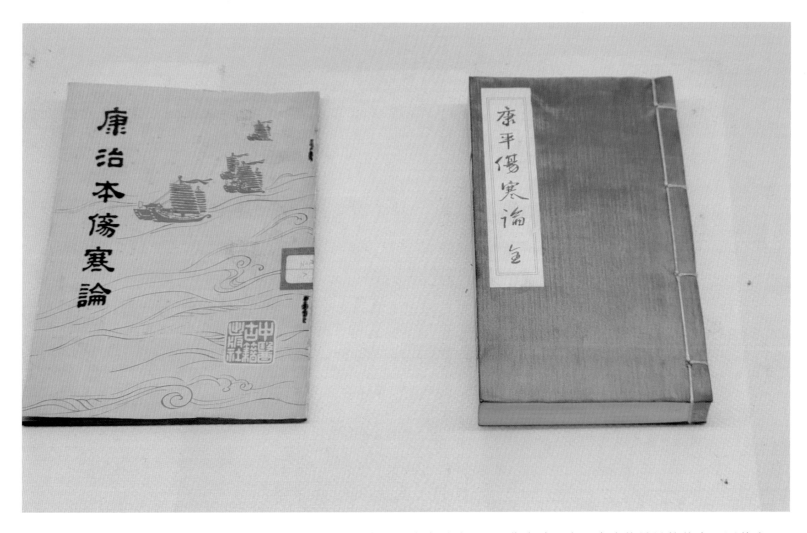

医圣祠馆藏的《康平伤寒论》，由日中医药研究会会长渡边武所赠，是《伤寒论》在日本流传最早的传本。因其为康平三年（1060）由侍医丹波雅忠抄录，故学界称为康平本《伤寒论》。日本大冢敬节1937年印刷发行的《古本康平伤寒论》，曾引起中日伤寒学界的重视，为伤寒大家交口称赞，有"认为系最善本，其价值超过赵本与成本"的说法。医圣祠馆藏中医古籍出版社出版的《康治本伤寒论》，原系唐人手抄卷本，卷末有"唐贞元（乙）酉岁写之"字样。全书一卷，仅存六十五条，五十方，是《伤寒论》之古传本。这两个版本，是流传到日本较早的《伤寒论》版本，也是中国伤寒学派非常珍视的版本。

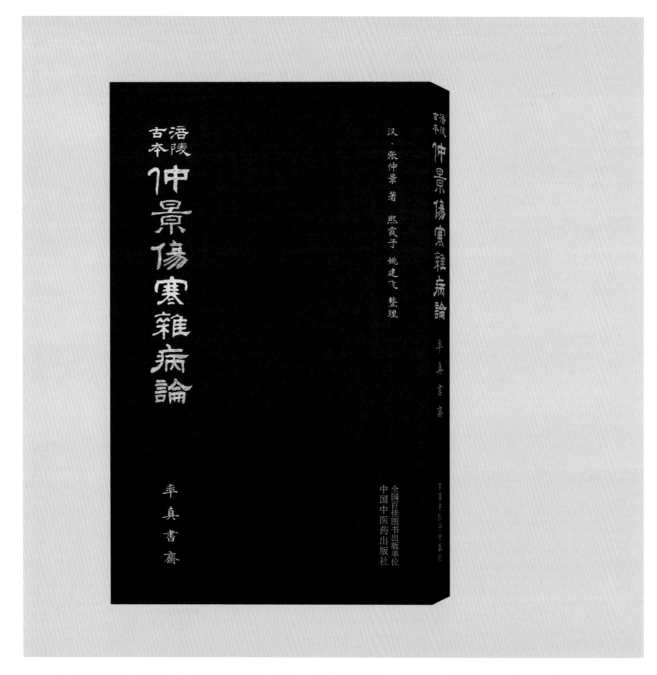

医圣祠馆藏涪陵古本《仲景伤寒杂病论》。四川刘镕经于涪陵得到传为"王叔和所述，孙思邈所校"之《伤寒杂病论》，1934年在重庆石印公诸于世，即四川本，亦称涪陵古本，以孙思邈《千金翼方》所收唐本《伤寒论》及宋本《金匮要略》为主要内容。

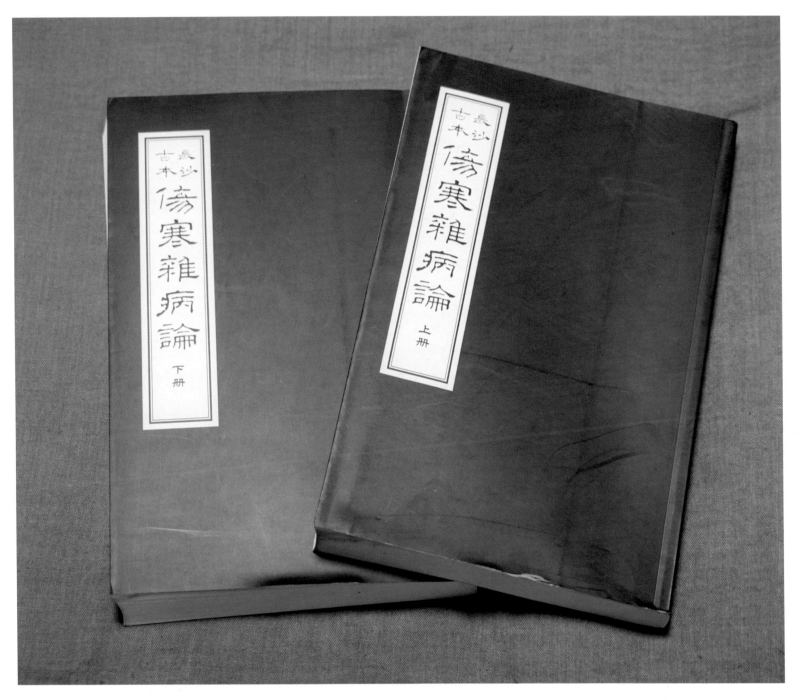

医圣祠馆藏长沙古本《伤寒杂病论》。湖南刘崑湘于 20 世纪初在江西得古本《伤寒杂病论》，1933 年石印公诸于世，即长沙本，亦称湘古本。

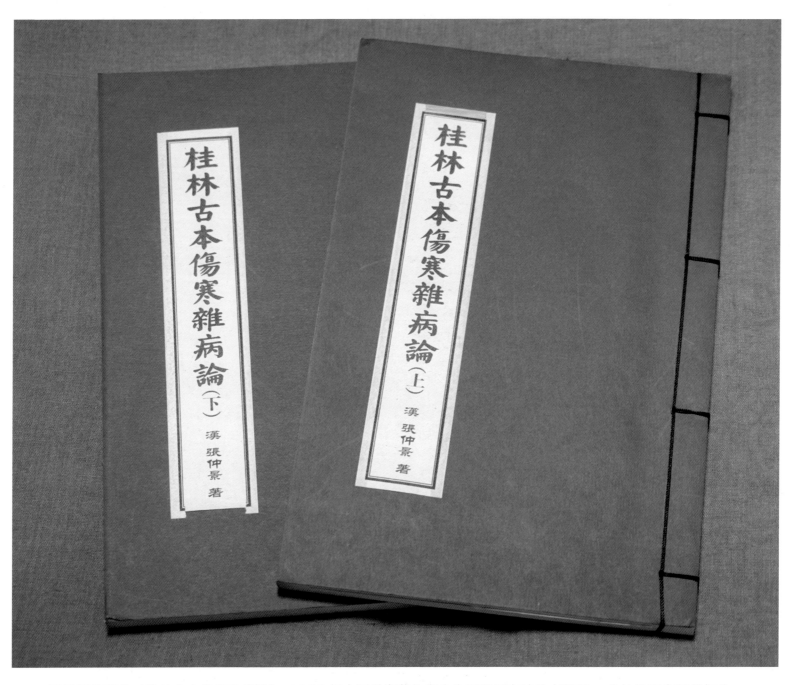

医圣祠收藏的《桂林古本伤寒杂病论》。1935 年中医学家黄竹斋先生于浙江宁波访书期间，从桂林医家罗哲初先生处得张仲景四十六世孙张绍祖家藏《伤寒杂病论》第十二稿手抄本，共十六卷，内容与通行本《伤寒杂病论》有差异，其中三分之一是其他书中没有的内容。

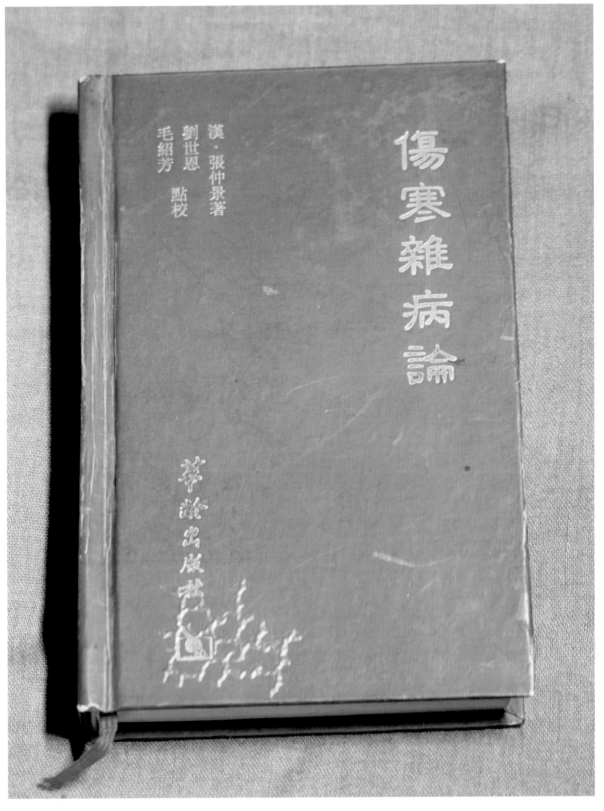

刘世恩、毛绍芳点校的《伤寒杂病论》口袋书，方便易读。这本经典很受仲景书院学员们的喜爱。

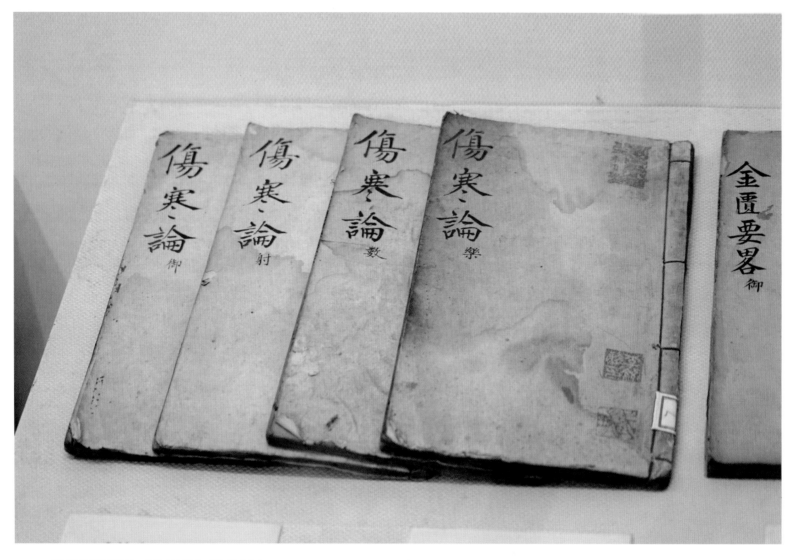

医圣祠馆藏的《伤寒论》清代刻本。

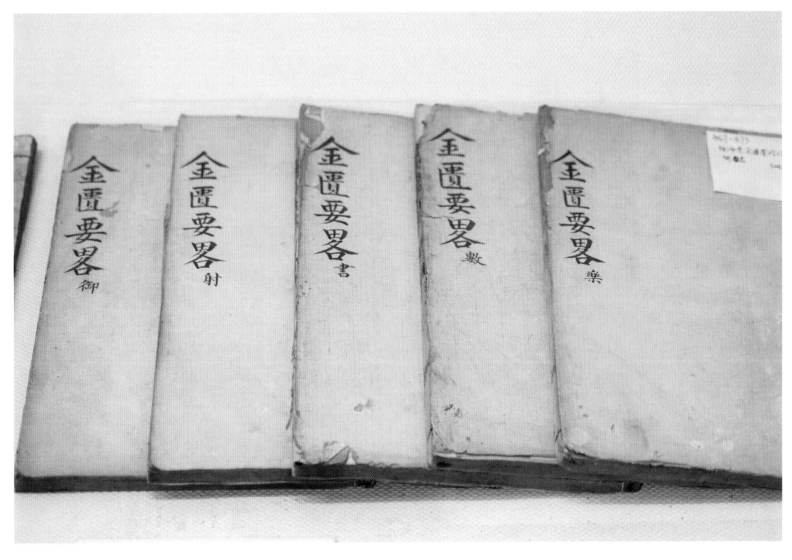

医圣祠馆藏的《金匮要略》清代刻本。

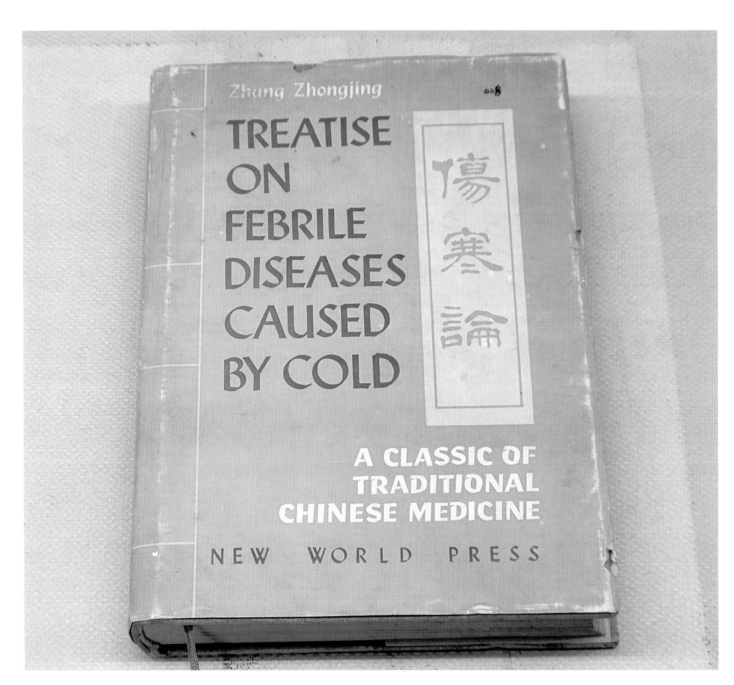

医圣祠馆藏的英文版《伤寒论》，是由美国芝加哥大学的韩德森博士 1982 年 6 月访问医圣祠期间赠送的。

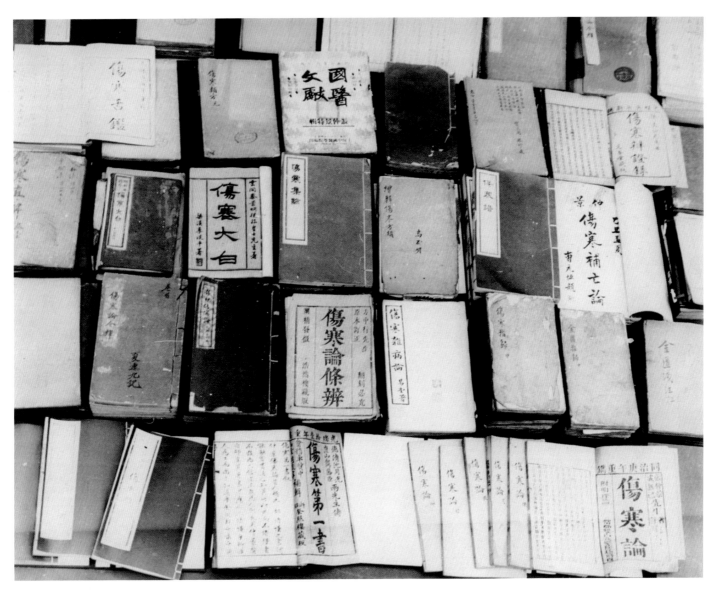

医圣祠珍藏的各种版本的《伤寒论》《金匮要略》和历代伤寒学派医家的各种经典著述。

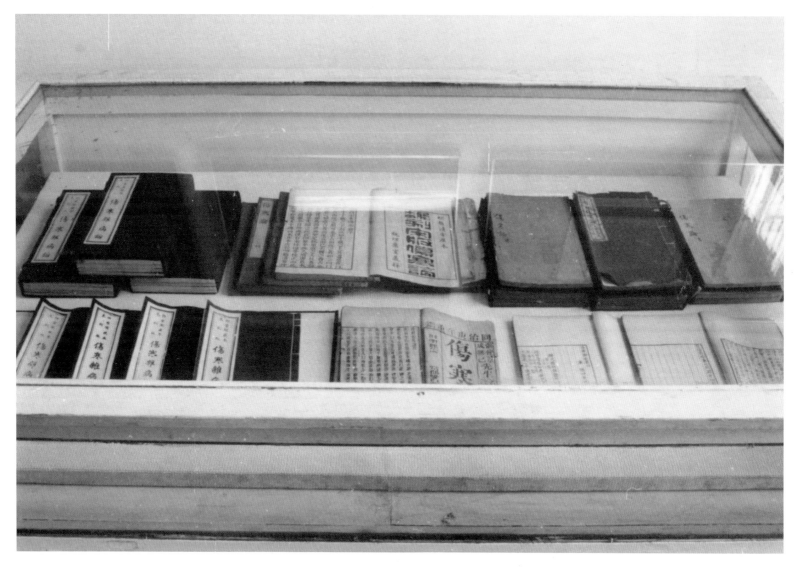

医圣祠从 20 世纪 80 年代开始，就十分注重历代伤寒学派著作的收集、研究和展出。这是 20 世纪 90 年代医圣祠举办的经典古版本的展览。

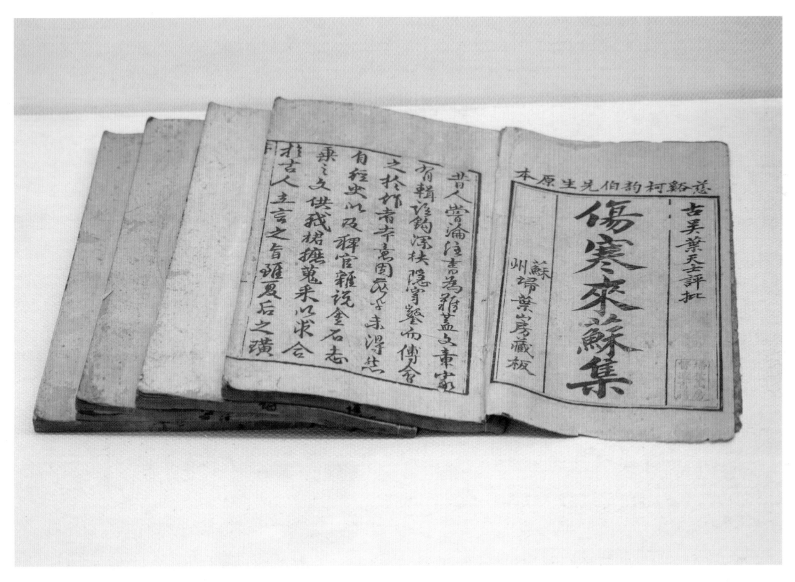

《伤寒来苏集》是清代柯琴所著《伤寒论注》《伤寒论翼》《伤寒附翼》之总称。《伤寒论注》以"仲景之六经为百病立法，不专为伤寒一科"的思想为中心，对《伤寒论》原文逐条逐句加以研究、校正。《伤寒论翼》对前人编集、校注、整理的《伤寒论》持有异议，认为"伤寒、杂病治无二理，咸归六经之节制。六经中各有伤寒，非伤寒中独有六经"。《伤寒附翼》的主旨是结合病因、病理及脉证阐述方义及适应证，以重点研究《伤寒论》方。

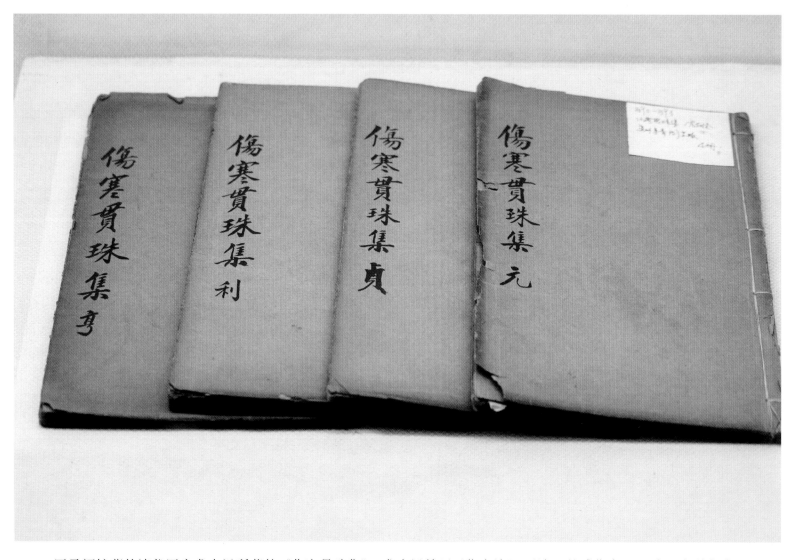

医圣祠馆藏的清代医家尤在泾所著的《伤寒贯珠集》。尤在泾精研《伤寒论》，既论及外感伤寒，又论及内科杂病；既有医论，又有医案；既精究张仲景之学，又辨识诸家之论。

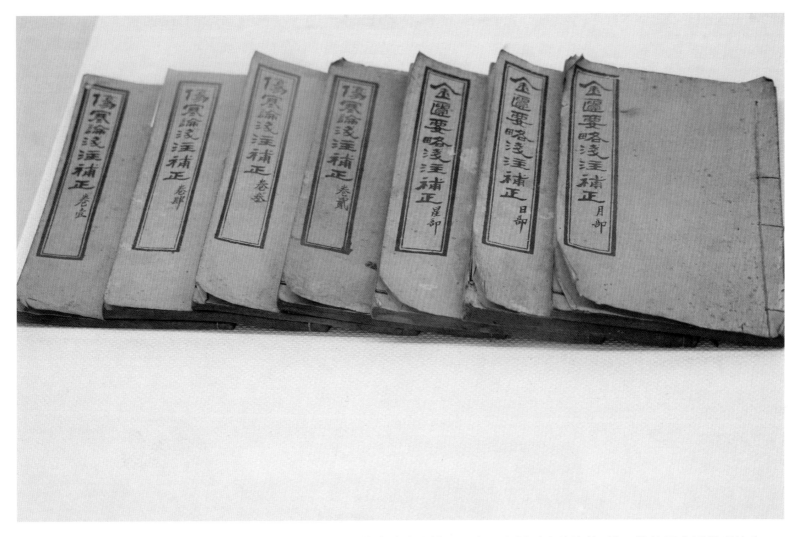

医圣祠馆藏的清代医家陈修园注、唐宗海补正的《伤寒论浅注补正》和《金匮要略浅注补正》。陈修园在医学理论上特别推崇张仲景，是维护伤寒派的中坚人物之一，也是清代最有影响的尊经崇古派代表。他特别提出："至仲景专以方药为治，而集群圣之大成。医门之仲景，即儒门之孔子也。"

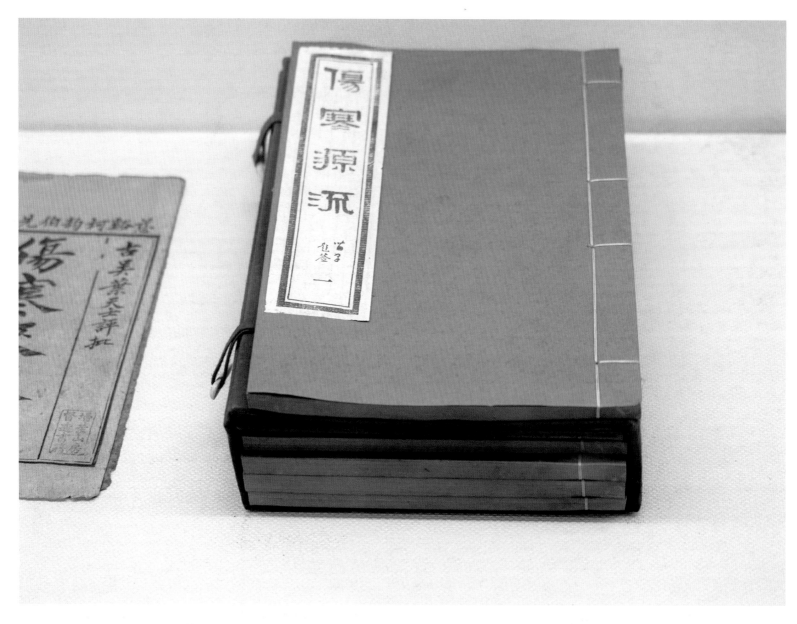

医圣祠馆藏清代陶憺庵所著的《伤寒源流》。全书六卷，"源集"两卷以分六经，"流集"四卷以辨各证，是一部学习研究《伤寒论》的重要参考书。

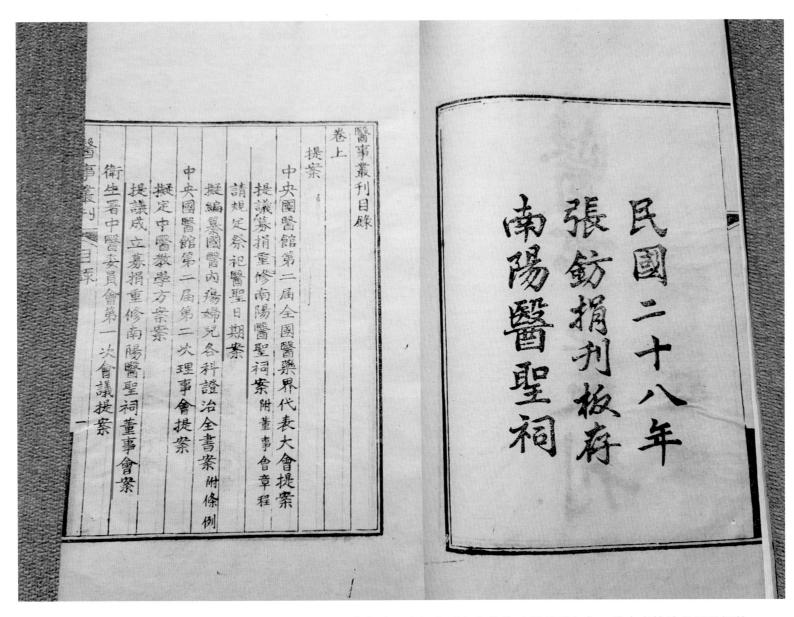

1939 年，黃竹齋先生編撰刻印了《医事丛刊》，内容涉及当年中医事业的若干项重要内容。其中直接涉及医圣祠的提案有 6 项，有关于募捐重修医圣祠的提案、敦请河南省府拨还医圣祠祀田的提案等。

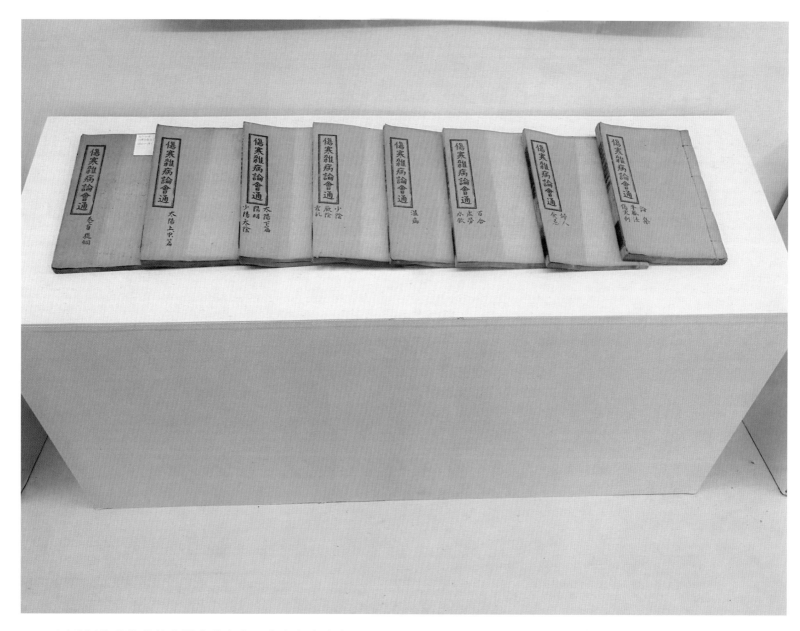

医圣祠收藏的黄竹斋撰著的全套《伤寒杂病论会通》。这是一部以白云阁本《伤寒杂病论》为主，融宋本、湘古本、涪陵古本为一书的"仲景全书"。它以集注形式对全书进行诠释，对"古本伤寒"进行系统的整理和详注，也是黄竹斋先生毕生治仲景之学的高度总结。后人有论，研究古本伤寒成就最大的书，首推黄竹斋的《伤寒杂病论会通》。

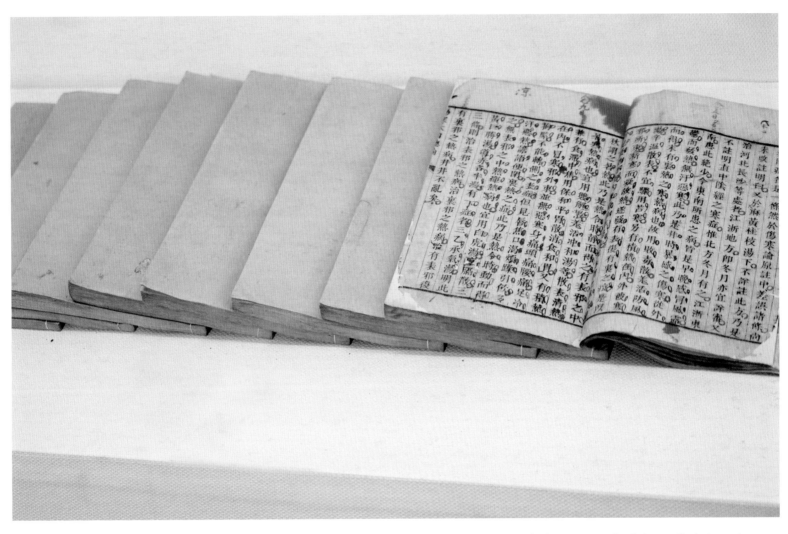

医圣祠收藏的清代康熙年间秦之桢所著的《伤寒大白》。书中将错综复杂的六经之病、397证归纳为55种病症，对仲景法理做了进一步的总结。

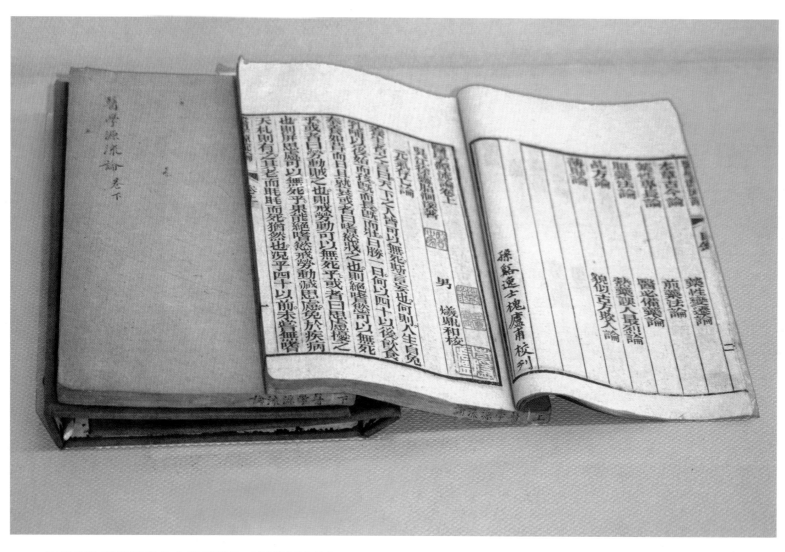

医圣祠收藏的清代徐大椿所著的《医学源流论》。

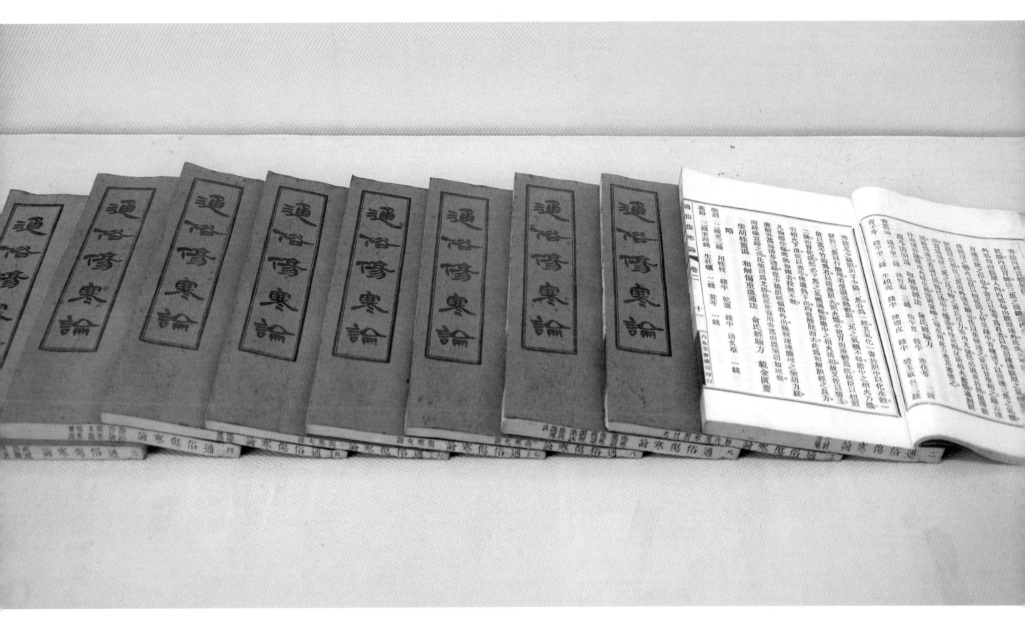

医圣祠收藏的清代俞根初所著的《通俗伤寒论》。

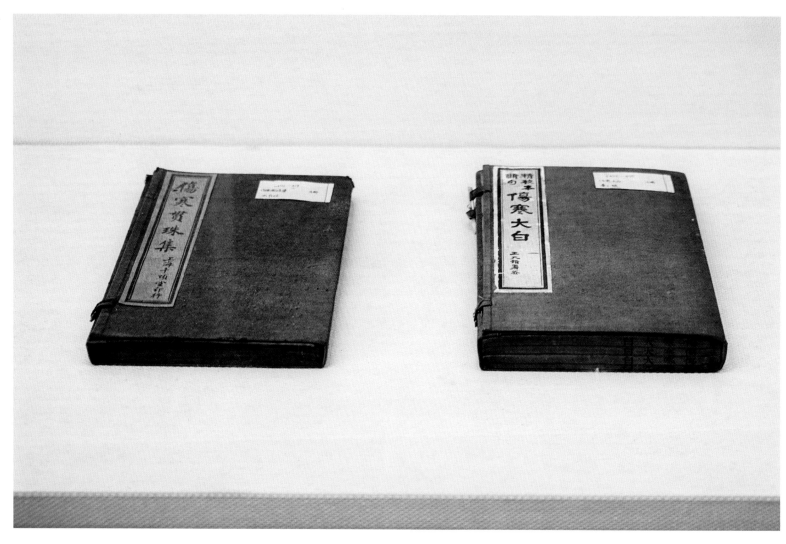

医圣祠收藏的上海千顷堂清末石印的清代秦之桢所著的《伤寒大白》和尤怡（即尤在泾）所著的《伤寒贯珠集》。

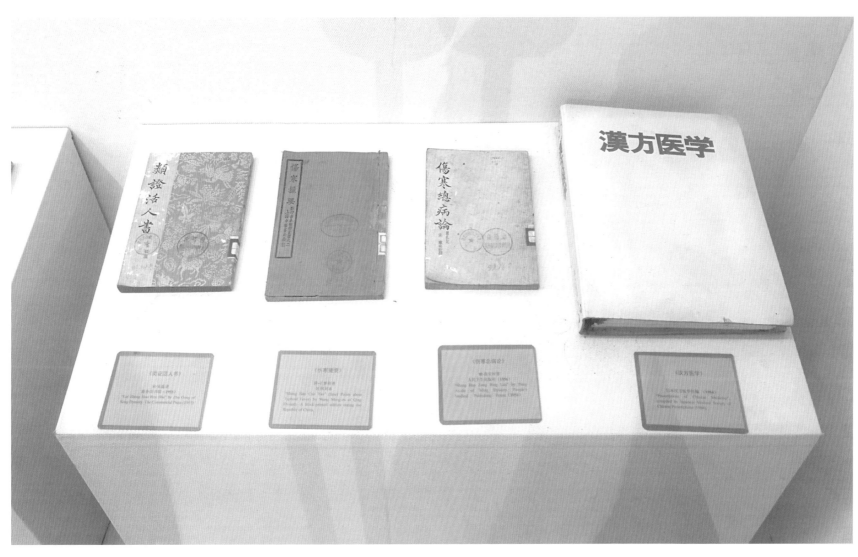

医圣祠收藏的清代王梦祖所著的《伤寒撮要》和宋代庞安时所著的《伤寒总病论》以及其他伤寒学派的著作。

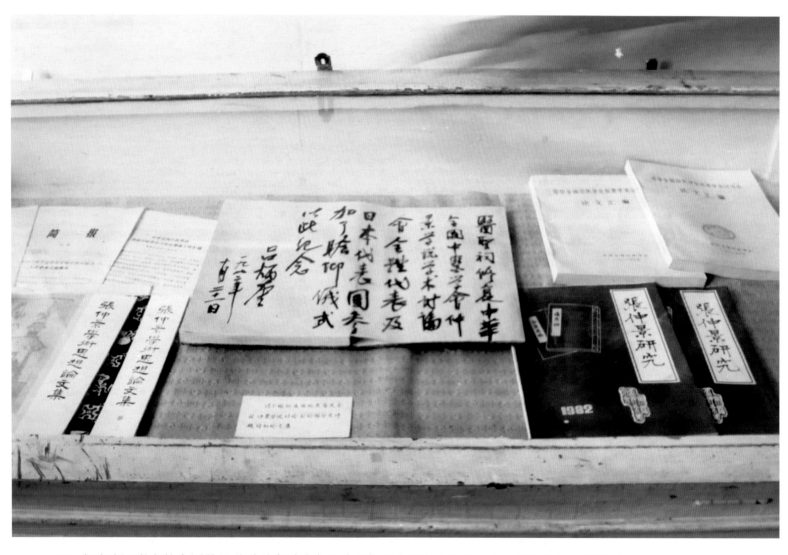

1982年在南阳举办的全国仲景学说学术讨论会的论文集和中医泰斗吕炳奎与会期间为医圣祠题的词。

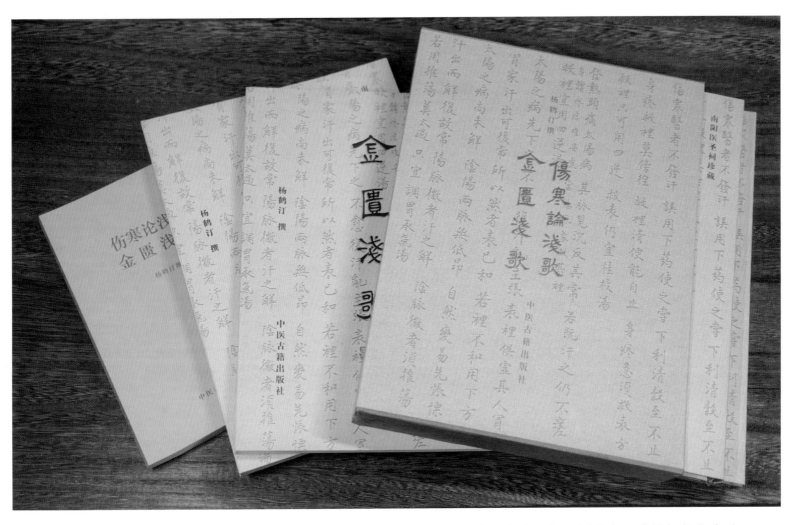

杨鹤汀撰著的《伤寒论浅歌》《金匮浅歌》。杨鹤汀先生早年追随孙中山先生，加入同盟会。武昌起义成功后，他被委任为南阳知府。他立志从事教育，开发民智，育才救国。他精研仲景学说和医术，公休政余时经常用仲景经方为百姓诊病。晚年潜心撰著《伤寒论浅歌》《金匮浅歌》。杨鹤汀以白话歌诀的文体，把仲景著作中理法方药的大义要义，如法如理、深入浅出地托举出来，朗朗上口，易识易记，给我们构筑了一条直通经典的白话"捷径"。医圣祠与中医古籍出版社合作，整理出版了这两部手稿的精装版、简装版和教材版三种版本。

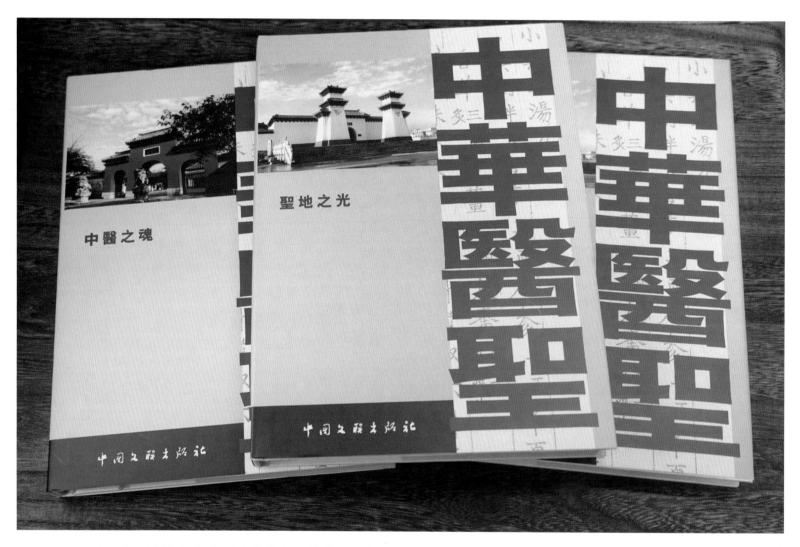

2004年，医圣祠与仲景宛西药业合作，编著了"中华医圣"丛书两卷本，全面介绍了仲景事迹、仲景经典、仲景学说构成以及内涵，呈现了医圣祠的历史文化底蕴和风貌。

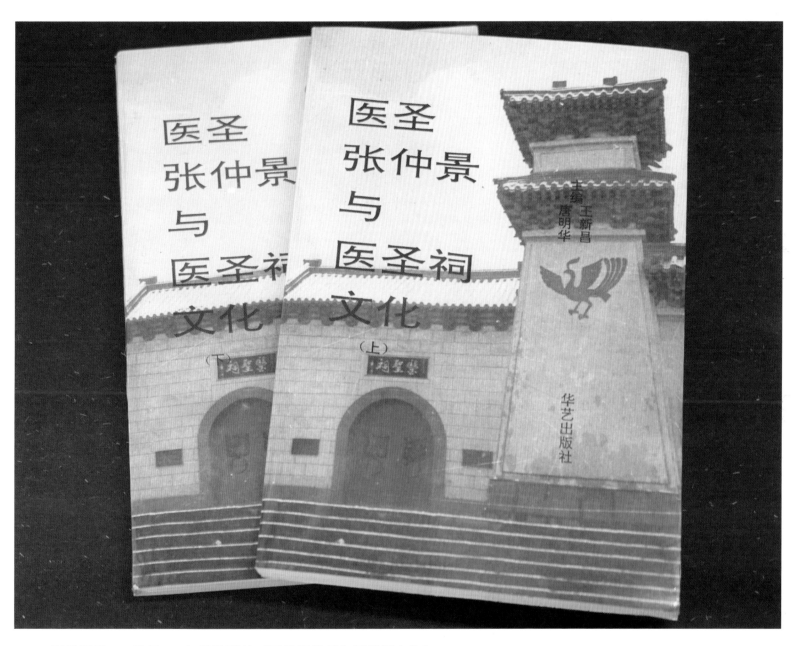

医圣祠于 20 世纪 90 年代编著的《医圣张仲景与医圣祠文化》。

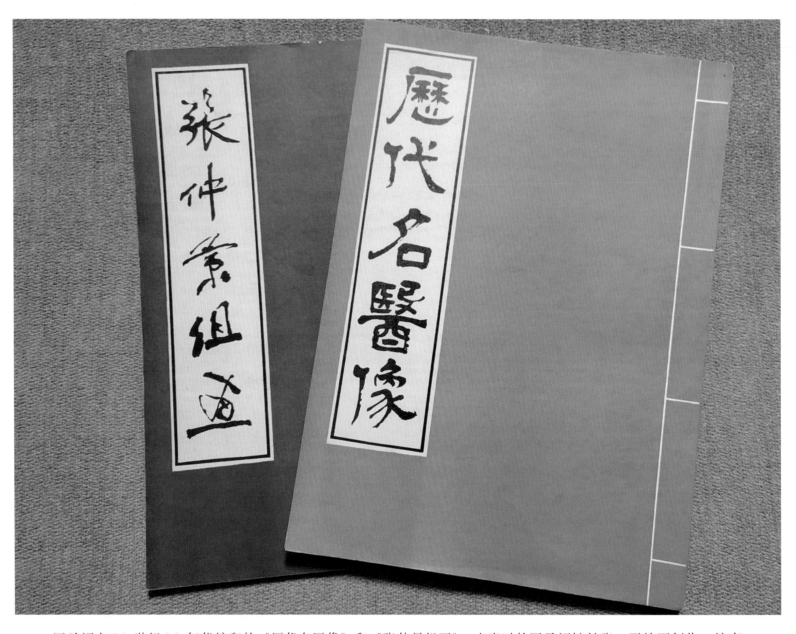

医圣祠在20世纪80年代编印的《历代名医像》和《张仲景组画》，由当时的医圣祠馆长张一平绘画创作。这套113幅的名医像，是目前全国最完整的历代名医画像，被刻成历代名医画像石碑，并以此为基础建成了圣医林碑廊。当时的国家卫生部中医司司长吕炳奎为圣医林撰书序言。张仲景组画，是张仲景组画碑廊的重要组成部分，序是由时任国家卫生部部长的崔月犁所撰，著名书法家李铎题书。

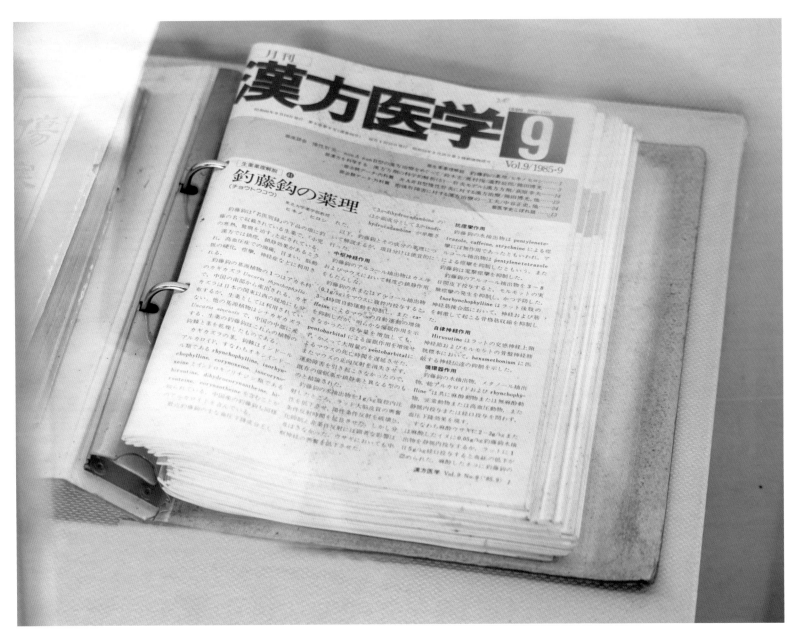

日本汉方医学会访中团赠予医圣祠的《汉方医学》。

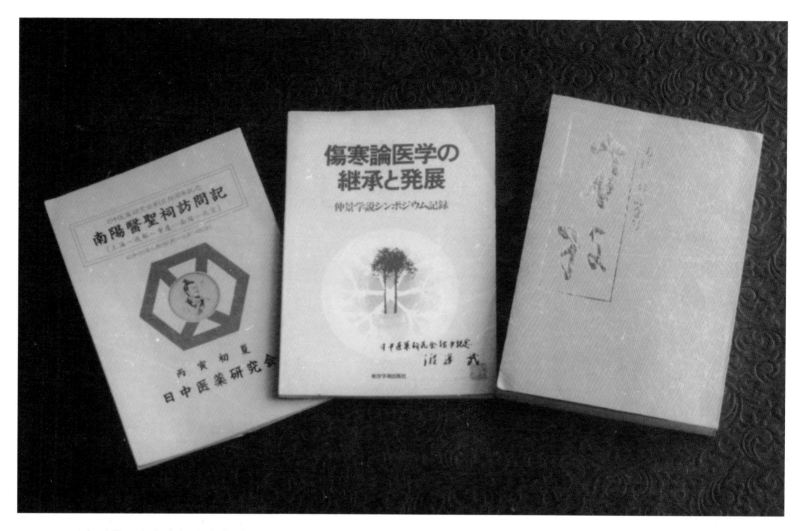

日中医药研究会会长渡边武赠予医圣祠日本出版的关于伤寒论学说的继承发展的书和《南阳医圣祠访问记》。

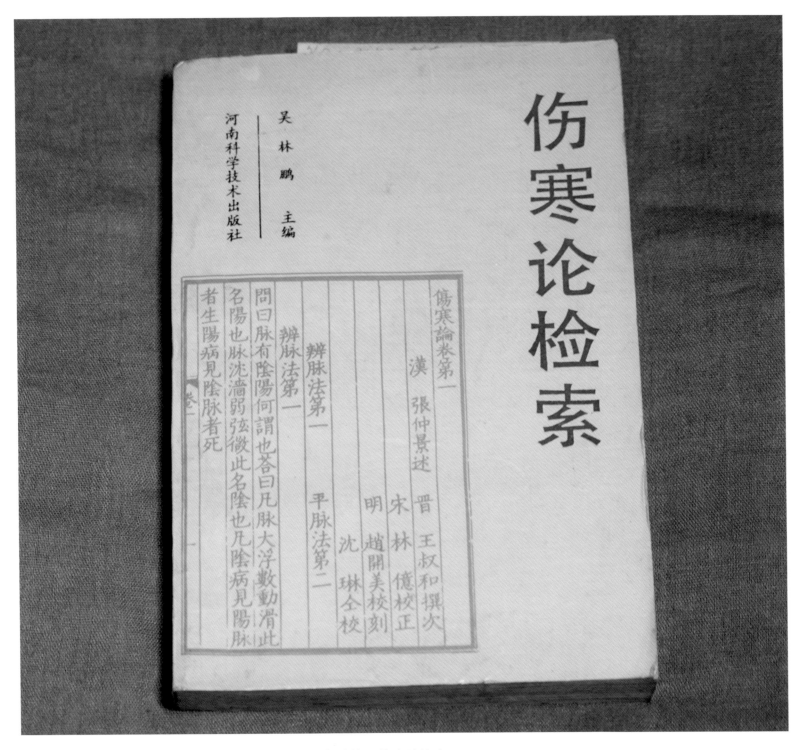

医圣祠收藏的南阳张仲景研究会会长吴林鹏主编的《伤寒论检索》。

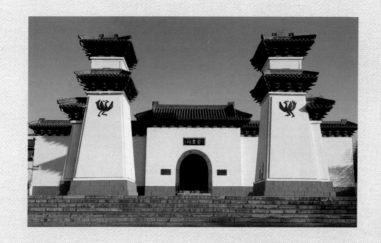

　　中医祖庭医圣祠，位于河南省南阳市城东温凉河畔，是我国东汉伟大的医学家、医圣张仲景的墓祠纪念地、全国重点文物保护单位、全国中医药文化宣传教育基地、国家3A级旅游景区，是仲景书院的所在地。

　　医圣祠坐北朝南，是一组具有汉代艺术风格的建筑群。九层台阶拾级而上，一对汉阙耸立大门左右，雄浑博大，气势宏伟。医圣祠大门上方，是郭沫若题写的"医圣祠"门额。门庭照壁上，镌刻着近代大医家黄竹斋撰写的《医圣张仲景传》，照壁背面镌刻着张仲景《伤寒杂病论·序》。医圣张仲景的青铜铸像矗立园中。拜殿后面是医圣张仲景墓。医圣祠殿宇俨然，碑碣林立，楹联遍挂，匾额高悬，药木遍植，四季芳香。园内有山门、医圣大殿、东西偏殿、春台亭、秋风阁、张仲景组画碑廊、圣医林碑廊和六个主题展馆；偏院有医圣井、医圣桥、素问亭、荷花池等景观。

　　明末《汉长沙太守医圣张仲景灵应碑》载："南阳城东仁济桥西有圣祖庙，十大名医中塑有仲景先生像。"据《医圣张仲景祠墓志》记载，明嘉靖二十五年（1546），由明藩唐王和地方儒医共同捐资，在仲景墓畔修建了医圣祠。清代中期，医圣祠达到最大规模，有圣祠十八大景观，祠田近700亩。

　　1929年，南京国民政府通过"废止中医案"。同期，反动军阀石友三拆毁了医圣祠的大部分建筑，祠园荒芜，大部分田地被废为菜圃。1935年，以章太炎、焦易堂、黄竹斋、张赞臣为首的99位当时中国文化界、中医界名人联合发起重修南阳医圣祠的倡议。

　　中华人民共和国成立后，党和国家非常重视祖国医学文化遗产和中医文物古建筑的保护工作，曾多次拨专款对医圣祠进行修葺和保护。1981年，张仲景医史文献馆成立，在当时国家卫生部和地方政府支持下，重新整修了医圣祠，使之成为现在的规模。1984年12月，张仲景博物馆建立。医圣祠与时代发展共同进步，仲景品牌从中医祖庭和医圣故里起步，走向了时代的辉煌。

　　以医圣祠为核心，新的张仲景博物院文化园区建设，已经在2020年全面展开。

圣祠春秋

中 医 祖 庭

圣 祠 春 秋

女声独唱《医圣颂》
演唱：钱琳

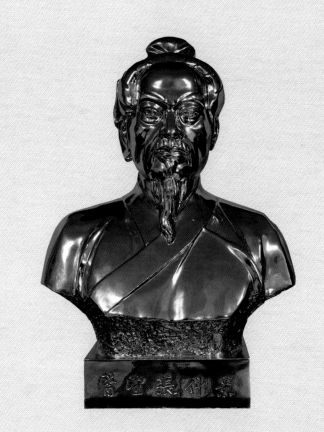

医圣张仲景贴金青铜胸像

设计铸造：洛铜集团金像艺术制品有限公司

贴金：北京大道堂中医养生研究院

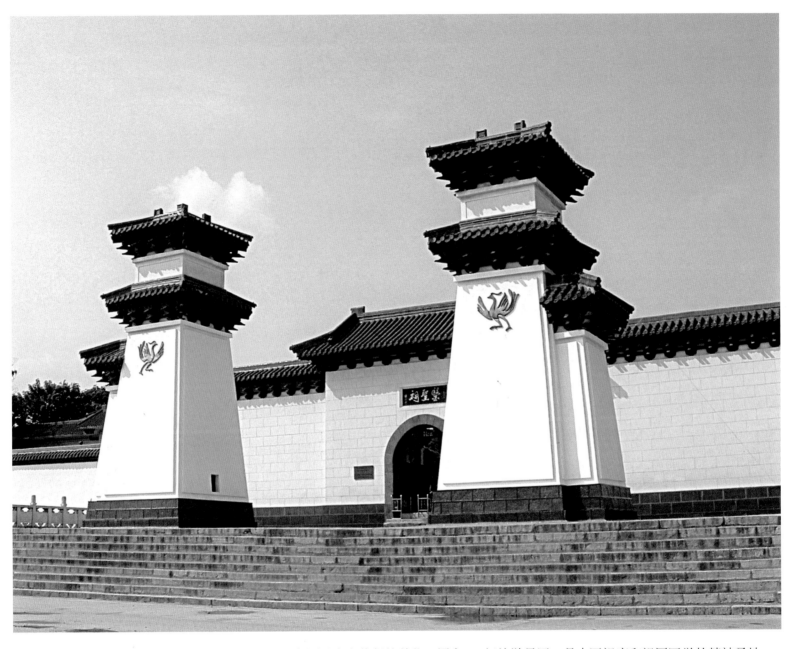

南阳医圣祠,是医圣张仲景的墓祠纪念地、全国重点文物保护单位、国家 3A 级旅游景区,是中医祖庭和祖国医学的精神圣地。

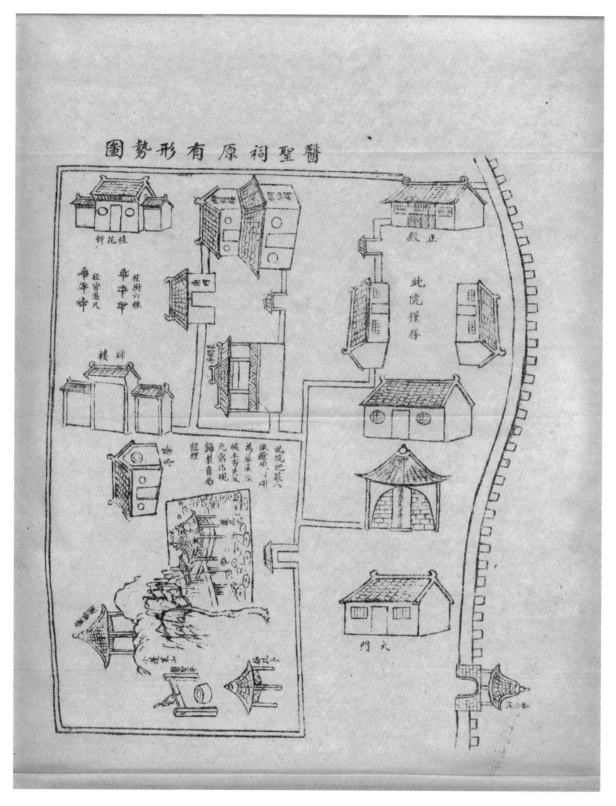

《医圣张仲景祠墓志》载清代医圣祠原有形势图。

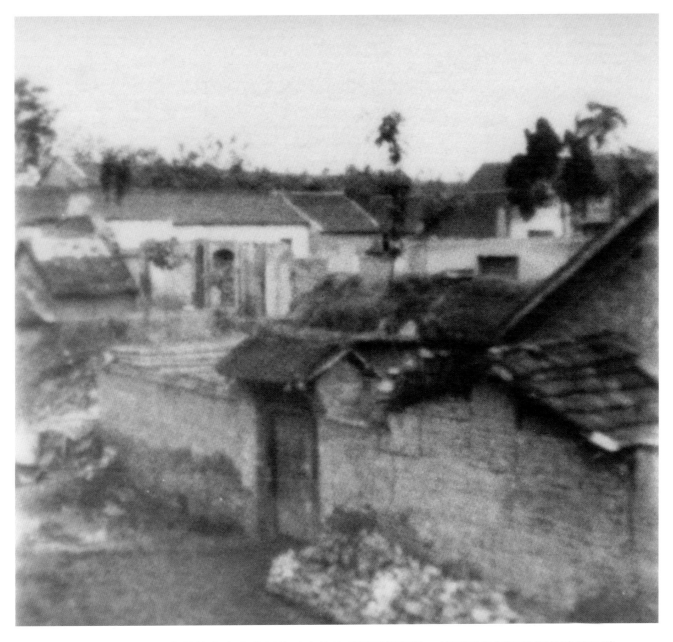

1947 年，近代大医家黄竹斋先生带领弟子米伯让到医圣祠朝圣，拍下了当年医圣祠的建筑风貌。

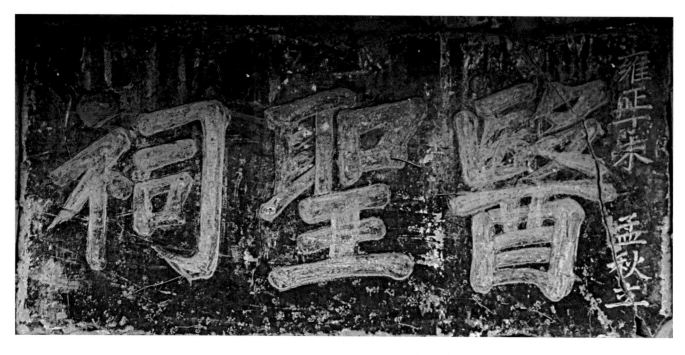

清代雍正丁未年（1727）医圣祠门额石刻。

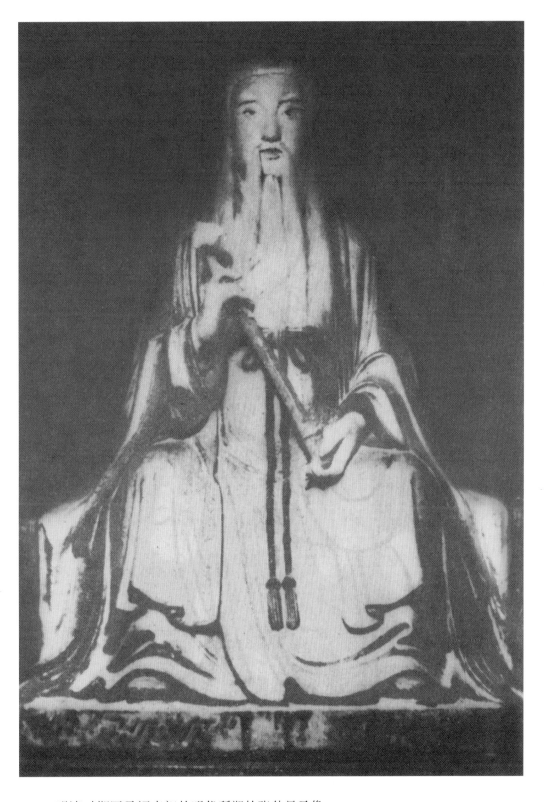

明清时期医圣祠奉祀的明代所塑的张仲景圣像。

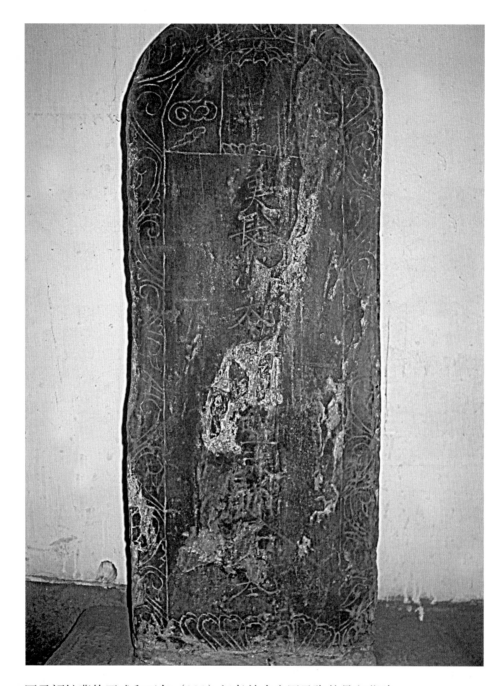

医圣祠馆藏的晋咸和五年（330）汉长沙太守医圣张仲景之墓碑。

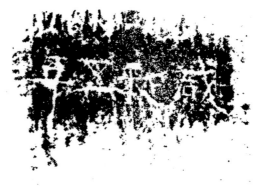

墓碑底座的"咸和五年"

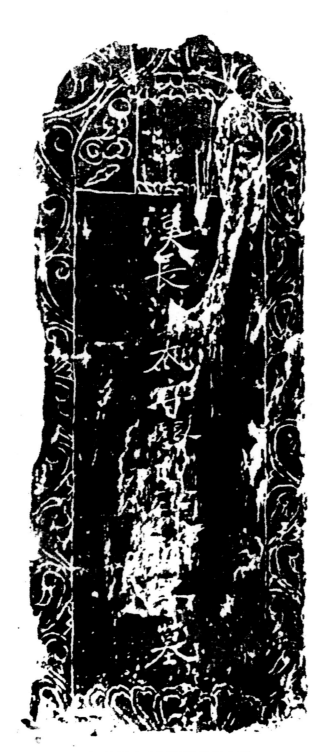

汉长沙太守医圣张仲景之墓

医圣祠出土晋碑

讲解：李阳

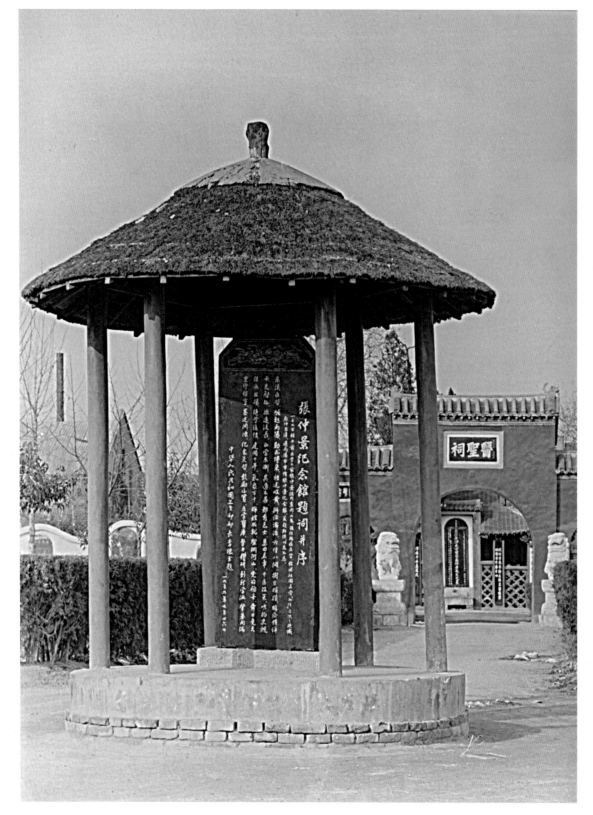

1960年医圣祠山门前矗立着中华人民共和国成立后首任卫生部部长李德全所作《张仲景纪念馆题词并序》碑。

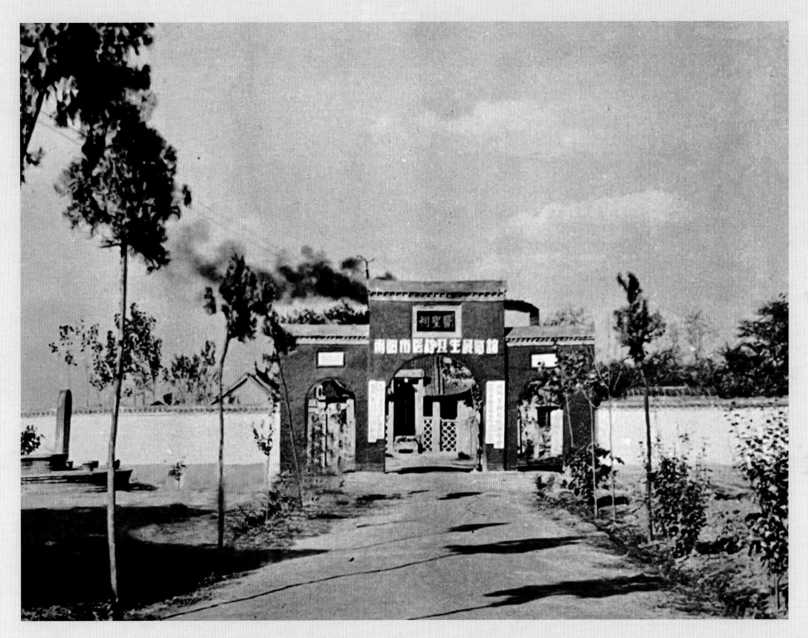

20世纪50年代后期的医圣祠。中华人民共和国成立之初，医圣祠化归卫生部门管理，南阳卫生主管部门在医圣祠成立了南阳市医药卫生展览馆。1959年，南阳市历史博物馆成立后，在医圣祠内整理举办了"张仲景生平事迹展览"。

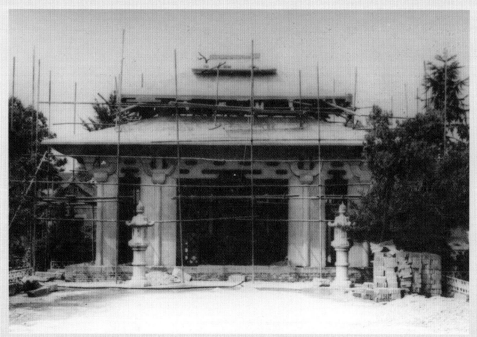

1980—1982年，医圣祠进行全面扩建。这是正在建设的大门、汉阙、拜殿、张仲景组画碑廊和春台亭的施工场面。

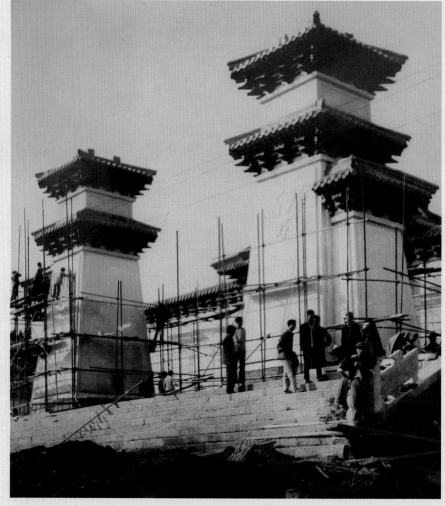

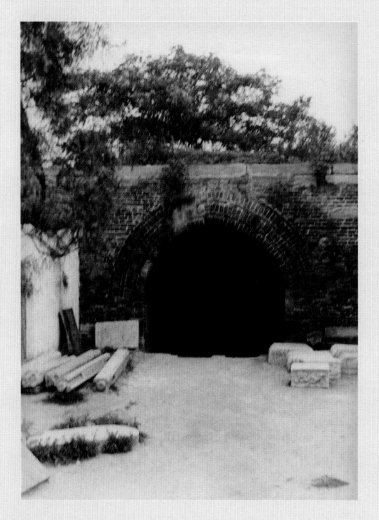

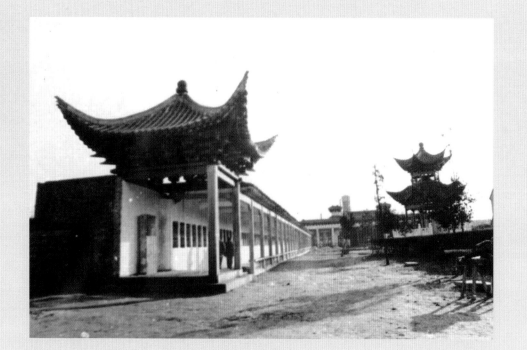

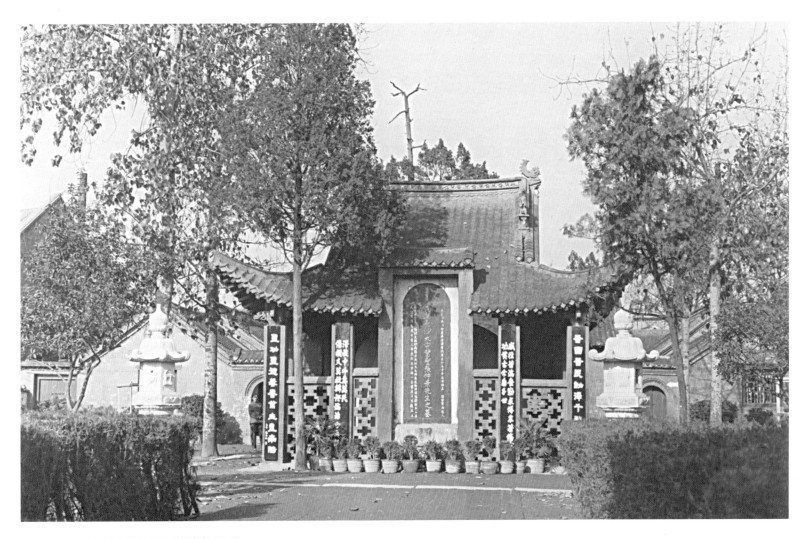

1982 年的医圣张仲景墓的风貌。

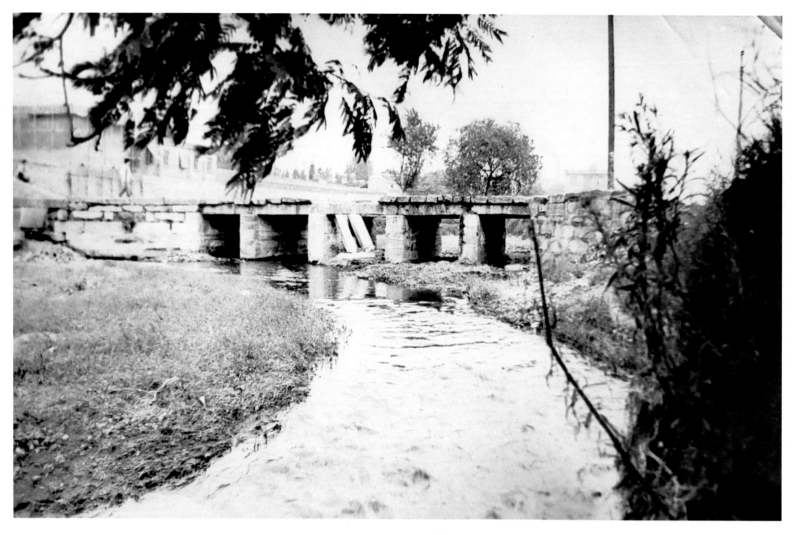

20世纪50年代医圣祠畔温凉河上的仁济桥。《南阳县志》记载，宛郡东高阜外，有仲景故宅，仁济桥西有仲景墓。

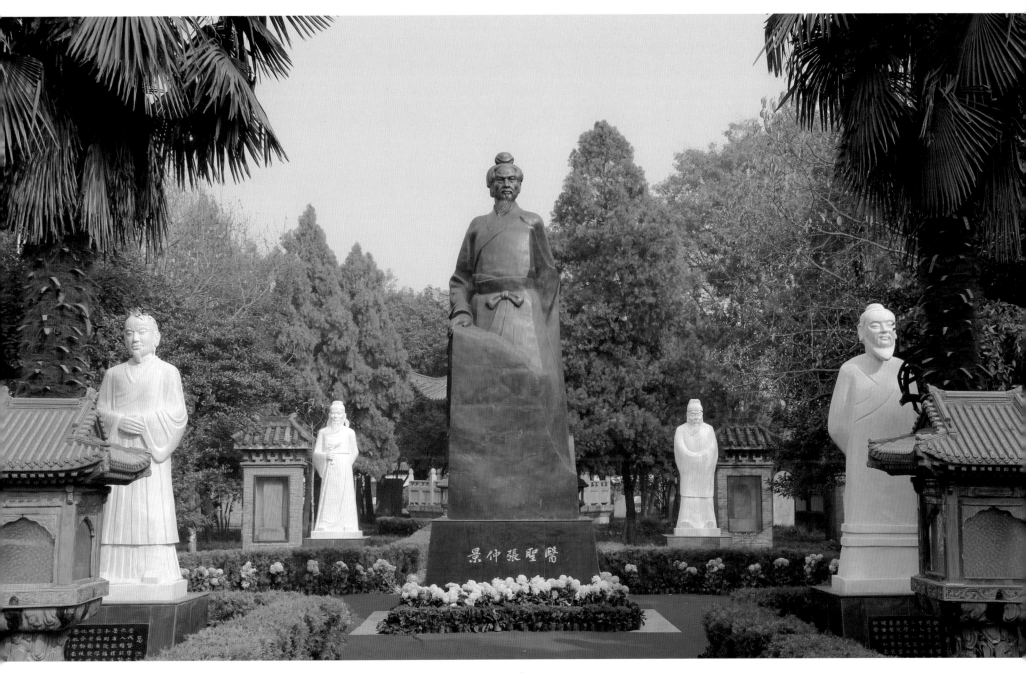

医圣祠内医圣张仲景青铜铸像。

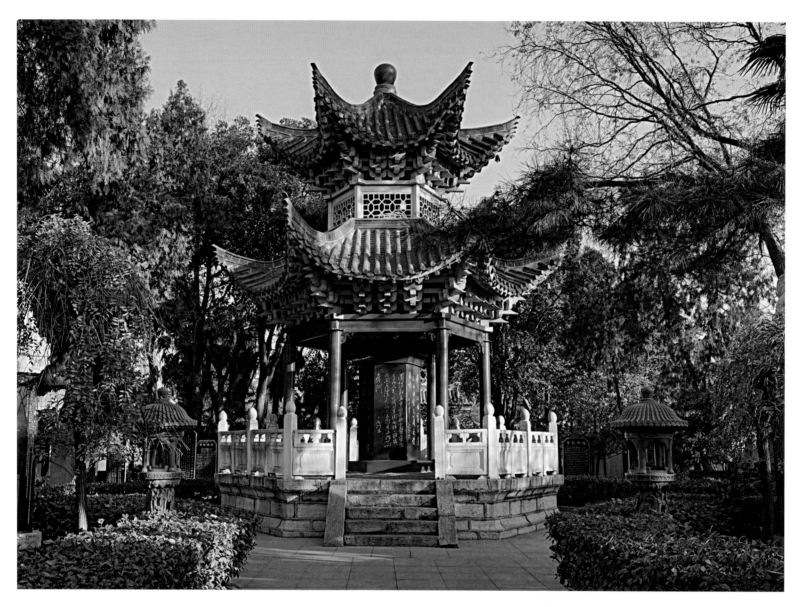

医圣祠的六角碑亭，矗立着毛泽东、周恩来等老一辈无产阶级革命家和国家领导人为中医的题词和为医圣祠的题词碑刻。

医圣祠六角碑亭

讲解：丁丽君

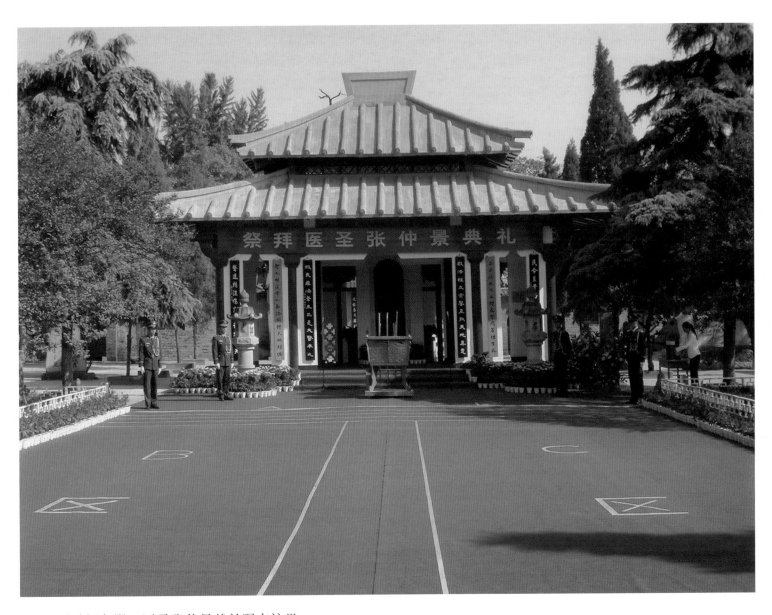

医圣祠拜殿。医圣张仲景就长眠在这里。

拜殿对联
讲解：寇乃月

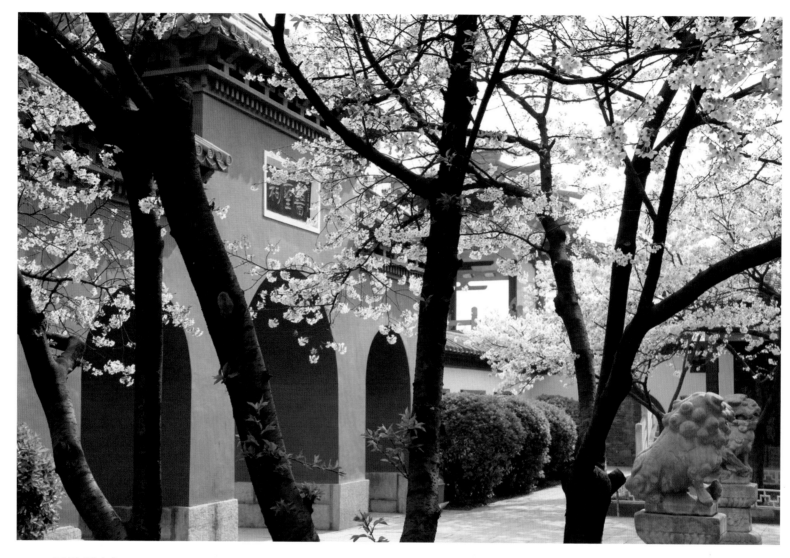

医圣祠山门。

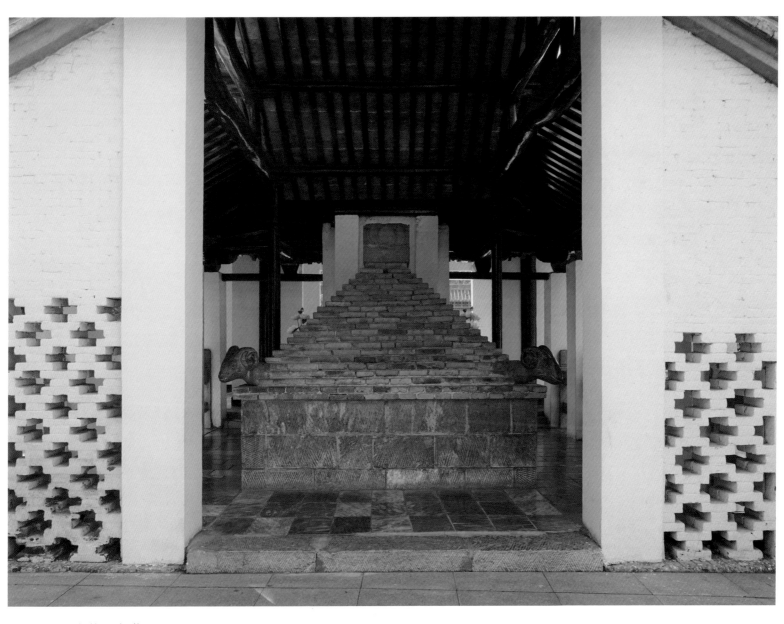

医圣张仲景之墓。

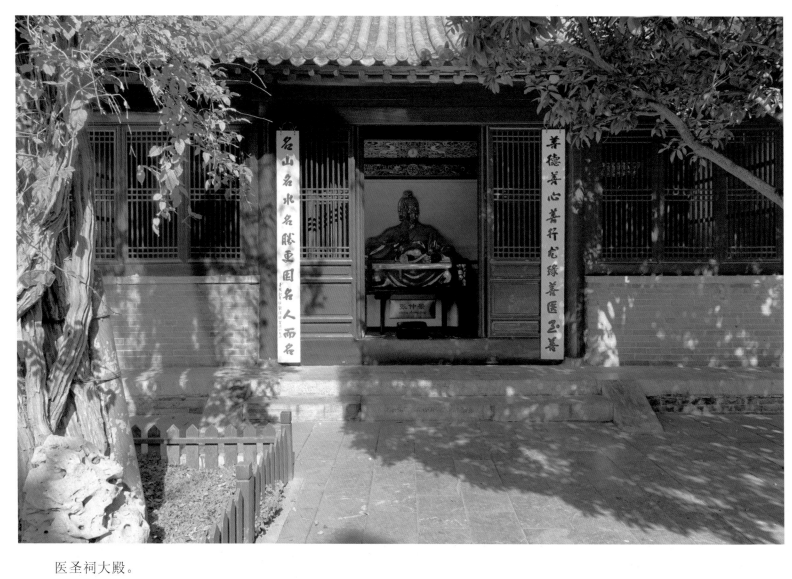

医圣祠大殿。

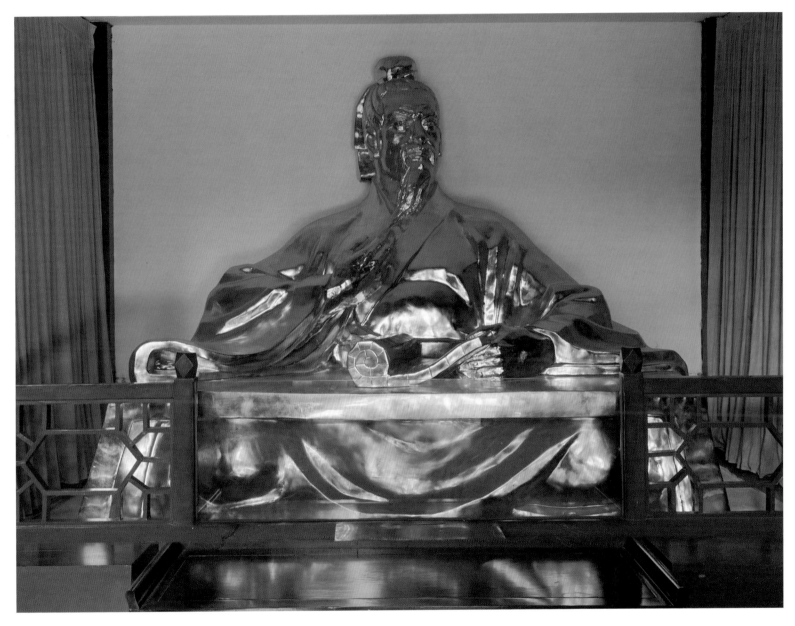

医圣祠大殿中央，敬奉着医圣张仲景的贴金坐像。

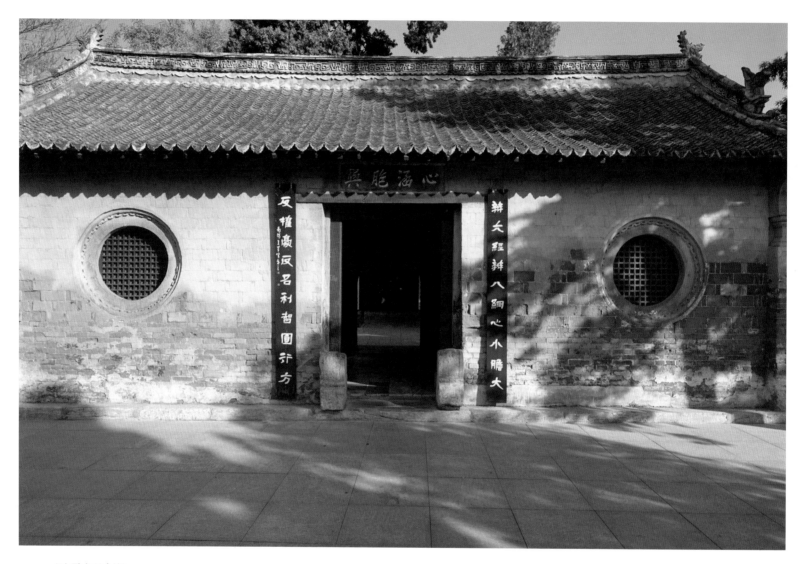

医圣祠过殿。

医圣祠古建四合院对联

讲解：寇乃月

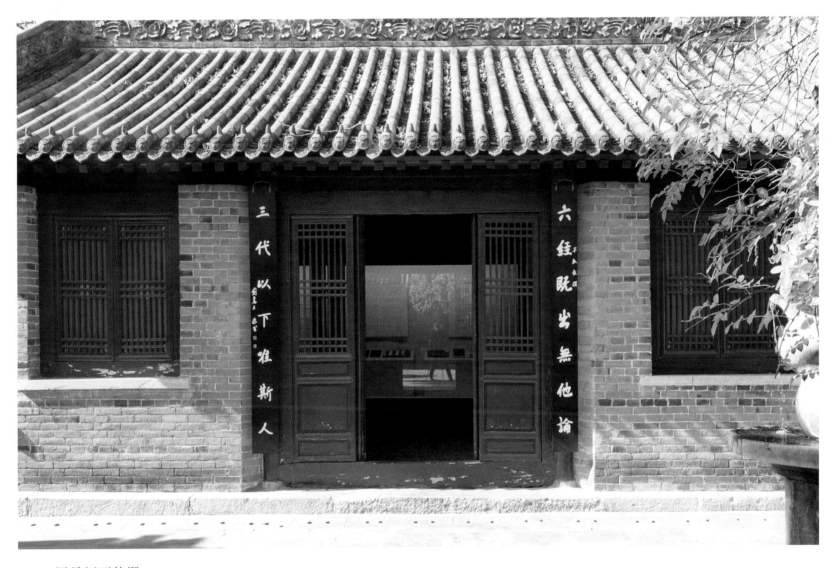

医圣祠西偏殿。

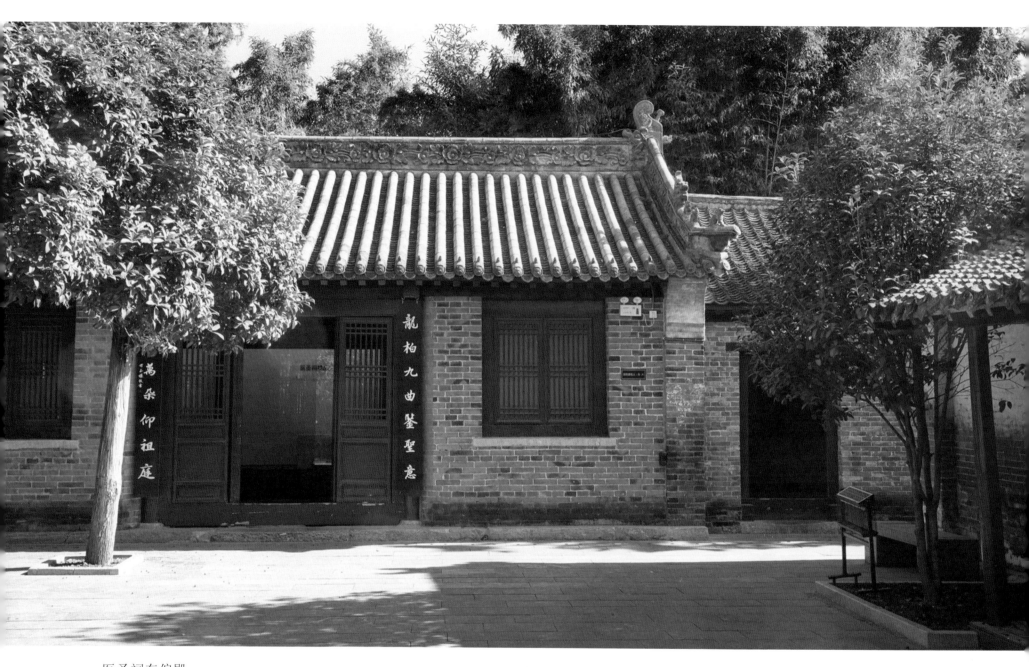

医圣祠东偏殿。

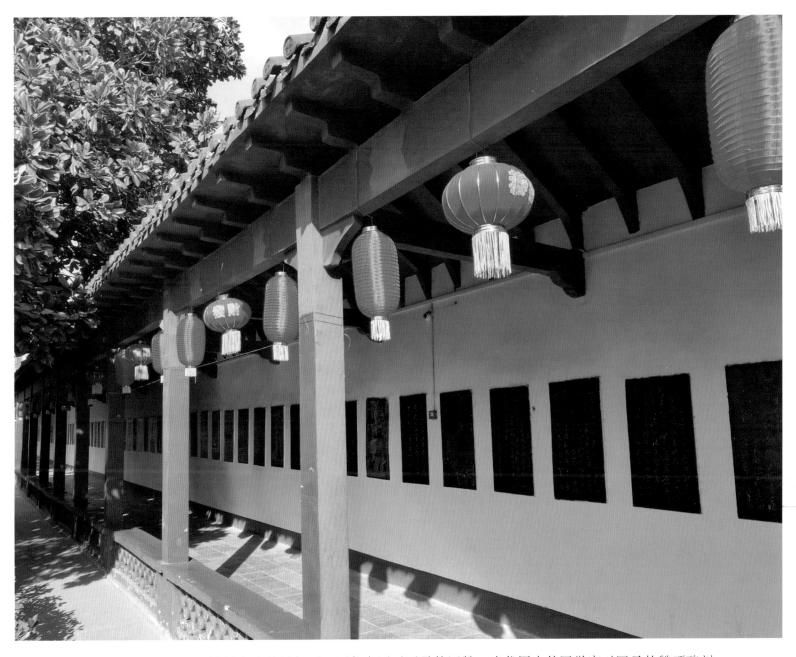

医圣祠张仲景组画碑廊，镌刻有张仲景组画、历代名医对医圣的评赞、当代国内外医学家对医圣的赞颂碑刻。

医圣祠张仲景组画碑廊

讲解：李阳

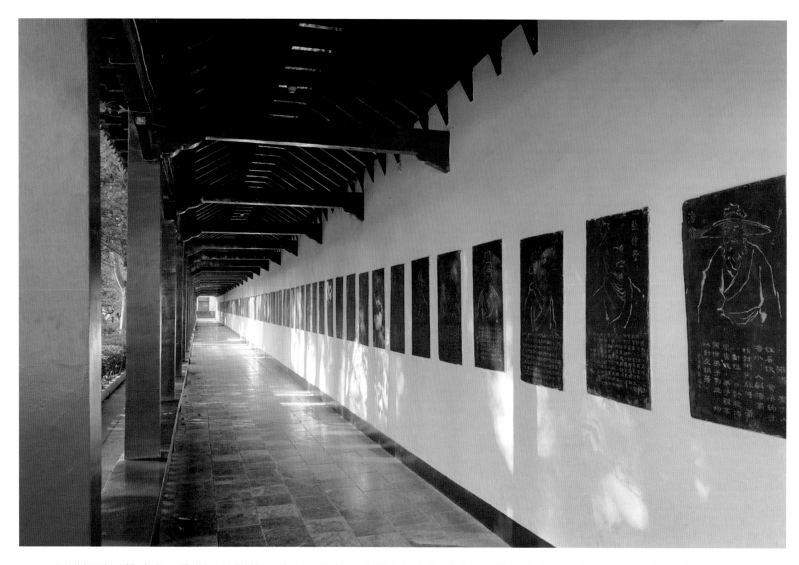

医圣祠圣医林碑廊，镌刻了从伏羲、神农、黄帝一直到清末中华五千年中的历代大医画像。每幅画像中刻有该医家对祖国医学的贡献，由中医名家、文化名家和书画名家题书。

圣医林碑廊
讲解：高胜寒

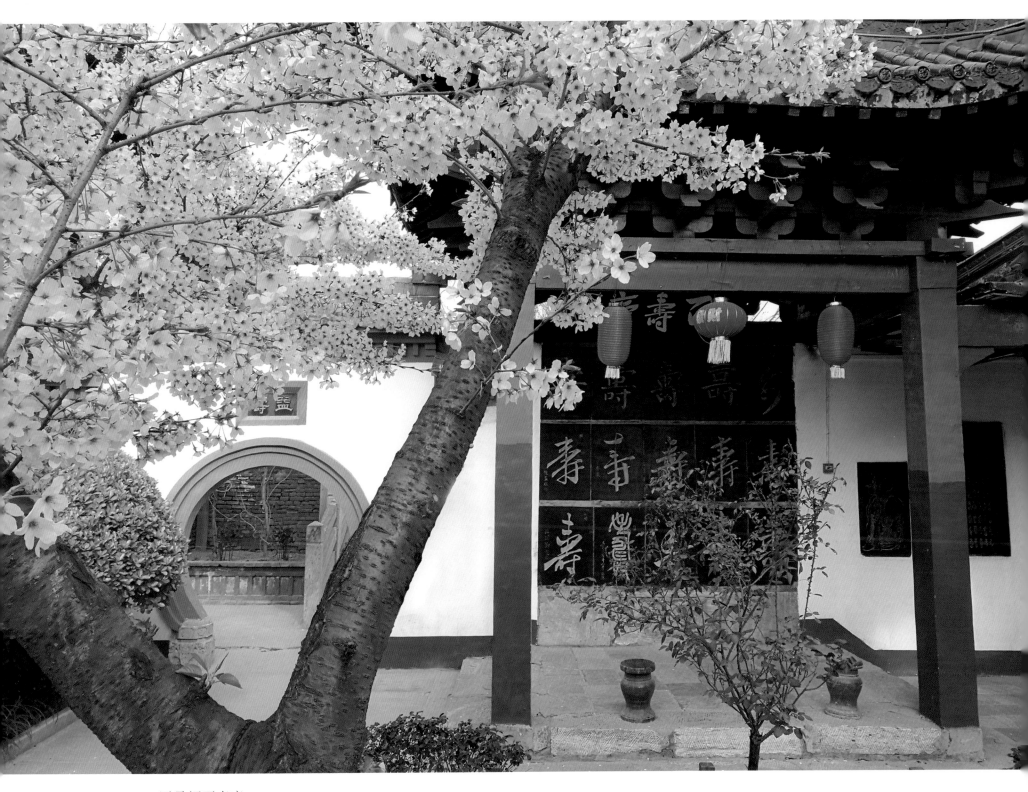

医圣祠百寿亭。

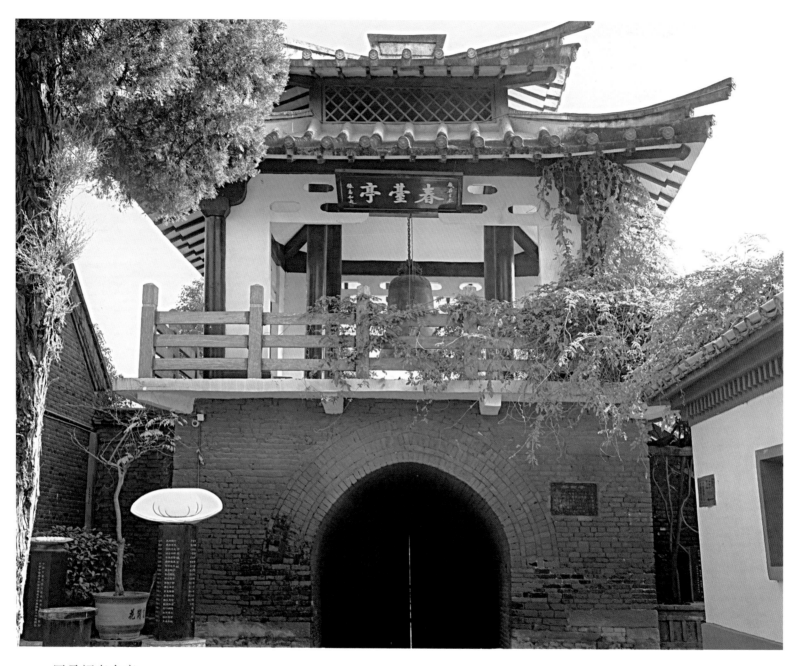

医圣祠春台亭。

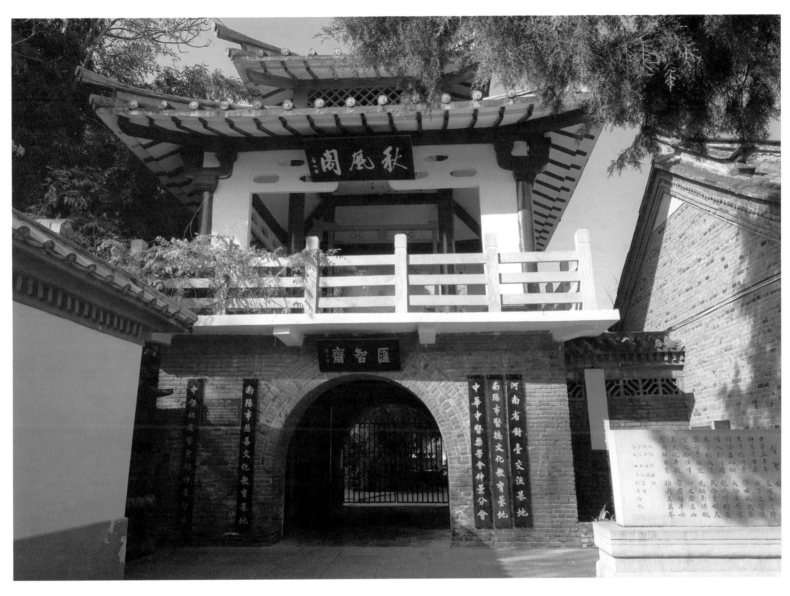

医圣祠秋风阁。

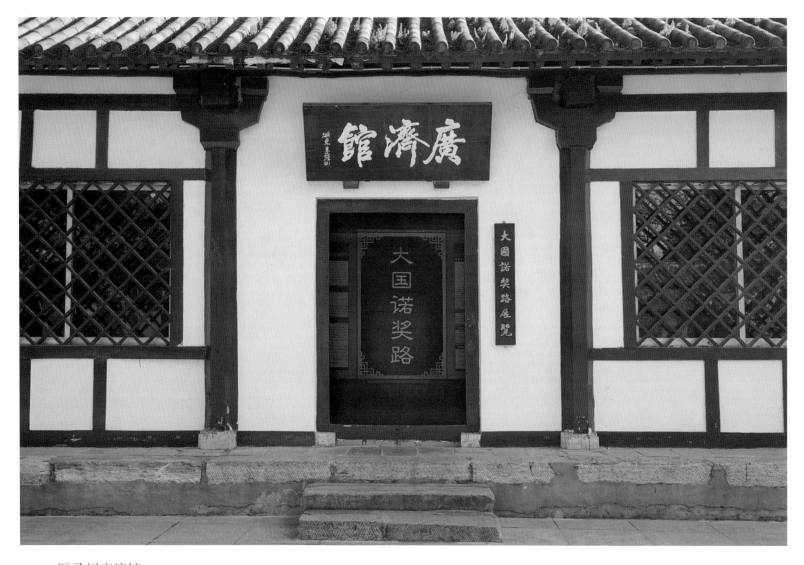

医圣祠广济馆。

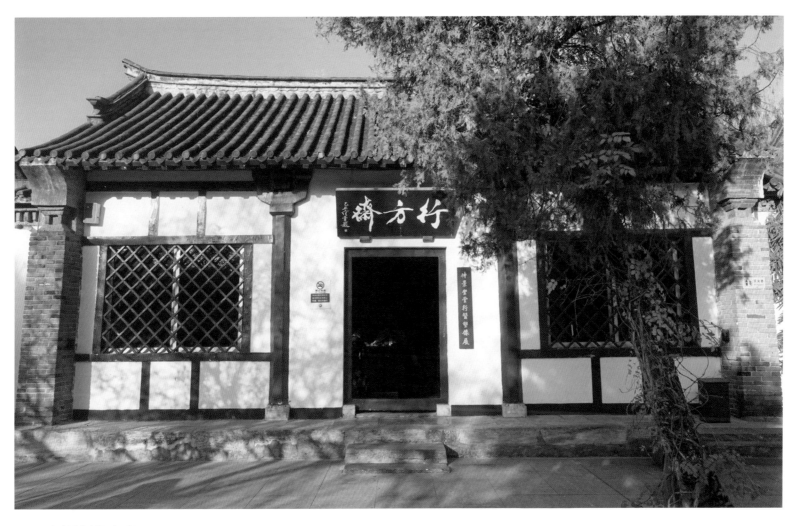

医圣祠行方斋。

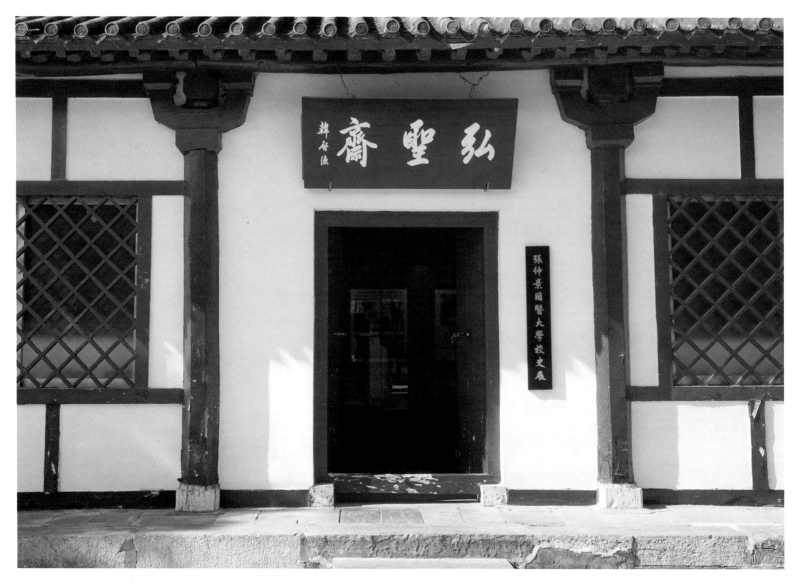

医圣祠弘圣斋。

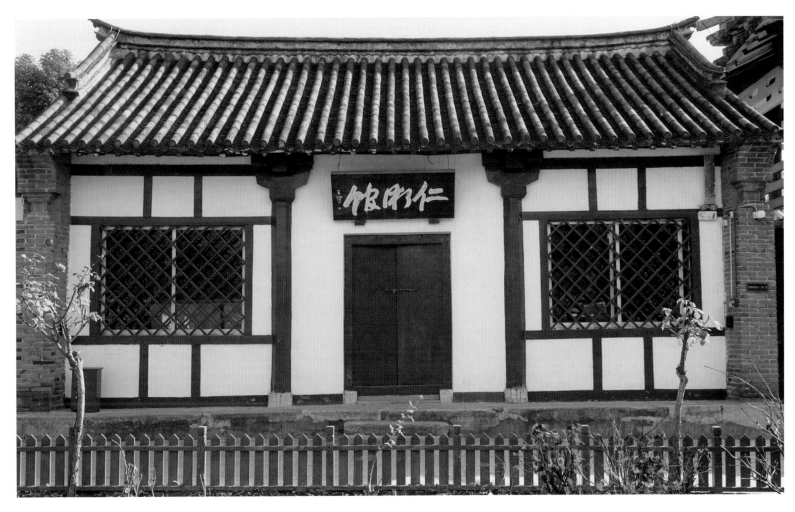

医圣祠仁术馆。

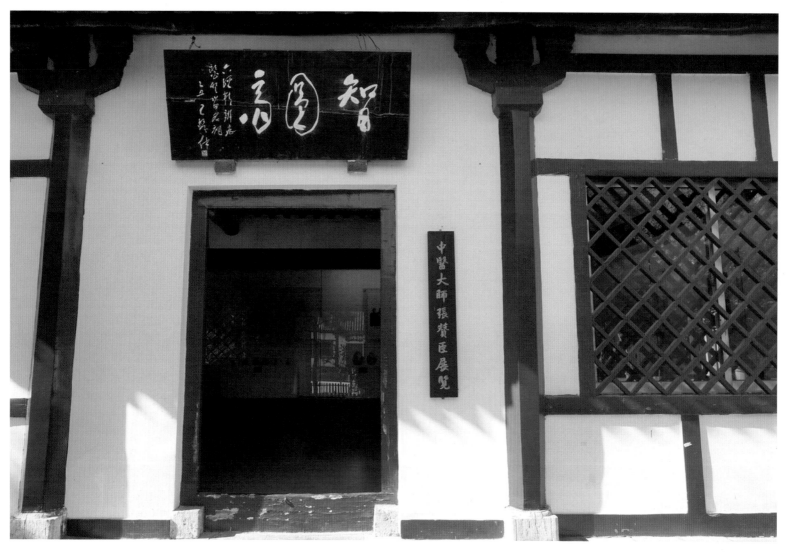

医圣祠智圆斋。

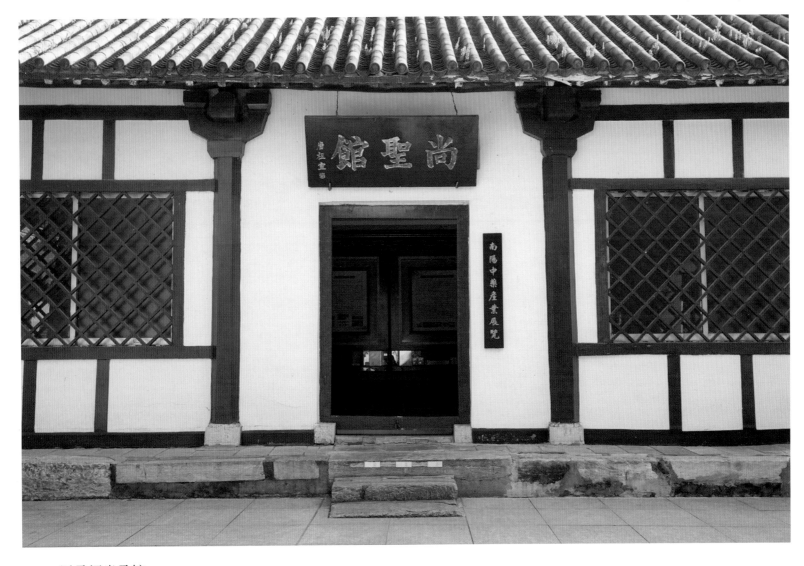

医圣祠尚圣馆。

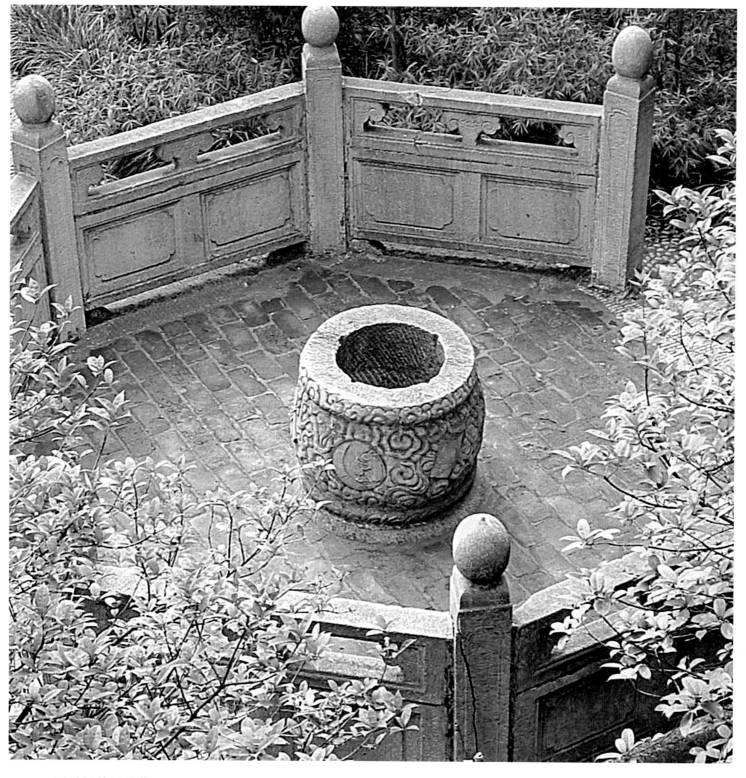

医圣祠的医圣井。

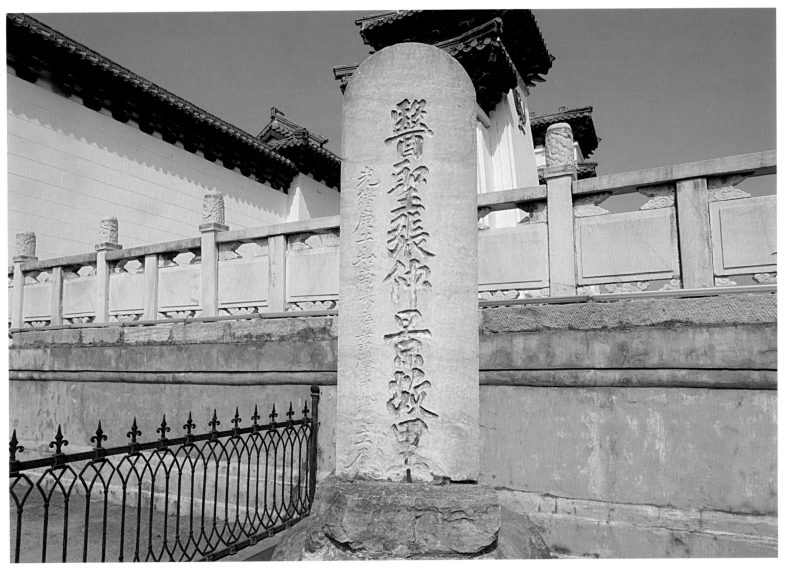

医圣祠台阶下，矗立着清代光绪庚子年（1900）南阳知府傅凤飏题书镌立的"医圣张仲景故里"的指道碑。

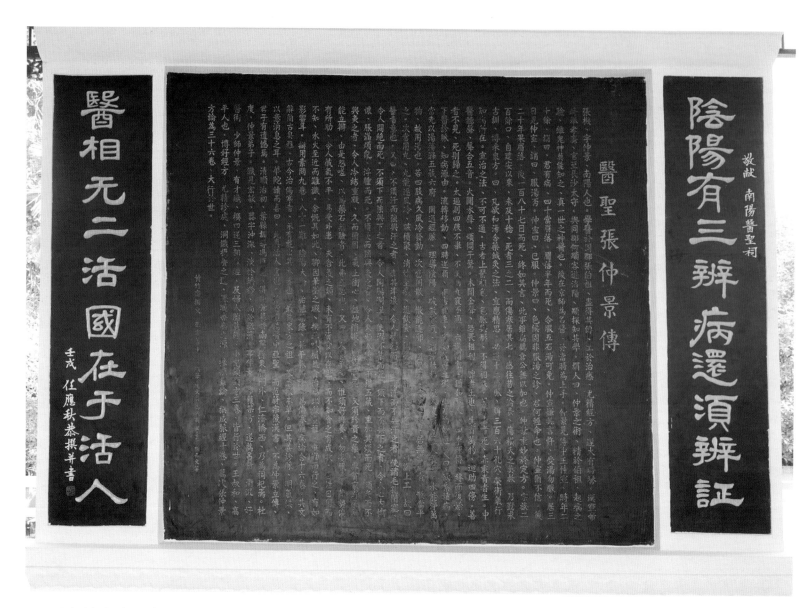

医圣祠门庭照壁，正面镌刻近代大医黄竹斋撰写的《医圣张仲景传》。两边对联，由当代大医任应秋撰书。

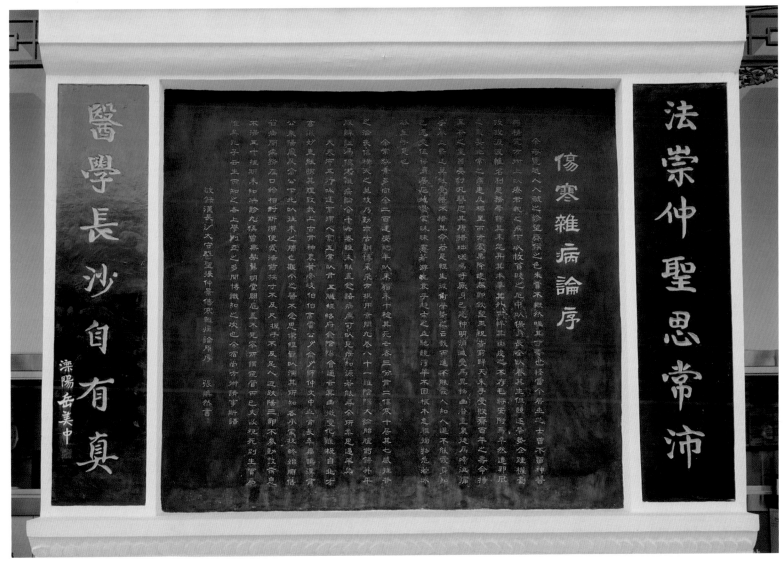

医圣祠照壁背面，镌刻着张仲景的《伤寒杂病论·序》。照壁两边的对联是当代大医岳美中撰写的。

医圣祠伤寒杂病论序碑

讲解：高胜寒

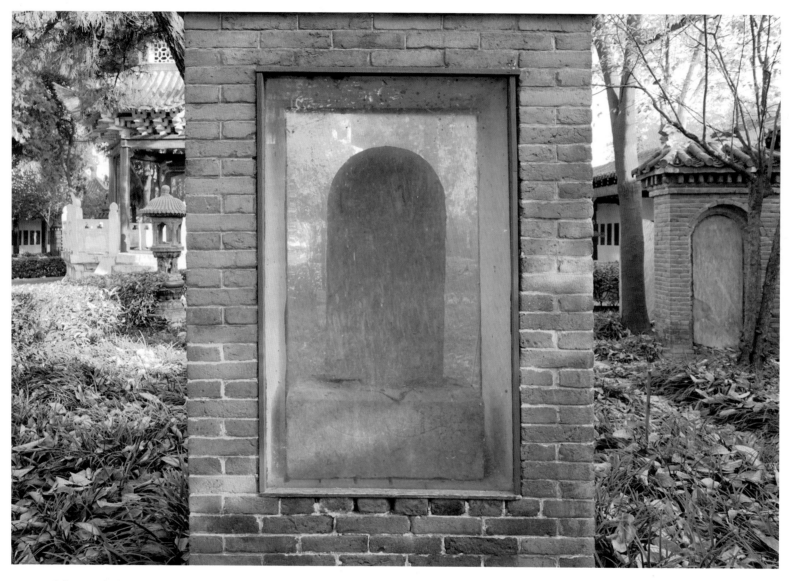

清代顺治初年叶县训导冯应鳌在医圣祠立张仲景灵应碑。

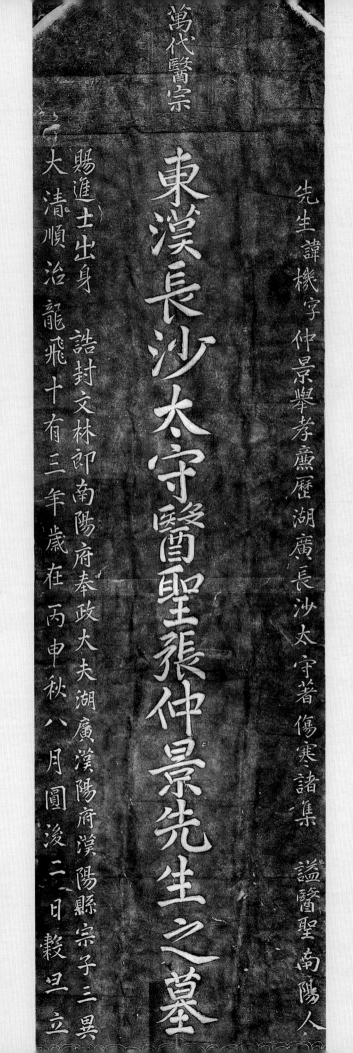

東漢長沙太守醫聖張仲景先生之墓

先生諱機字仲景舉孝廉歷湖廣長沙太守著傷寒諸集謚醫聖南陽人

賜進士出身誥封文林郎南陽府奉政大夫湖廣漢陽府漢陽縣宗子三異大清順治龍飛十有三年歲在丙申秋八月圓後二日穀旦立

顺治十三年（1656）张三异立东汉长沙太守医圣张仲景先生之墓碑。

101

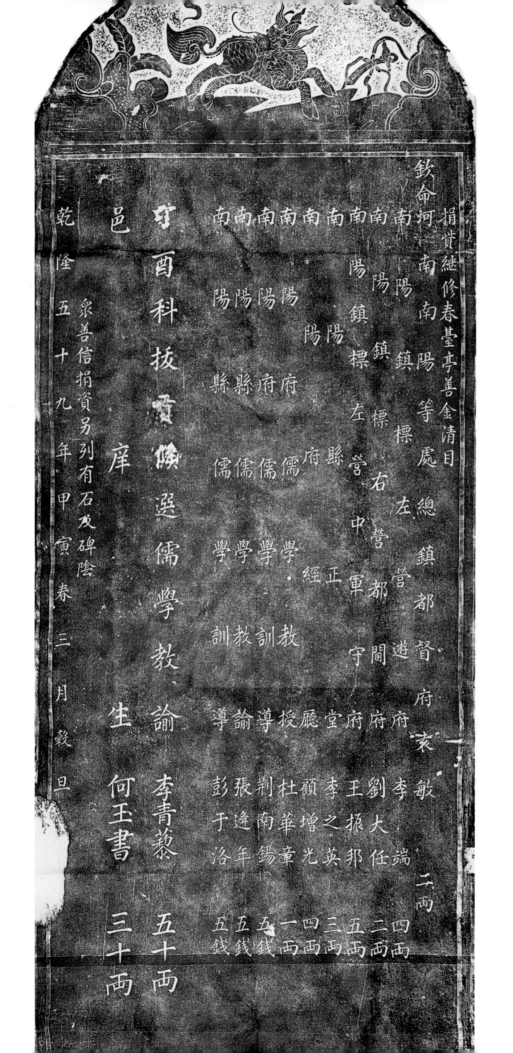

捐貲繼修春臺亭善金清目

欽命河南南陽等處總鎮都督府　　　　袁敏端　二兩

南陽鎮標左營都間遊府　　　　　　　李任　　四兩

南陽鎮標右營都間　　　　　　　　　李大邦　二兩

南陽鎮標左營中軍　　　　　　　　　劉振邦　五兩

南陽鎮標右營正　　　　　　　　　　王之英　三兩

南陽府　　　　　　　　　　　　　　李增光　四兩

南陽府縣　　　　　　　　　　　　　顏華童　一兩

南陽府府　　　府廳授　　　　　　　杜增錫　五錢

南陽陽府府　儒學　　　府授　　　　荊南年　五錢

南陽陽縣　　儒學　　經　訓教導論　張逢洛　五錢

南陽陽縣　　儒學　　　訓教導論　　彭于洛　五錢

南陽陽縣　　儒學　　　　　　導　　

　　　　　　

茅酉科拔貢候選儒學教諭　　　　　　李青藜　五十兩

邑庠生　　　　　　　　　　　　　　何玉書　三十兩

乾隆五十九年甲寅春三月穀旦

泉善信捐資另列有石及碑陰

清代乾隆五十九年（1794）南阳各界为医圣祠春台亭捐资重修的功德碑。

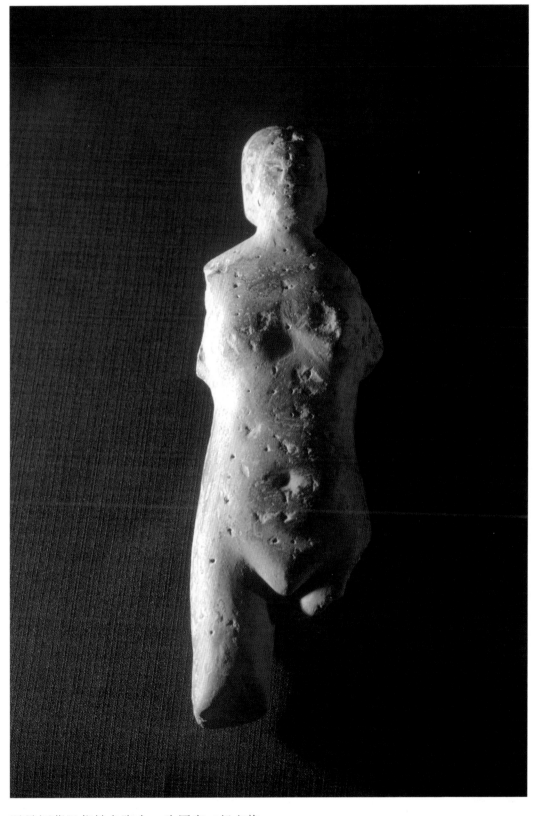

医圣祠藏汉代针灸陶人，为国家二级文物。

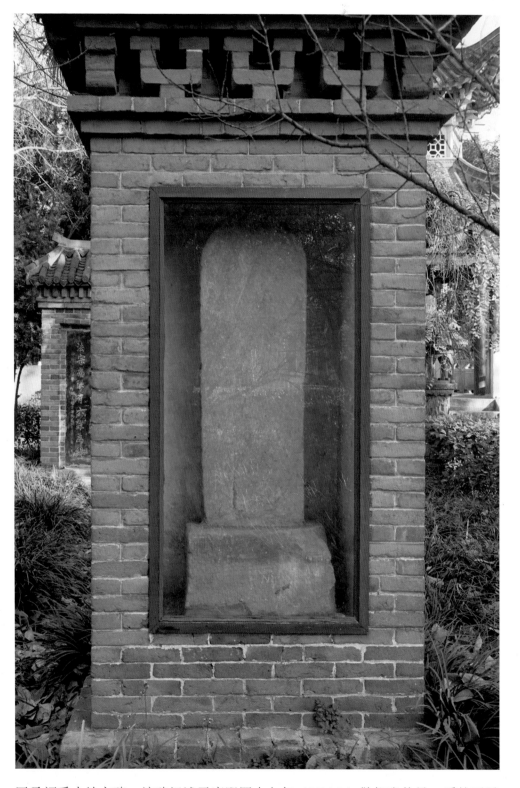

医圣祠香火地亩碑。该碑记述了康熙四十九年（1710）敬仰张仲景，爱护医圣祠的江姓、吴姓两位地方绅士，捐资为医圣祠购置50亩祠田的事宜。

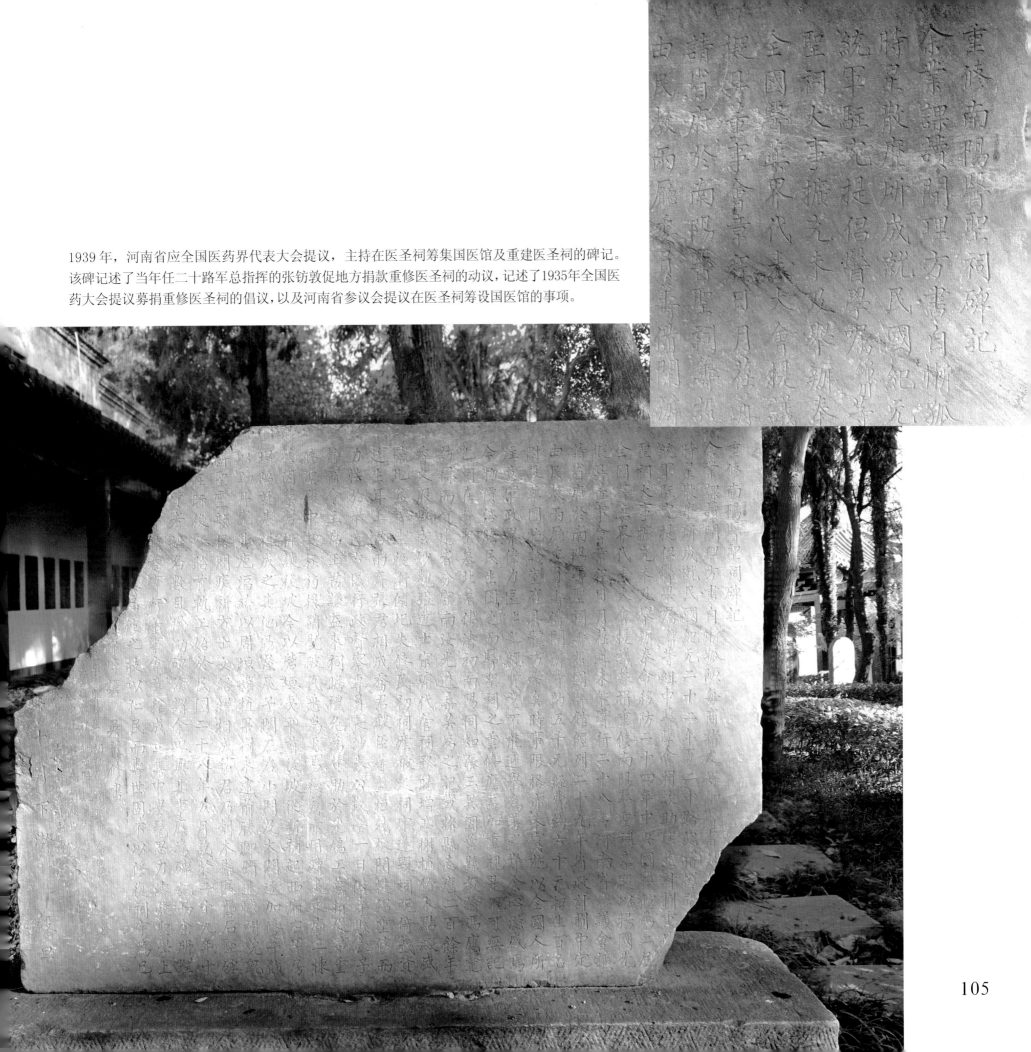

1939年，河南省应全国医药界代表大会提议，主持在医圣祠筹集国医馆及重建医圣祠的碑记。该碑记述了当年任二十路军总指挥的张钫敦促地方捐款重修医圣祠的动议，记述了1935年全国医药大会提议募捐重修医圣祠的倡议，以及河南省参议会提议在医圣祠筹设国医馆的事项。

祝告医圣文

维中华民国三十六年（1947），岁次丁亥，孟春月，望日。长安后学黄维翰，率同门人米锡礼，由西安诣南阳，谨以香烛果品清酒之仪，叩奠于医圣张仲景先师墓祠之神位前。曰：呜呼，粤稽中华，文化最先，医道肇兴，三皇开端。伏羲画卦，明阴阳之消息；神农尝药，辨物性以疗疾。黄帝咨于岐伯而作《内经》，探造化之奥，会天人之通。针灸治病，妙术发明。伊尹作汤液，越人著《难经》。炎汉之季，天诞医圣，悯生民之疾疾，哀横夭之莫拯，爰撰《伤寒杂病论》，证治统铃于六经。道缵三皇，德侔孔孟。集方书之大成，为医林之正宗。仁被万世，教垂无穷。世丁厄运，兵燹频仍，遗编多散佚，一部藏家乘。王叔和之搜撰，第七稿尚未精。永嘉大乱后，原编亦失踪。江南诸医师，秘方不传人。以孙思邈述古之殷勤，晚年方见《伤寒论》。至宋林亿，奉敕校印，重沓脱讹，相传迄今。金元明清，注家纷纭，承讹袭谬，曲解失真。民国建立，五洲交通，中华古医学，世界将风行。嗟予小子，天牗其衷。观书天一阁，邂逅得良朋。发潜德之幽光，获久湮之秘经。活人真书，由此流通，千载疑误，有所订正。吾人咸应，崇德报功，丕焕庙宇，需世清平。发扬责任，拳拳服膺。积兹愚诚，再谒圣陵。惟冀庇佑，以利其行。敬具芜词，祝告神明。

长安后学黄维翰撰文
米锡礼书丹

近代大医家黄竹斋《祝告医圣文》碑。
黄竹斋撰，米伯让书。
该碑记述了黄竹斋先生于1947年带领门人米伯让，由西安到南阳医圣祠朝圣的敬仰之情和携手弘扬祖国医学、促进仲景学说发展进步的殷殷之心。1939年，黄竹斋请张钫刻白云阁本《伤寒杂病论》，并嘱托弟子米伯让将白云阁本的全套木刻版赠予医圣祠。

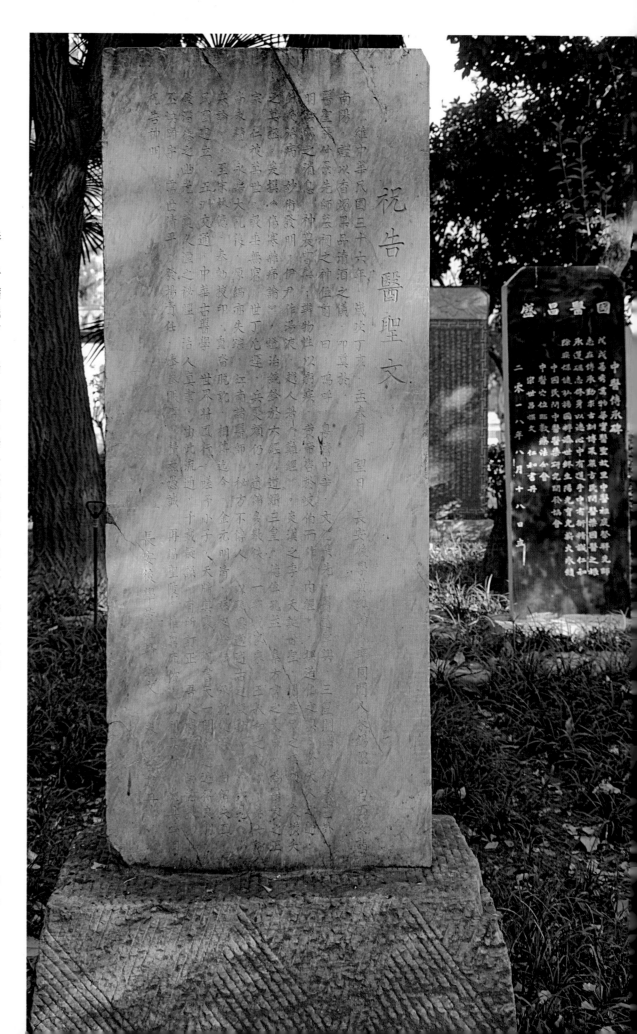

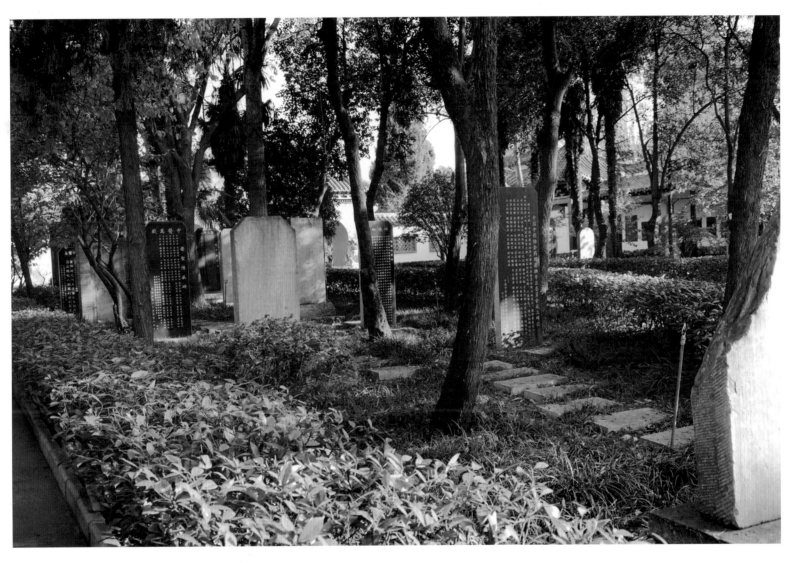

医圣祠内碑碣林立。

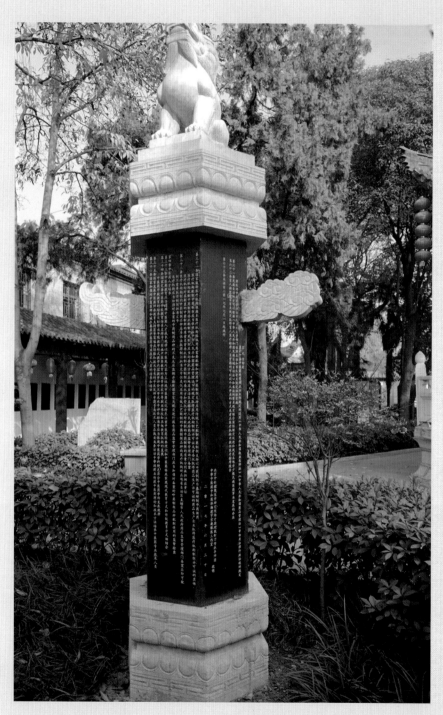
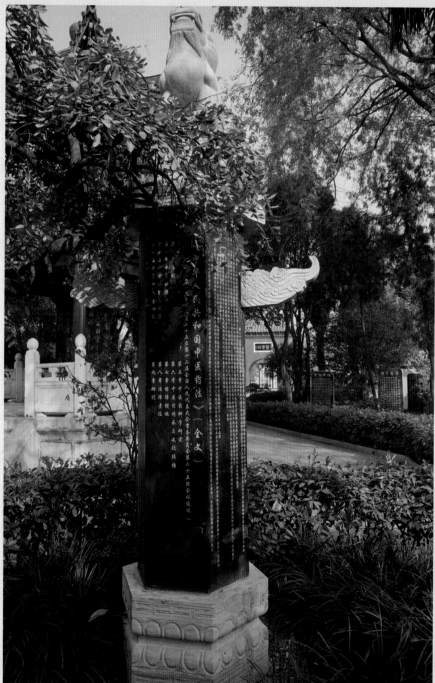

医圣祠六角碑亭前两侧花园里矗立两座六棱华表型石柱，镌刻着《中华人民共和国中医药法》全文。

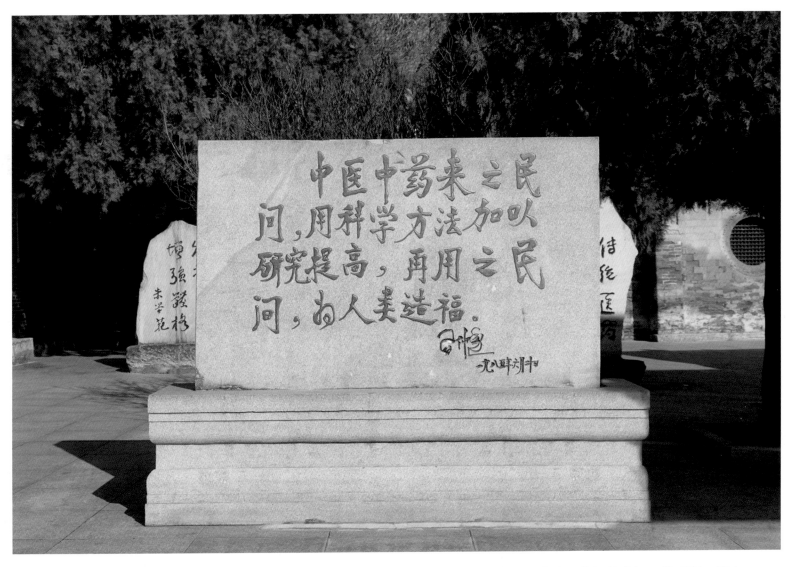

医圣祠矗立的中国共产党第十一届中央委员会书记处书记，第十二届中央政治局委员、书记处书记，第五届、第七届全国人民代表大会常务委员会副委员长习仲勋为中国民间中医医药研究开发协会成立的题词碑。

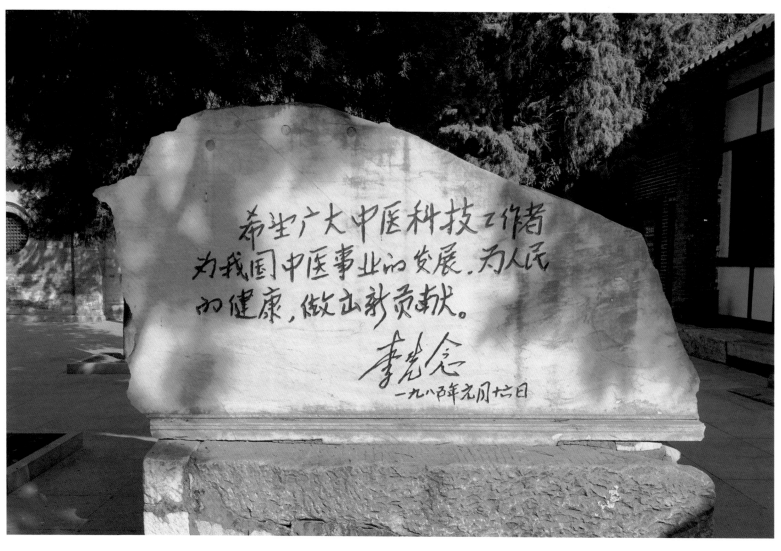

医圣祠矗立的中华人民共和国原国家主席李先念为中医的题词碑。

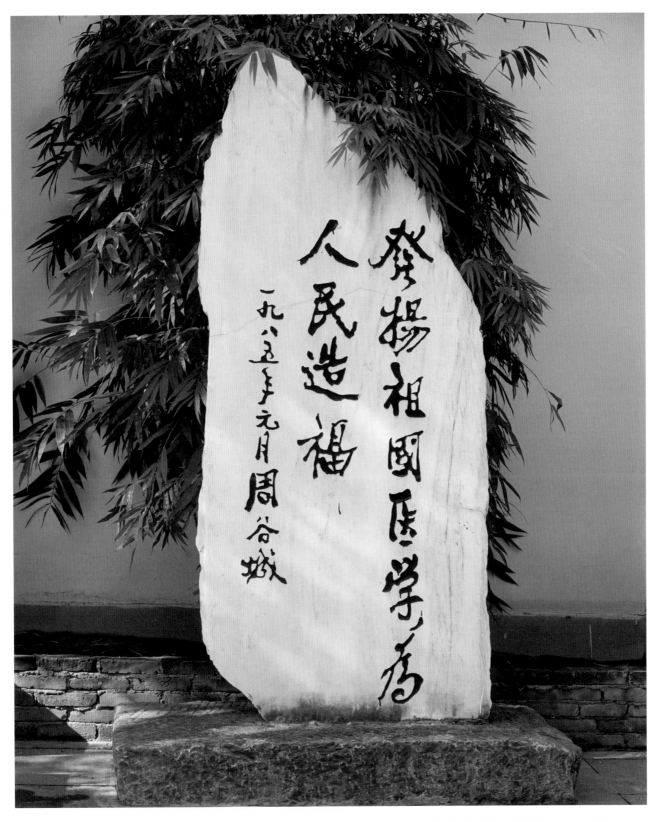

医圣祠矗立的第六届、第七届全国人大常委会副委员长、中国史学会执行主席周谷城为中医的
题词碑。

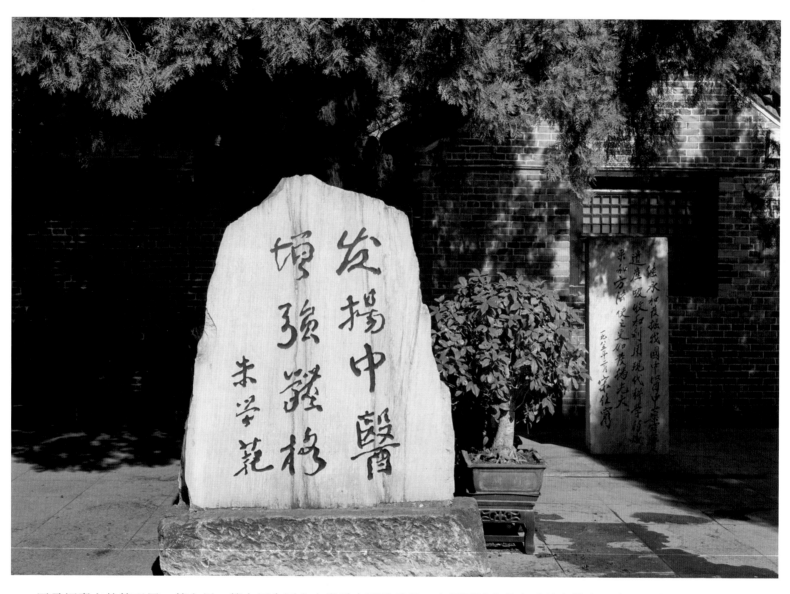

医圣祠矗立的第五届、第六届、第七届全国人大常委会副委员长、中国国民党革命委员会第七届中央主席朱学范为中医的题词碑和中国人民政治协商会议第四届、第五届全国委员会副主席、第十一届中央书记处书记宋任穷为中医的题词碑。

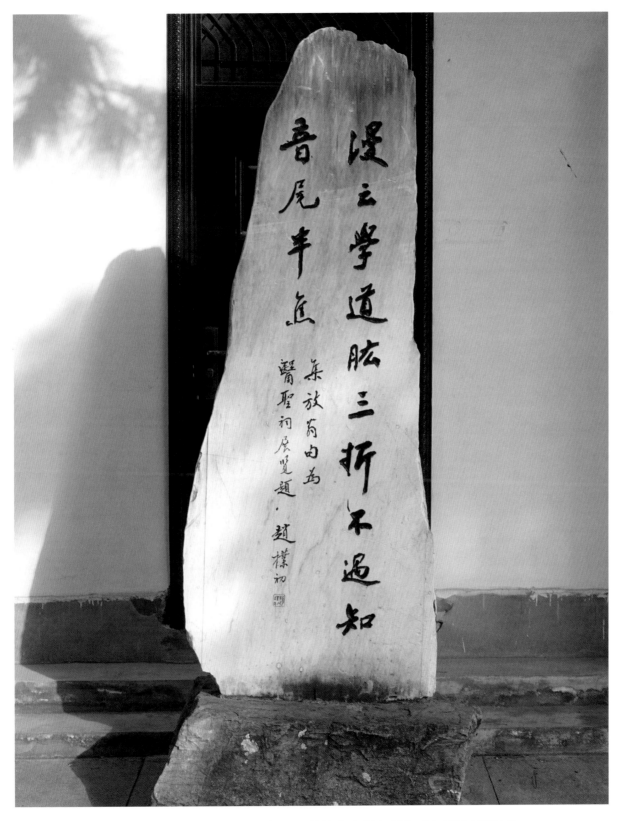

浸之學道肱三折不逾知音尾丰应

集放药由为医圣祠展览题·赵樸初

第六届、第七届全国政协副主席，中国佛教协会会长赵朴初为医圣祠题词碑。

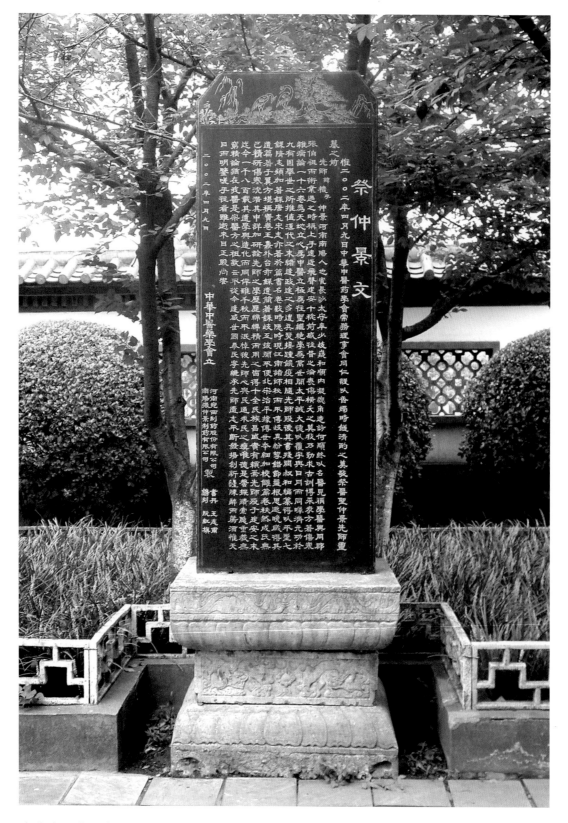

中华中医药学会《祭仲景文》碑，第一届张仲景医药节祭拜医圣典礼上举行了揭碑仪式。
这篇碑文，也是第一届张仲景医药节祭拜医圣张仲景典礼上宣读的祭文。

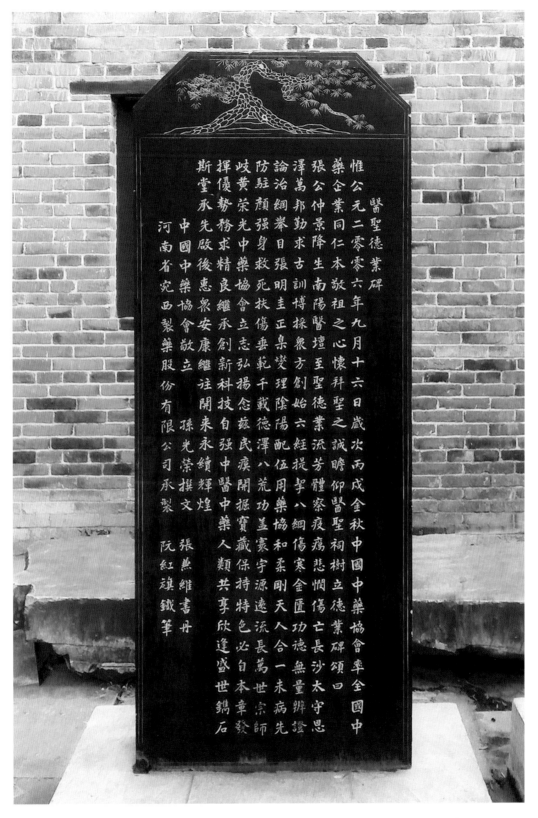

2006 年，第五届张仲景医药节期间，中国中药协会在医圣祠镌立的《医圣德业碑》，国医大师孙光荣撰写碑文。

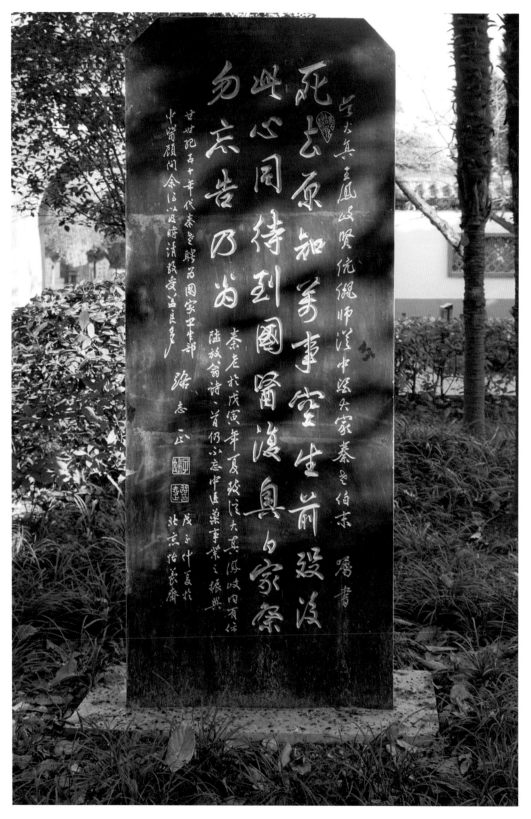

医圣祠碑林中矗立的国医大师路志正题书的当代中医名家吴大真、王凤岐伉俪师从中医大家秦伯未诗碑。

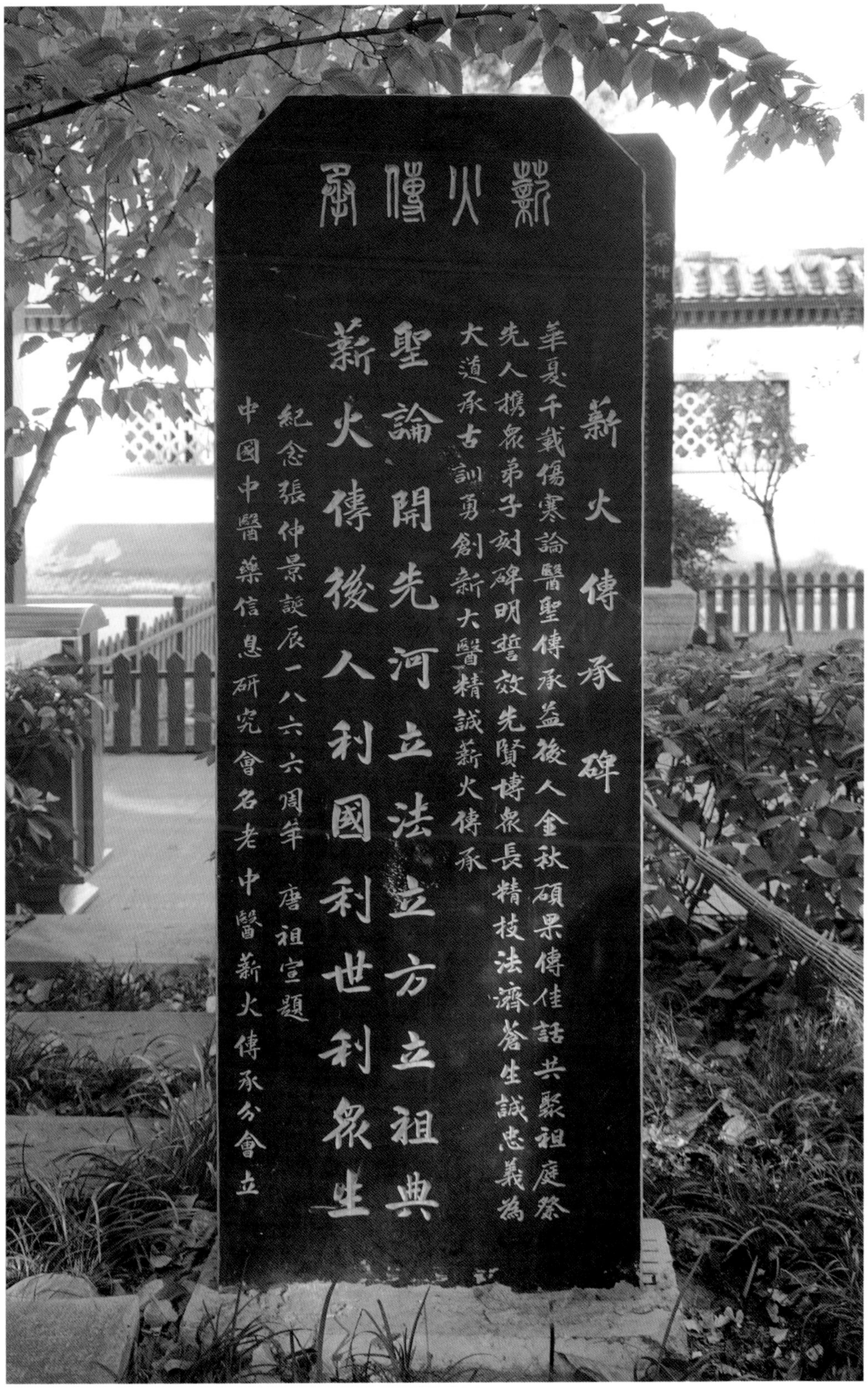
薪火傳承
薪火傳承碑
華夏千載傷寒論醫聖傳承益後人金秋碩果傳佳話共聚祖庭祭
先人攜衆弟子刻碑明誓效先賢博衆長精技法濟蒼生誠忠義爲
大道承古訓勇創新大醫精誠薪火傳承
聖論開先河立法立方立祖典
薪火傳後人利國利世利衆生
紀念張仲景誕辰一八六六周年 唐祖宣題
中國中醫藥信息研究會名老中醫薪火傳承分會立

医圣祠碑林中矗立的国医大师唐祖宣为中国中医药信息研究会名老中医薪火传承分会撰写的《薪火传承碑》。

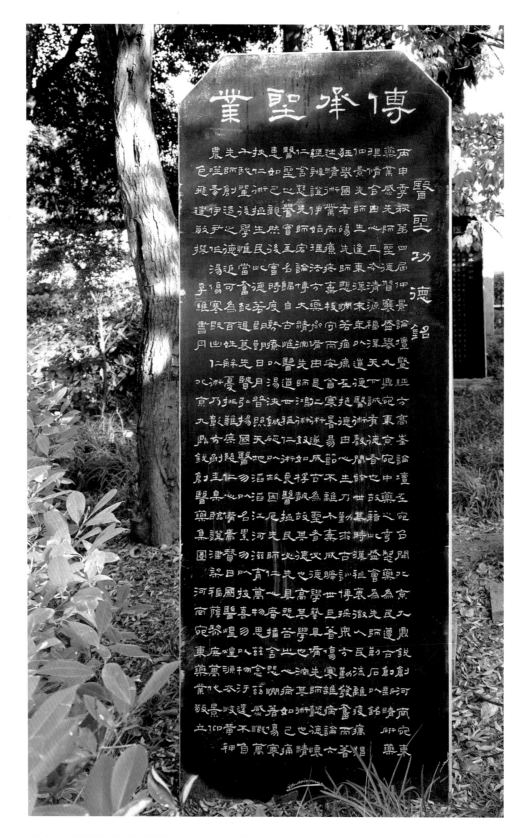

北京九鼎锐创医药集团、河南宛东药业在医圣祠镌立的《医圣功德铭》碑。

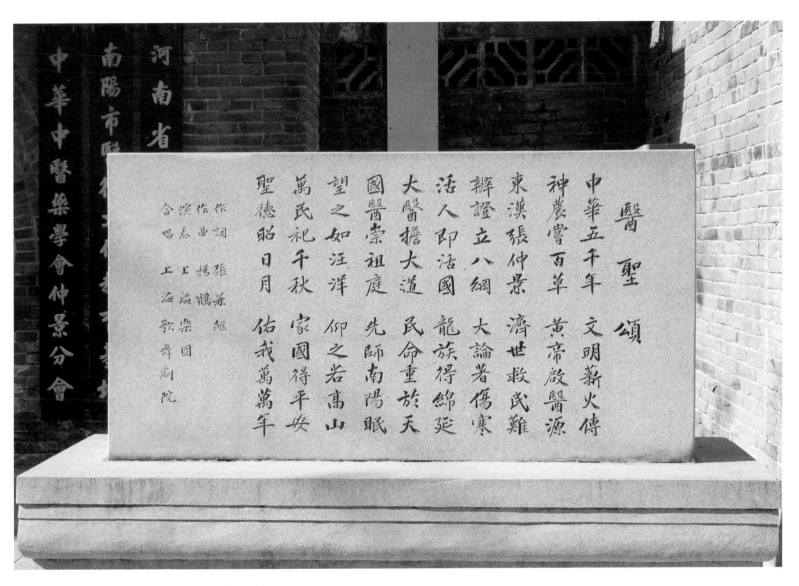

医圣祠矗立的《医圣颂》歌词碑。

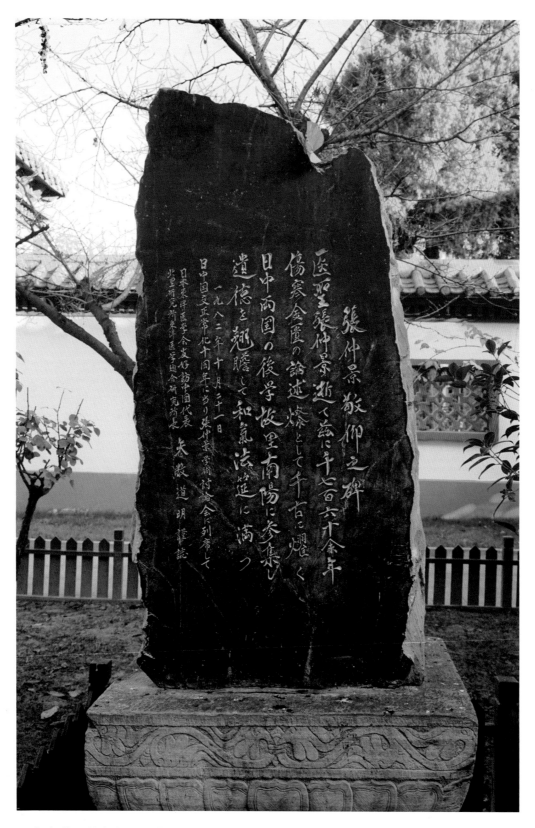

日本东洋医学会会长矢数道明参加了1982年于南阳举办的"全国仲景学说学术讨论会"，并在医圣祠镌立张仲景敬仰碑。

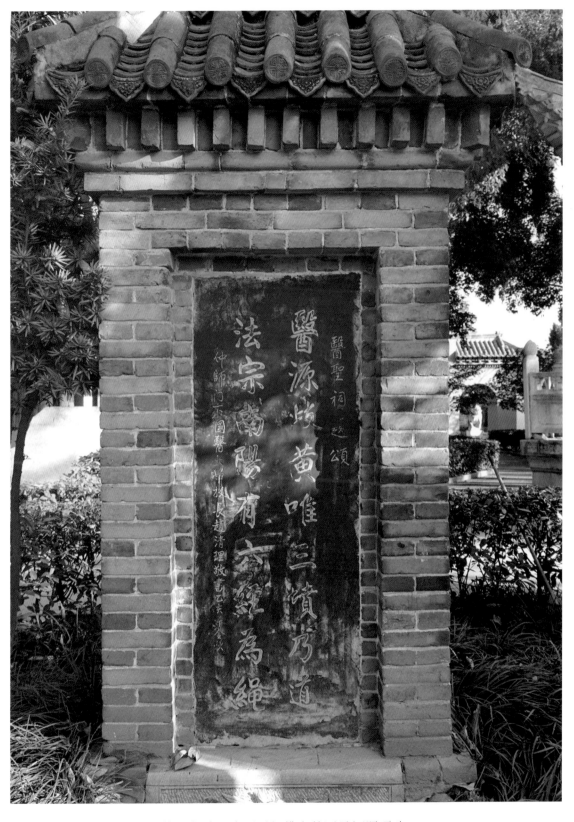

醫聖祠題頌

醫源煩黃唯三墳乃道

法宗南陽有六經爲綱

仲師門不園醫時病長違清理敬壹公立暮洇

张仲景国医大学创办者、校长赵清理在医圣祠镌立的医圣祠题颂碑。

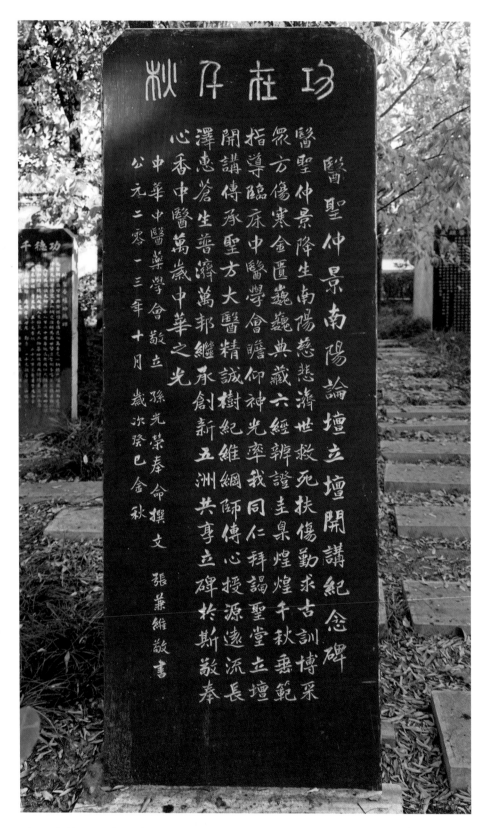

医圣仲景南阳论坛立坛开讲纪念碑

功在庄秋

醫聖仲景南陽論壇立壇開講紀念碑

醫聖仲景降生南陽慈悲潜世救死扶傷勤求古訓博采
衆方傷寒金匱巍巍典藏六經辨證圭臬煌煌千秋垂範
指導臨床中醫學會瞻仰神光率我同仁拜謁聖堂立壇
開講傳承聖方大醫精誠樹紀維綱師傅心授源遠流長
澤惠蒼生普濟萬邦繼承創新五洲共事立碑於斯敬奉
心香中醫萬歲中華之光

中華中醫藥學會敬立
公元二零一三年十月歲次癸巳金秋
孫光榮奉命撰文
張兼維敬書

为纪念第一届仲景论坛开坛，中华中医药学会在医圣祠镌立的《医圣仲景
南阳论坛立坛开讲纪念碑》。

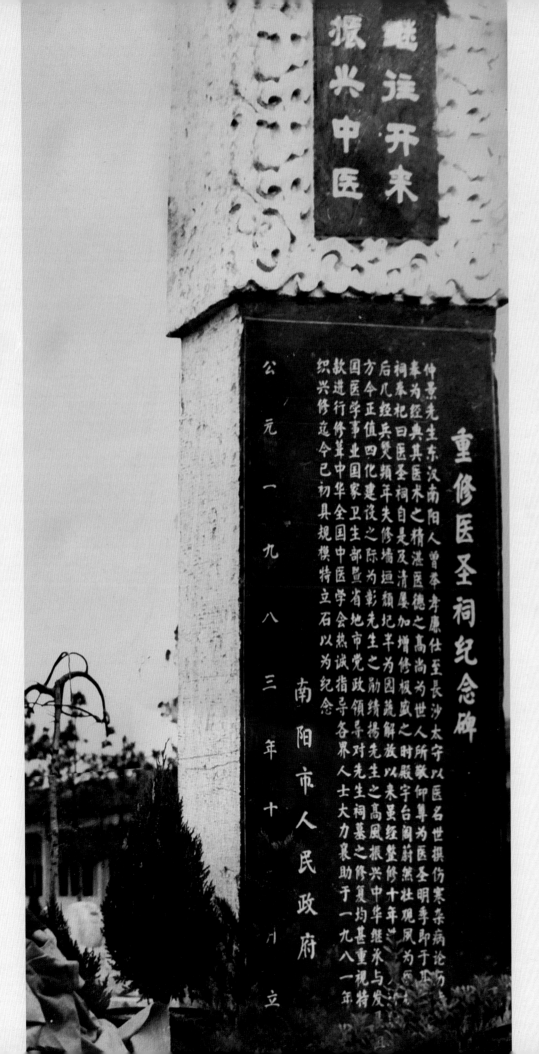

重修医圣祠纪念碑

仲景先生，东汉南阳人。曾举孝廉，仕至长沙太守，以医名世，撰《伤寒杂病论》，历代医家奉为经典。其医术之精湛，医德之高尚，为世人所敬仰，尊为医圣。明季即于其墓地建祠奉祀，曰医圣祠。自是及清，屡加增修，极盛之时，殿宇台阁，蔚然壮观，凤为医林圣地。后几经兵燹，频年失修，墙垣颓圮，半为园蔬。解放以来，虽经整修，十年之中曾遭毁弃。方今正值四化建设之际，为彰先生之勋绩，扬先生之高风，振兴中华，继承与发展祖国医学事业，国家卫生部暨省地市党政领导对先生祠墓之修复均甚重视，特拨专款进行修葺。中华全国中医学会热诚指导，各界人士大力襄助，于一九八一年春组织兴修，迄今已初具规模，特立石以为纪念。

南阳市人民政府
公元一九八三年十一月立

碑背：
计开
一、九级石阶十丈
二、仿汉子母阙一对
三、大门一座附东西陪房各三间
四、张仲景传石屏一座
五、东长廊三十间附角亭一座
六、双层碑亭一座
七、山门一座附两侧花墙及月门
八、医圣井一眼
九、石刻张仲景组画五十四幅
十、石刻历代名医像一百一十二幅
十一、墓前石灯两盏
十二、泥塑张仲景半身像一尊

所用照片为1983年石碑揭碑时拍摄

123

医圣祠六角碑亭，矗立六块石碑，面南向刻毛泽东对中医的题词，右侧是周恩来对中医的题词，西北向是第四届、第五届全国人大常委会副委员长谭震林为医圣祠题写的碑刻，朝向医圣祠山门的北向，是中华人民共和国成立后第一任卫生部部长李德全为张仲景纪念馆建馆题写的献词碑刻。

张仲景纪念馆题词并序碑

一千七百余年前，医学大家张仲景撰用素问九卷，总结临症学，弥补祖国医学外经亡佚之缺憾，厥功甚伟。适南阳市重修张仲景纪念馆，爰题数语，以志不忘。

东汉医哲，崛起南阳，勤求博采，祖述岐黄。
辨证论治，六经八纲，树立楷模，临症精详，
承先启后，源远流长。西学东渐，其道不昌，
虽有志士，莫由表彰。中医政策，唯物史观，
继承发扬，绝学复传。建国十年，气象万千，
辉煌成就，灿烂河山，党的领导，舜日尧天。
重修馆宇，略述渊源，纪念先哲，鼓励后贤。
医学宝库，努力钻研，创新学脉，肇其开端。

中华人民共和国卫生部部长李德全题
一九五九年九月二十六日

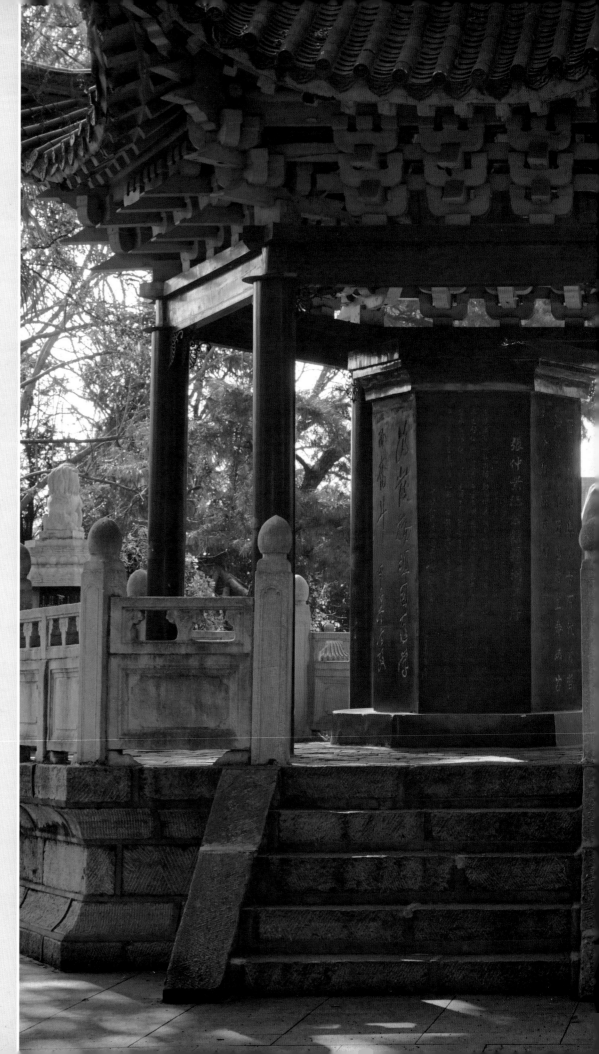

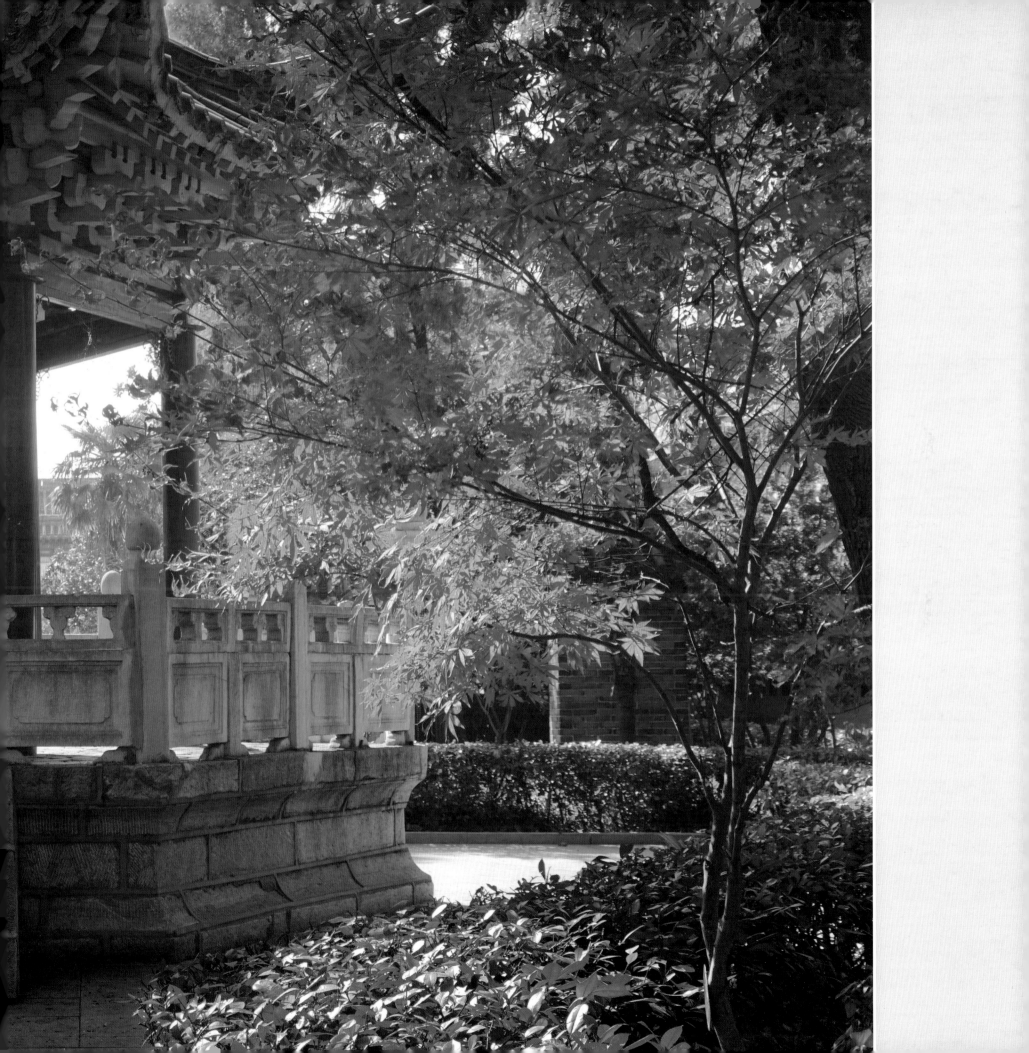

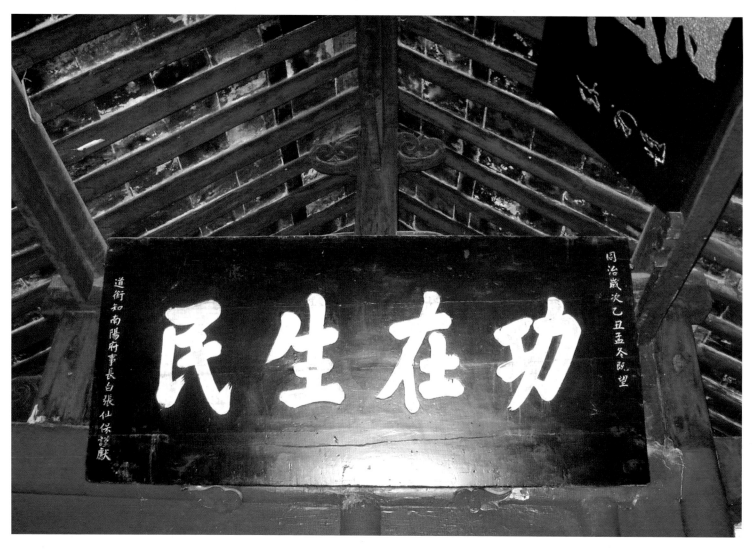

医圣祠大殿高悬的"功在生民"匾额。

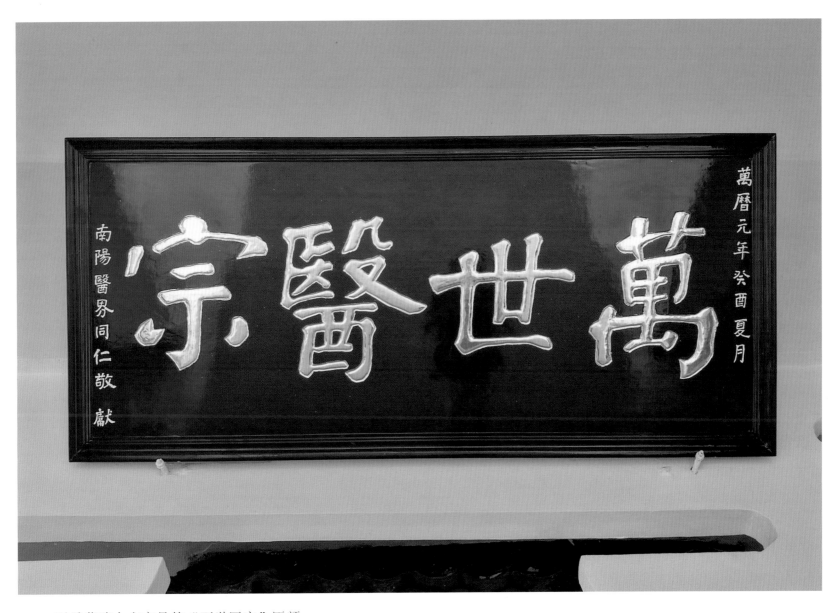

医圣墓碑上方高悬的"万世医宗"匾额。

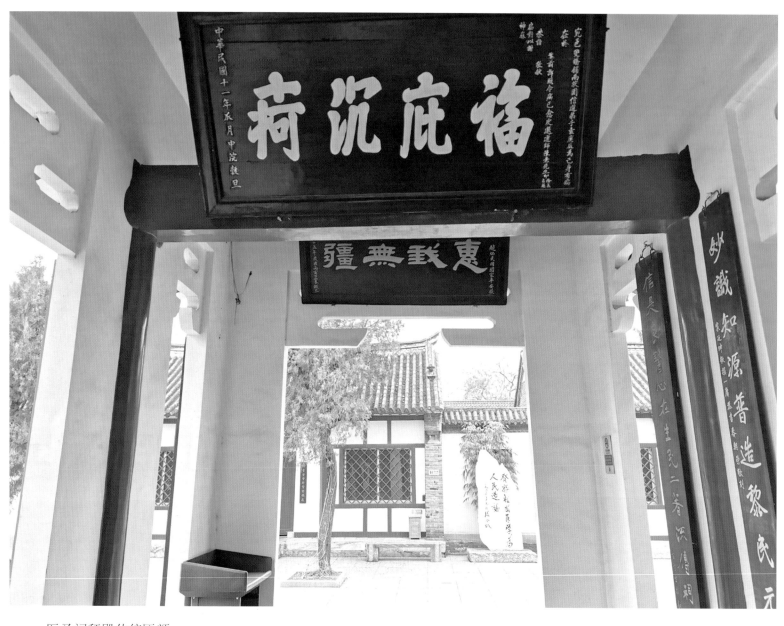

医圣祠拜殿传统匾额。

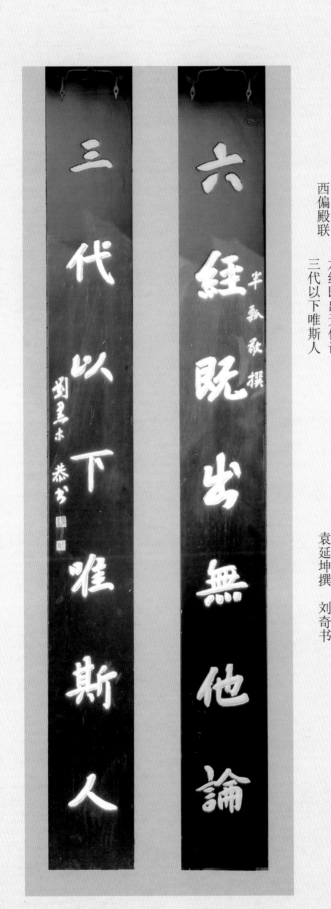

西偏殿联

六经既出无他论
三代以下唯斯人

袁延坤撰　刘奇书

拜殿联

上工济民下工问病皆关百姓生死
圣人明道常人敬法同体天地经纶

张兼维撰　陈默书

137

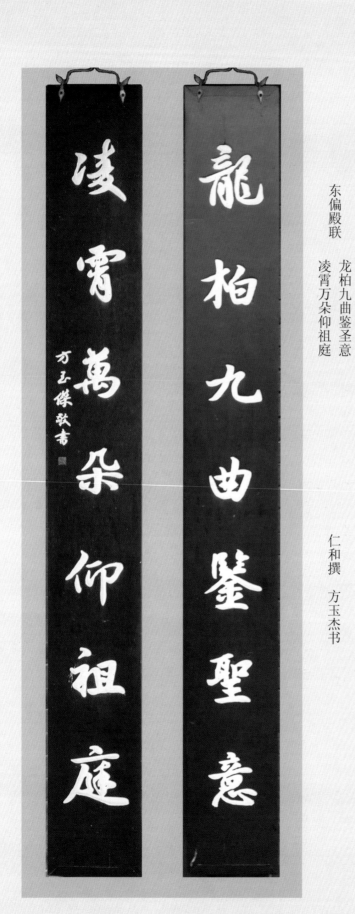

凌霄万朵仰祖庭　方玉杰敬书

龙柏九曲鉴圣意

东偏殿联

龙柏九曲鉴圣意
凌霄万朵仰祖庭

仁和撰　方玉杰书

救民瘼济苍生正是大醫本心　张兼维撰书

启法程立宗鉴直取天地真意

拜殿联

启法程立宗鉴直取天地真意
救民瘼济苍生正是大医本心

张兼维撰书

138

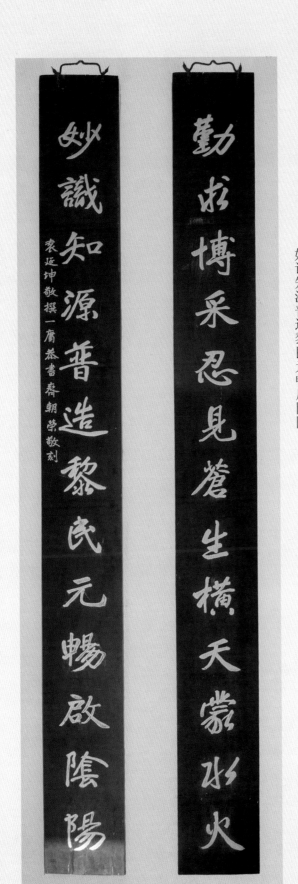

拜殿联

妙识知源普造黎民元畅启阴阳
勤求博采忍见苍生横天蒙水火

袁延坤撰　齐朝荣刻

拜殿联

诚为循吏魂系桑梓一官归去庭院草树丰茂
信是良医心在生民二著流传祠堂俎豆馨香

顾清波撰　史焕泉书

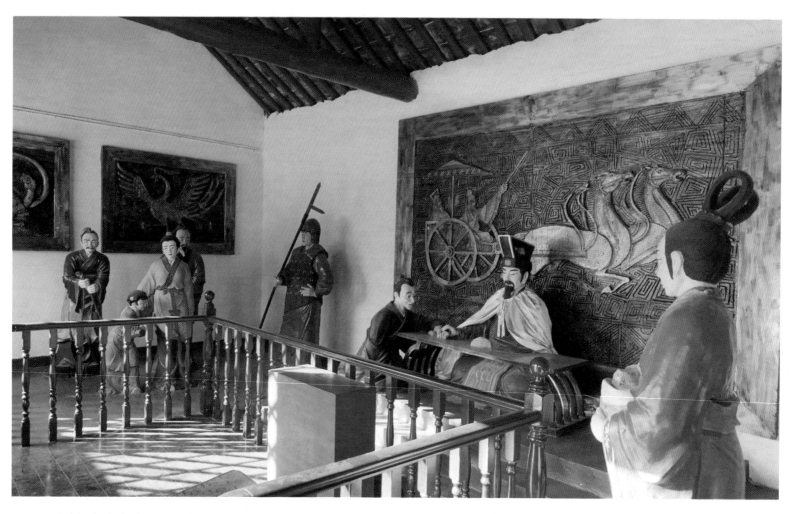

医圣祠行方斋中，以当年张仲景在长沙太守任上利用初一、十五为百姓看病的故事为素材做成的塑像群，再现了仲景"坐堂行医"的场景。

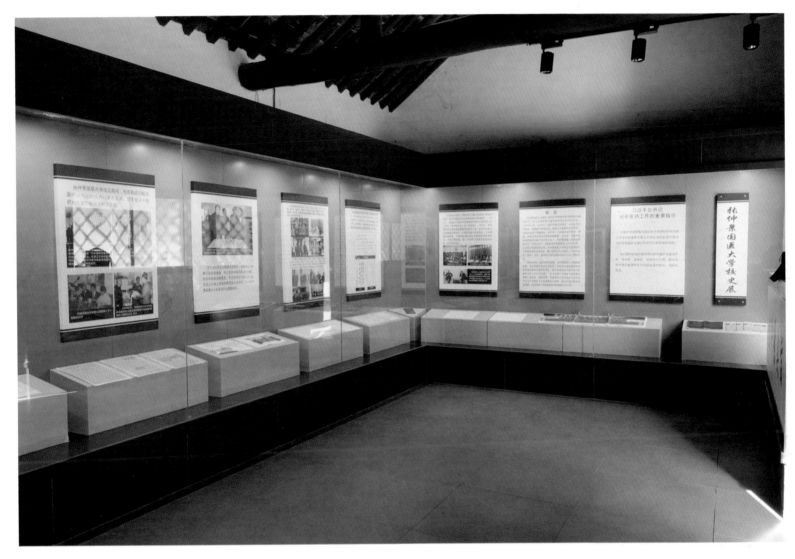

医圣祠弘圣斋举办的"张仲景国医大学校史展"。

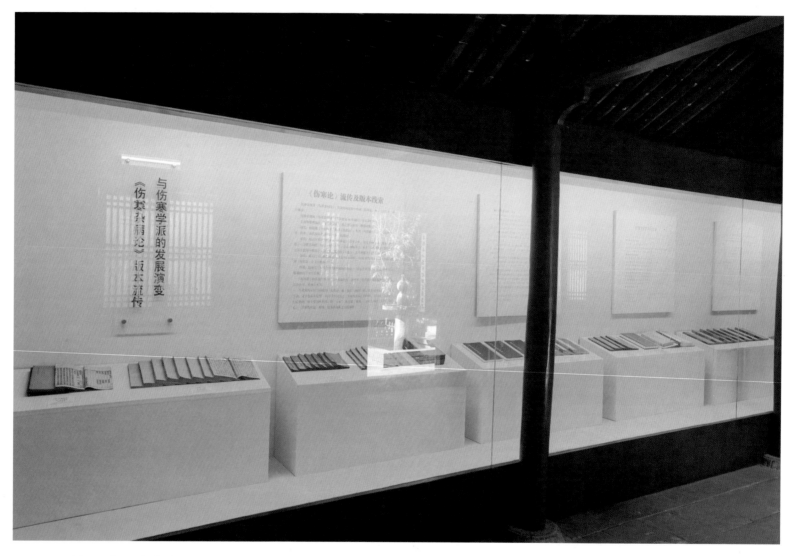

医圣祠西偏殿举办的"《伤寒杂病论》版本流传与伤寒学派的发展演变"展览。

医圣祠伤寒学派展
讲解：程静思

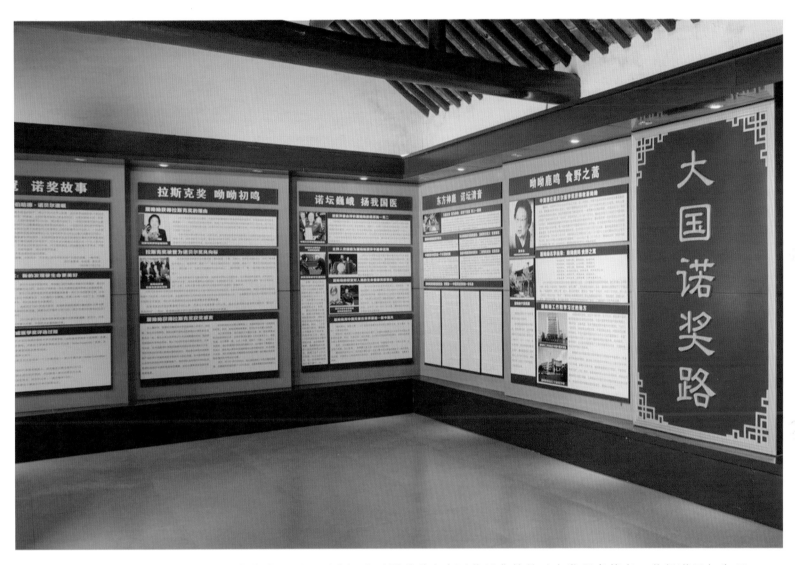

医圣祠在广济馆举办了"大国诺奖路"展。展览阐述了屠呦呦在中医药经典的基础上发现青蒿素，获得诺贝尔生理学或医学奖的全过程。

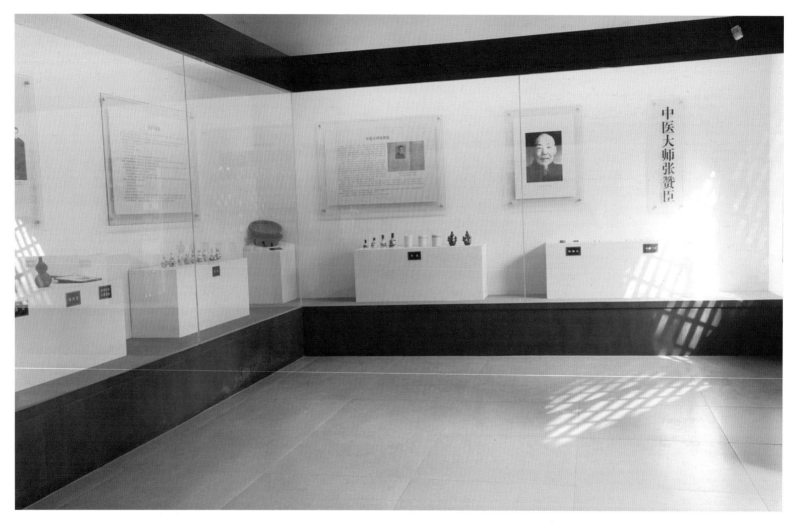

医圣祠智圆斋举办的"中医大师张赞臣"展,展出了上海中医学院教授、医圣祠名誉馆长张赞臣捐献给医圣祠的医籍文献及医用文物。展览对1929年发生的"废止中医案"做了详细的介绍,讲述了张赞臣随其老师一道赴南京与南京国民政府中反中医的势力进行顽强斗争并最终取得胜利的这一中医重大事件的全过程。

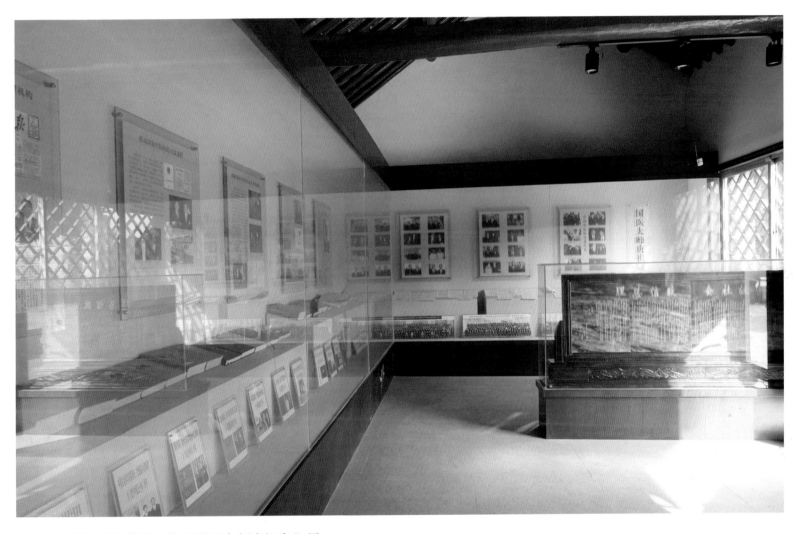

医圣祠弘圣斋举办的"国医大师唐祖宣"展。

中医祖庭

南阳医圣祠

　　南阳医圣祠，是我国东汉伟大医学家、医圣张仲景的墓及祠纪念地，全国重点文物保护单位。

　　张仲景撰著的《伤寒杂病论》，是人类医药史上第一部理法方药完备的医学典籍，创建了中医学"辨证论治"的核心理论，奠立了中医学临床体系的基础，被后世尊为"众方之祖"，张仲景被后世尊为"医圣"，民间尊奉张仲景为医药之神、健康之神。

　　医圣祠的核心景观是医圣张仲景墓。医圣大殿供奉有张仲景塑像，十大名医塑像列于祠内，祠内有两座碑廊，东廊刻制张仲景组画，和历代大医家以及当代中医大师、文化大师对张仲景的评赞，西廊镌刻了中国医药史上的113位名医画像，是国内最大的历代名医画像碑廊。

　　东汉时期，张仲景曾任长沙太守，当时大疫流行，民不聊生，每月的初一、十五，张仲景在衙门大堂上为百姓看病。为了纪念张仲景，每逢农历的初一、十五，百姓们纷纷到仲景墓前焚香祈祷，朝拜医圣。相传正月十八是张仲景的诞辰日，清代至民国时期，逢仲景诞辰和三月三，医圣祠都有盛大的庙会。至今每年仍举行隆重的民俗祭祀活动，万人凭吊，香火盛大，百姓们在医圣墓前寄托着国泰民安、平安健康的殷殷愿心。

　　从2002年开始，在南阳连续举办了九届"张仲景医药节"，国家中医药界的领导及国内外的医学大家云集南阳。在医圣祠隆重祭拜张仲景，是张仲景医药节的核心内容。

　　医圣祠作为"中医祖庭"，是万众祭拜敬仰医圣张仲景的圣地，作为"全国中医药宣传文化教育基地"，医圣祠又是集仲景文物保护、中医文献收藏、文博陈列展览为一体的人文胜地。

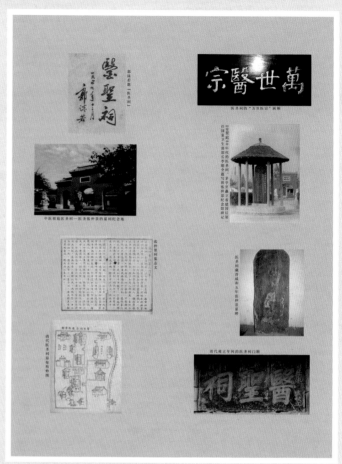

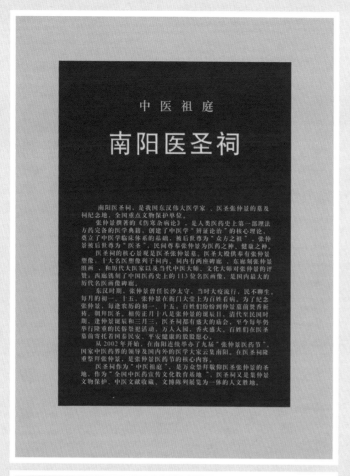

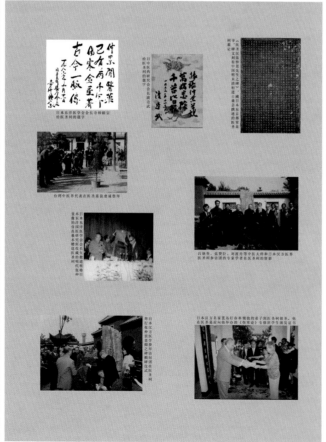

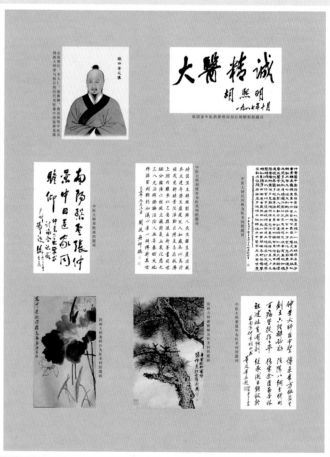

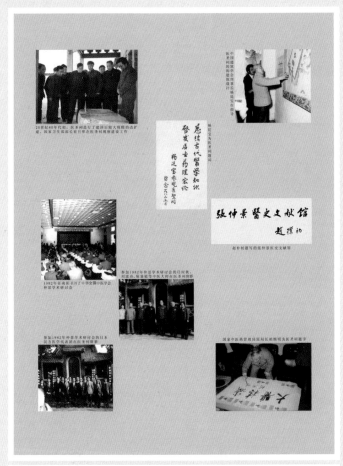

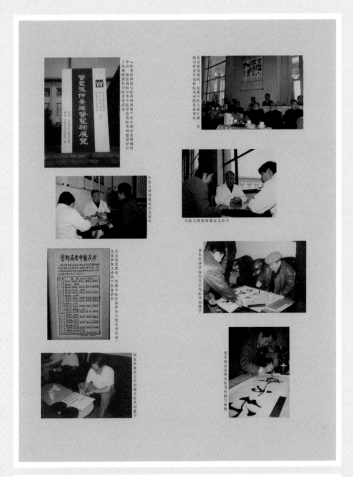

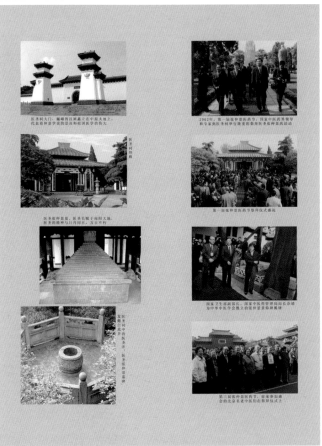

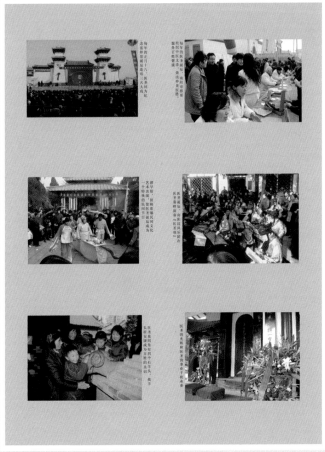

南阳中医药发展十年成就展

南阳中医药发展十年

成就展

南阳中医药发展十年成就展

前　言

"张仲景医药创新工程"，是南阳人在中医药事业发展中，探索出的"南阳模式"，连续举办十届的张仲景医药节，吸引了世界对南阳中医药事业发展关注的目光。

医、保、教、产、研、文六个大字，凝聚着国家科技部、国家中医药管理局、河南省人民政府的支持和期待；凝聚着南阳市委、市政府的决心和信心；凝聚着南阳人的历史使命和时代责任。这个展览展示的，是南阳人在中医药领域的所思所想、所作所为。面对国家中医药事业的振兴，这个展览又代表着一个崭新的起点。

这十年，南阳已从一个传统意义的中医文化圣地，建成为一个综合发展全面进步的中医药基地，她正朝向中医药王国的远大目标，大踏步地迈进。

仲景精神，是南阳中医药事业的前进动力。南阳中医药发展的十年，是仲景精神的具体体现。南阳人肩上的仲景事业，将会成为南阳对未来中国乃至世界的最可称道的贡献。

南阳中医药发展十年成就展

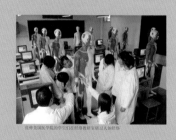

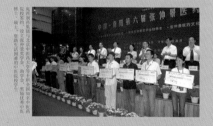

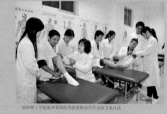

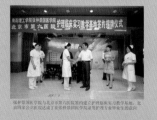

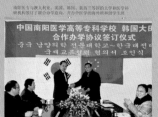

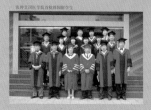

南阳中医药发展十年成就展

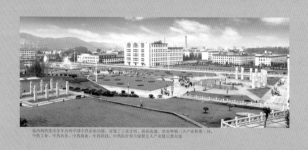

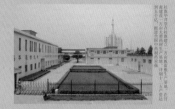

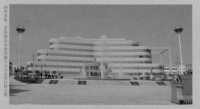

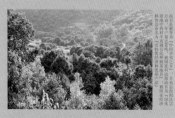

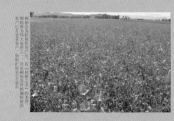

南阳中医药发展十年成就展

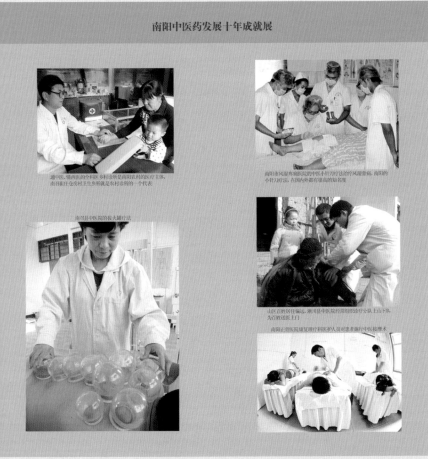

南阳中医药发展十年成就展

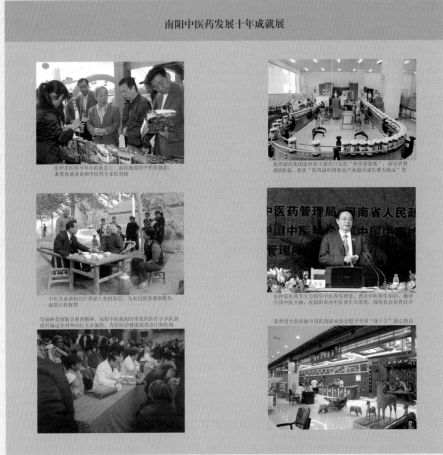

南阳中医药发展十年成就展

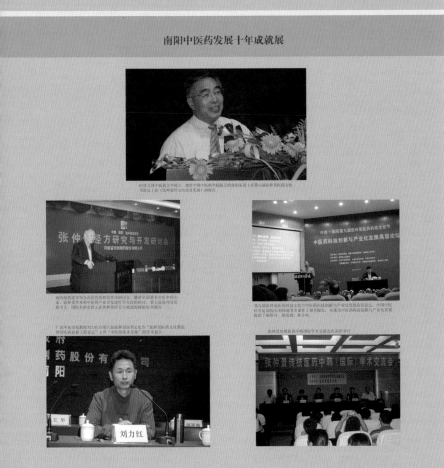

南阳中医药发展十年成就展

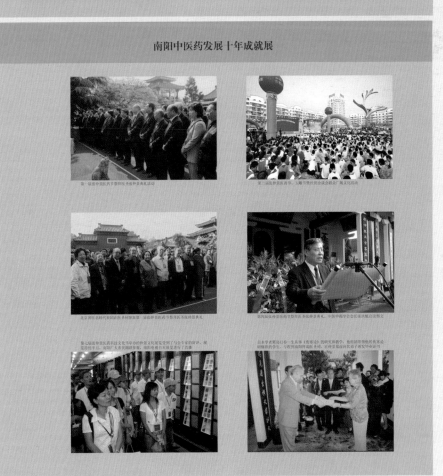

张仲景医药节回顾展

前 言

张仲景是南阳的伟大代表，是祖国医学的伟大代表，是中华文明的伟大代表。仲景学说对中华民族的繁衍生息、健康发展发挥了重要的保障作用。

医圣张仲景生于南阳，归于南阳，医圣祠是中医祖庭，南阳是中医的文化圣地。2002年以来，国家在南阳连续举办"张仲景医药节"，对于弘扬仲景精神，研究仲景学说，发扬光大仲景文化，推动中医药事业的进步发展，产生了巨大的促进作用。

张仲景医药节，凝聚着国家科技部、国家中医药管理局、河南省人民政府的支持和期待，凝聚着南阳市委市政府的决心和信心，凝聚着南阳人的历史使命和时代责任，凝聚着当代中医各界对医圣张仲景的无限崇敬，和对中医事业、中药产业发展进步的信心和决心。

《张仲景医药节回顾展》，让我们见证了仲景文化和中医文化，在南阳已经升华成为感动中国、感动世界的文化价值和文化力量。张仲景医药节的十年，是南阳中医药事业全面发展的十年，是中医药大踏步地走向世界、走向辉煌的十年。南阳人肩上的仲景事业，将会成为南阳对未来的中国乃至世界的最可称道的贡献。

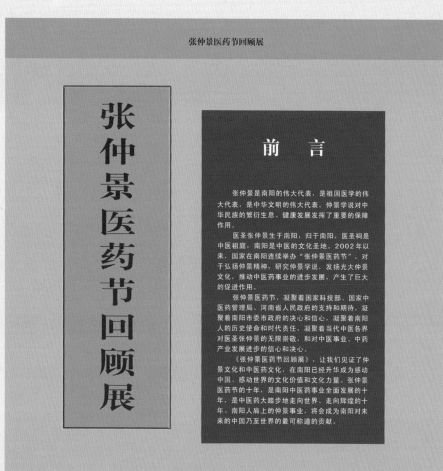

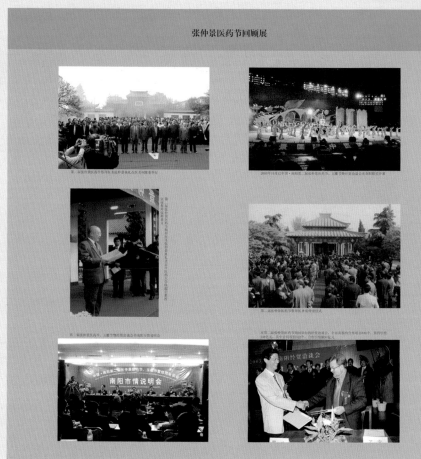

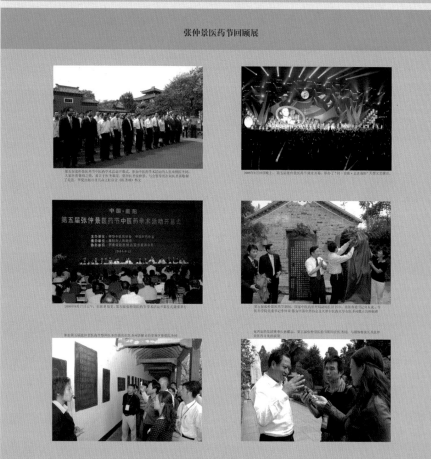

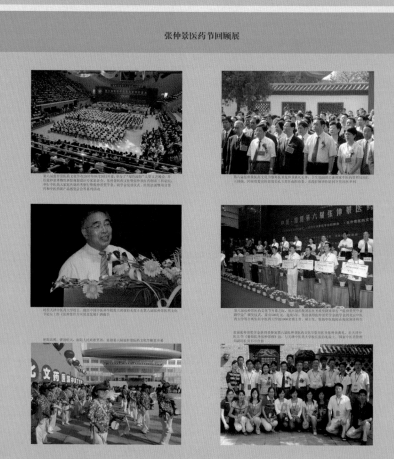

150

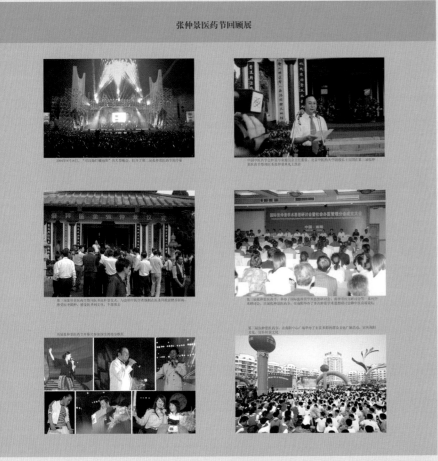

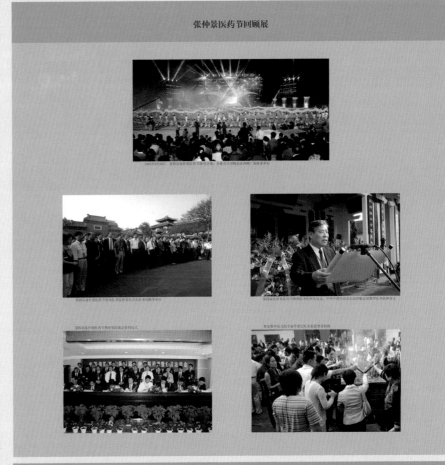

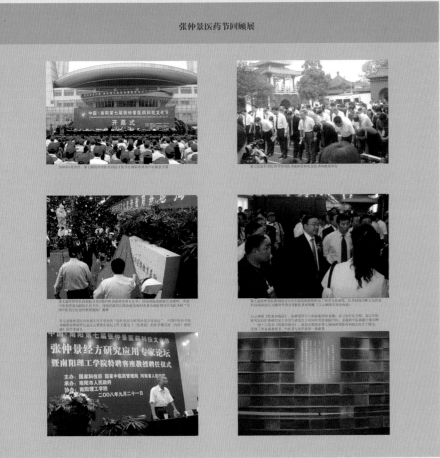

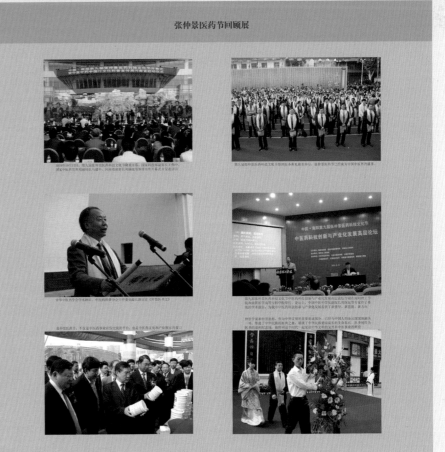

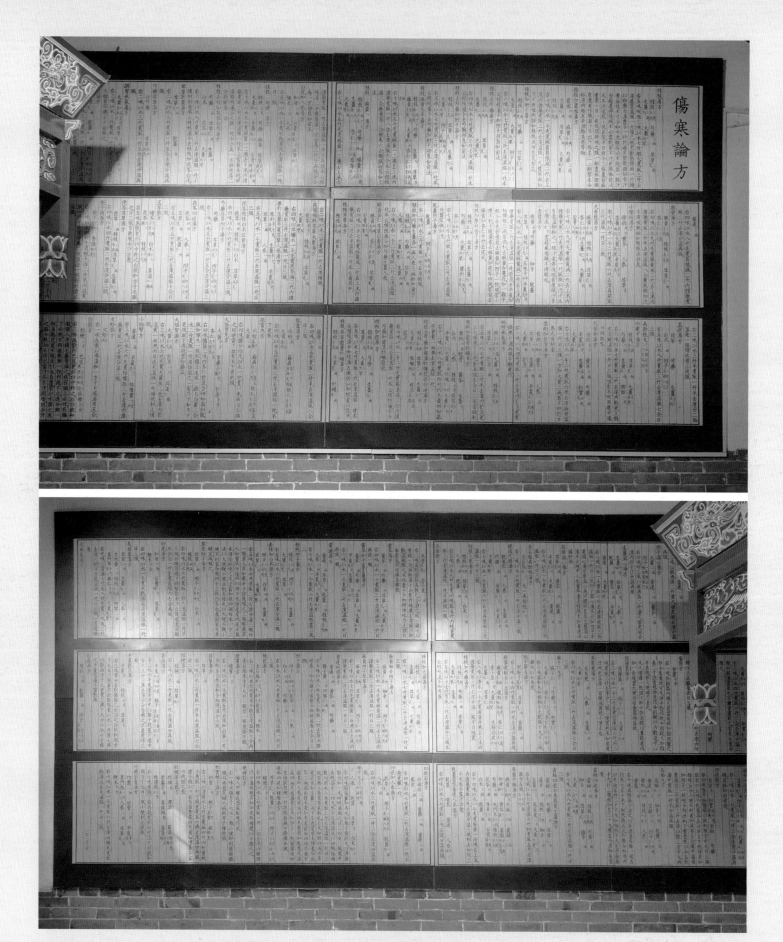

医圣祠大殿东西山墙上，悬挂着扫描自《伤寒论》古代版本制作而成的《伤寒论方》。伤寒论方，又称为仲景经方。

凌霄与龙柏
讲解：寇乃月

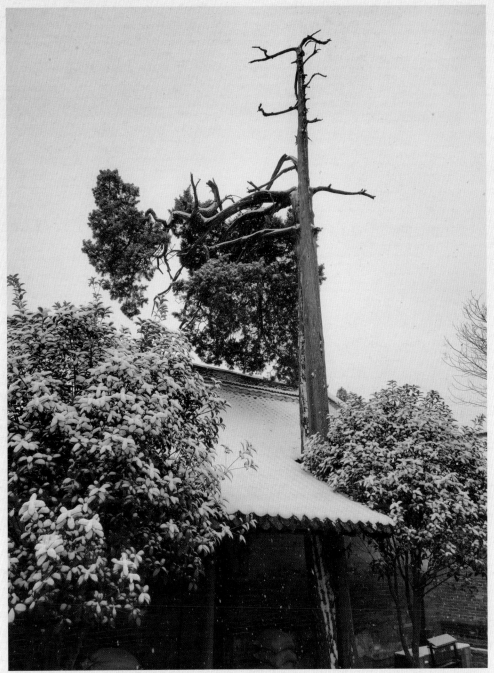

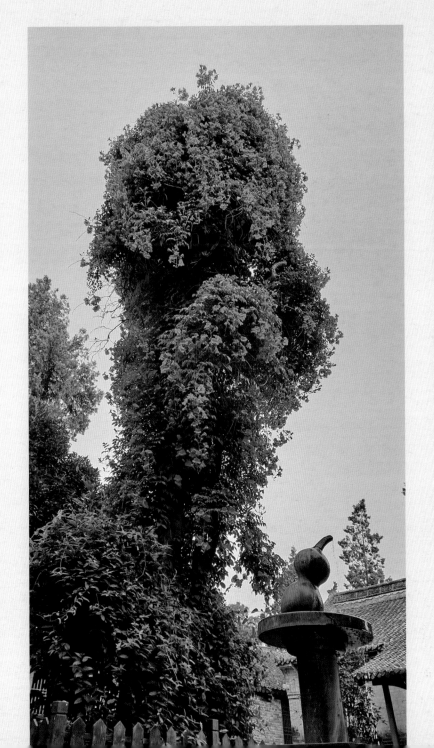

医圣祠的四合院里，有一株千年古柏，因曾遭受兵燹之祸，树的大半边枯成舍利干，小半边依然生命旺盛。顶部枯枝部分，像九个翱翔天穹的龙首，南向翠枝护着过殿脊檐，百姓呼作"九龙古柏"，象征着穿越五千年历史的祖国医学，傲然屹立在中华文明的沃土上。

医圣祠大殿前，有一株400多年"树龄"的凌霄花，与九龙古柏相对而立，有龙凤呈祥之气象。每值初夏，火红绽放的凌霄花，姿态像一只展翅欲飞的凤凰，象征着走向辉煌的仲景事业。

153

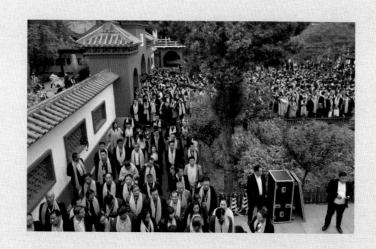

　　仲景事业，是中华民族的一项伟大的事业。

　　历代中医名家，对张仲景推崇备至。华佗赞《伤寒杂病论》曰："此真活人书也。"南北朝大医陶弘景赞曰："惟张机（仲景）一部，最为众方之祖。"唐代大医孙思邈赞曰："至于仲景特有神功，寻思旨趣，莫测其致，所以医人，未能赞仰。"金代大医成无己赞曰："惟仲景之方，最为众方之祖，是以仲景本伊尹之法，伊尹本神农之经，医帙之中，特为枢要，参今法古，不越毫末，乃大圣之作也。"金元大医朱丹溪赞曰："仲景诸方，实万世医门之规矩准绳也。"元代思想家许衡道："尝谓医方有仲景，犹儒书有六经也。"明代医家方中行道："昔人论医，谓前乎仲景有法无方，后乎仲景有方无法，方法具备，惟仲景此书。然则此书者，尽斯道体用之全，得圣人之经而时出者也。"清代大医陈修园赞曰："仲景专以方药为治，而集群圣之大成。医门之仲景，即儒门之孔子也。"

　　进入 20 世纪后，中医虽历经磨难，但研究和弘扬仲景学说，一直是中国文化发展的一大脉络。中华人民共和国成立后，中医事业取得巨大进步，仲景事业也一步步地步入辉煌。20 世纪 80 年代后，南阳高举起仲景品牌的大旗。国家中医药管理局、中华中医药学会、国家各部委、全国各大中医院校等中医药机构、事业以及产业单位，对南阳的仲景品牌，对南阳中医药事业的发展，持之以恒地关心、支持、托举。南阳连续举办了十五届张仲景医药文化节，举办了九届仲景论坛，创建了培养大国医的仲景书院。40 年来，南阳一直在进行着中医药事业如何走向当代、走向世界的探索和实践。

　　中医的复兴，不只是中医诊疗技术的改良，不只是中西医学科的结合，它必然是在坚持以仲景精神为核心的基础上，所展开的"医、保、教、产、研、文"六位一体的全面深化的整体发展。当代中医药学的进步发展，当代中医药的"南阳模式"的实践，也成就了"中医祖庭"这个享誉全国的黄金品牌。传承仲景学说，弘扬仲景精神，光大仲景事业，是南阳人的光荣使命，也是当代中医界的光荣使命。南阳人肩上的仲景事业，是南阳对当代中国的最可称道的贡献。

传承圣业

中 医 祖 庭

传 承 圣 业

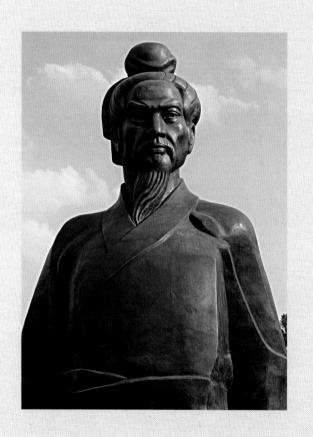

医圣张仲景青铜铸像

设计、雕塑原作：谢翔

青铜原作翻铸：洛铜集团金像艺术制品有限公司

仲景宛西制药股份有限公司捐铸

男女声对唱《医圣之光耀千秋》

演唱：武鹏　朱晓静

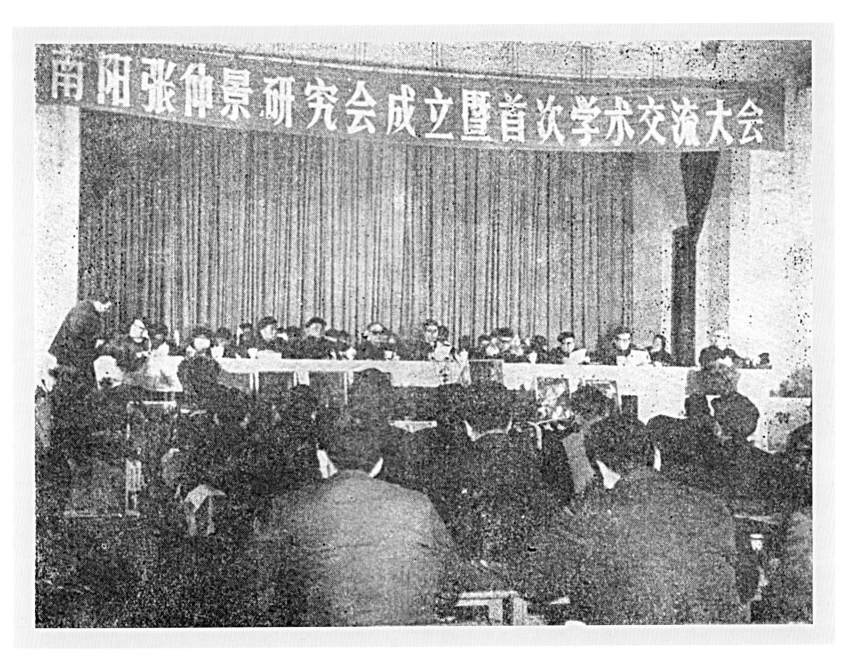

1981年春，南阳地、市成立了专班，开始医圣祠的建设工作。1981年12月12日，南阳张仲景研究会成立，南阳正式启动仲景品牌的建设。国家卫生部主管中医的领导和全国中医大师们，对医圣张仲景的崇敬和对医圣祠的厚爱，使国家卫生部与河南省政府在资金和项目上全力支持医圣祠的建设，并决定在南阳举办首届"中华全国中医学会仲景学说学术讨论会"。张仲景研究会对医圣祠的发展进步，起到了重要的托举支撑作用。

1982年10月，"中华全国中医学会仲景学说学术讨论会"在南阳隆重开幕，南阳张仲景研究会第二届年会同时举行。"中华全国中医学会仲景学说学术讨论会"的举办，让南阳仲景品牌，在开始举起大旗的时候，就站在了全国的起跑线上。南阳张仲景研究会第二届年会，时任国家卫生部中医司司长的吕炳奎，中医泰斗刘渡舟、任应秋、董建华、何任、耿鉴庭，河南的中医名家赵清理、张磊参加了年会。

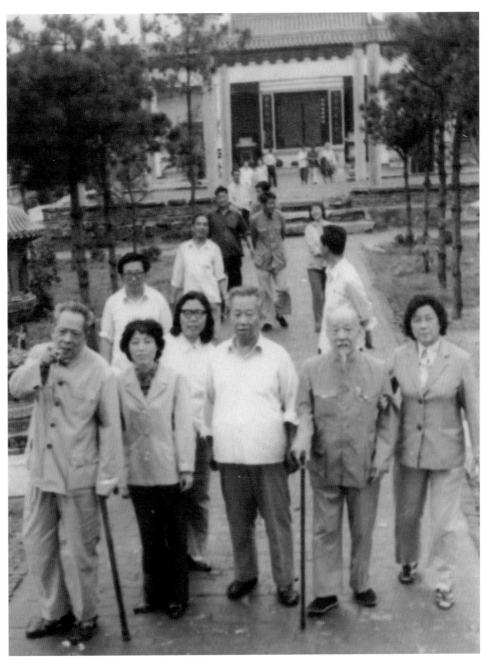

1982年初秋，上海中医学院教授张赞臣、国家卫生部中医司司长吕炳奎、北京中医学院教授刘渡舟三位中医泰斗，代表中医界到医圣祠考察医圣祠建设进度。对医圣祠文化作出重要贡献的上海中医学院教授王慧芳，陪同张赞臣先生到访。

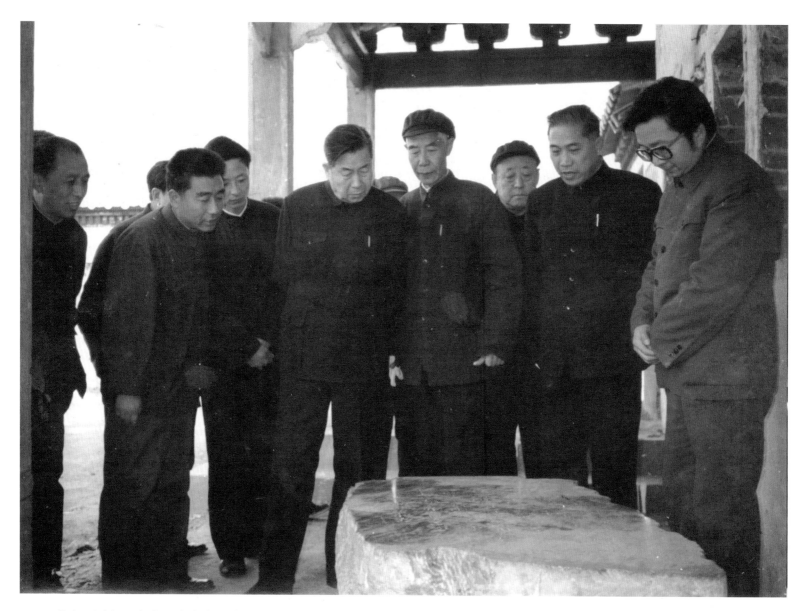

修复医圣祠，在南阳举办中华全国中医学会仲景学说学术讨论会，是改革开放后中国中医的重大学术活动。国家卫生部领导为了能够确保这次盛会在仲景故里南阳顺利举行，拨专款重修医圣祠。图为当时的国家卫生部部长崔月犁到南阳视察医圣祠的建设工作的场景。

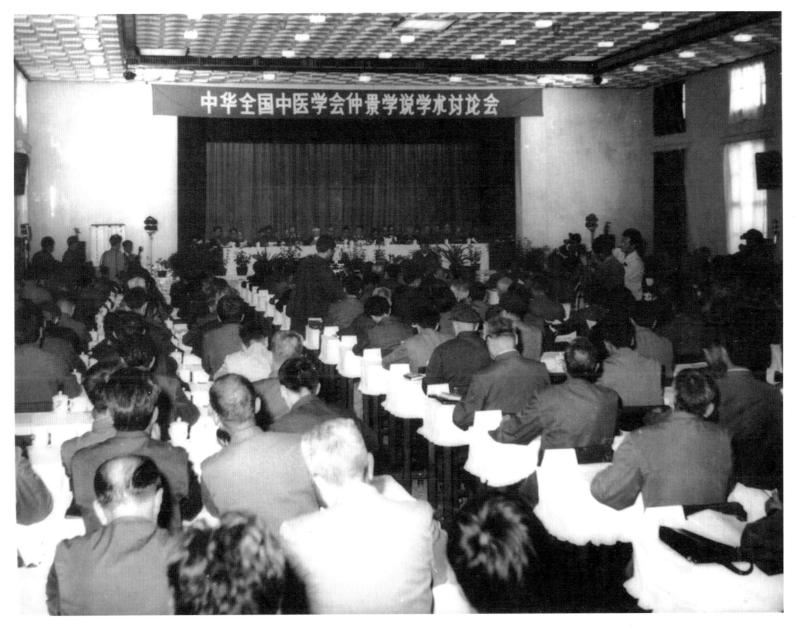

1980年在昆明召开的"中医理论整理研究会"上，任应秋、刘渡舟、何任、裘沛然、袁家玑、米伯让等十位中医大师发起，倡议举办"中华全国中医学会仲景学说学术讨论会"，促成了国家卫生部、河南省和南阳市共同支持建设医圣祠项目的开展。1982年10月，首届中华全国中医学会仲景学说学术讨论会在医圣故里南阳隆重召开。仲景品牌建设开始从南阳向全国以及海外迅速推广。

追表先哲 鼓励后学 振兴中医 振兴中国

中华全国中医学会副会长
北京中医学院教授　任应秋

（根据讲话录音整理，未经本人审阅）

各位同志：

我代表中华全国中医学会、北京中医学院，向大会致以热烈祝贺！

南阳张仲景研究会成立具有深远的意义。这是因为南阳是我们中医学界的圣地，一千七百多年来，张仲景先生受到医学界和全国人民的尊敬。今天，我们崇拜张仲景，是为了更好地学习、继承祖国医学遗产，使之发扬光大。我想就以下三个方面谈谈我们的体会，错误之处，请大家批评指正。

第一：仲景的品德是十分崇高的。东汉末年他官居太守，但为解除人民的疾苦弃官从医，四处奔走。这种品德，是非常高尚的，我们今天同样需要这种品德，他研究医学并不是一时的成全问题，而是为救危厄和切实发展中国医学继往开来，勤求博学，立志著述，使中华医学达到相当高的水平。他对于当时那些不学无术的庸医，曾提出过严厉的批评。他提倡困而学之的发愤精神。科学家不可能生而知之，越困难，越要攀登。

中医学之所以维持二千多年到今天，还能够给我们造福，而且在世界上享有盛誉，这是仲景困而学之的精神取得的成就，是理论结合实践的成就。是临床上掌握了辨证论治这个武器。我可以预言，千百年以后，它还要指导医疗实践，指导医学研究。前年举行一个会，纪念爱因斯坦创立"相对论"一百周年。"相对论"为科学界广泛运用，所以世界上开大会纪念他。我又想，张仲景创立辨证论治已一千七百多年，难道不值得我们骄傲吗？难道不值得我们很好纪念吗？张仲景的辨证论治有丰富的科学性，值得大家考虑，辨证论治基本上具有相对论情神，三阴三阳辨证这不是相对论吗？临床上仲景一般都是具有相对思想。如同是太阳病有桂枝汤证的表虚证，麻黄汤证的表实证。同是一经病，有经证、有腑证。同样的攻下方法，有大承气汤证，有小承气汤证，同样的和剂，有大柴胡汤，有小柴胡汤。仲景的相对思想丰富极了。我们医学界没有把仲景的相对思想提高到爱因斯坦的相对论高度来评价。阴阳学说不是仲景发明，远在内经上就有了。而三阴三阳理论结合临床实践要归功于仲景吧！三阴三阳理论已经在素问上就有了，但是素问相对论精神没有仲景丰富和明确。因为热论三阴三阳只有表里关系，没有寒热虚实。所以一千多年至今仲景受到后人的尊敬不是偶然的。南阳之所以成为中医学界的圣地，还是根据这一点来的。所以我们今天成立张仲景研究会的意义不是一般的意义

—18—

在中华全国中医学会的支持托举下，南阳成立了涵盖全国中医大师、中医名家的张仲景研究会，这是南阳打响仲景品牌的最初架构。因为南阳有张仲景，有医圣祠，让全国中医界第一次高规格、大规模的学术会落地到了南阳。图为1981年12月12日中华全国中医学会副会长任应秋在大会开幕式上的讲话内容。

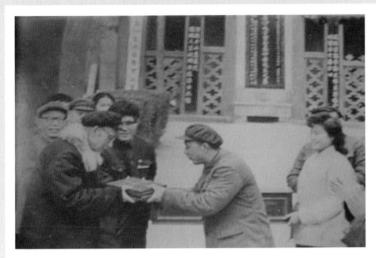
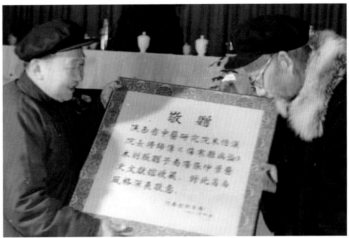
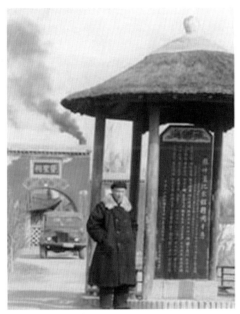
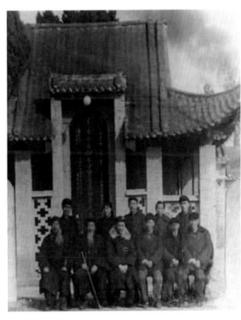
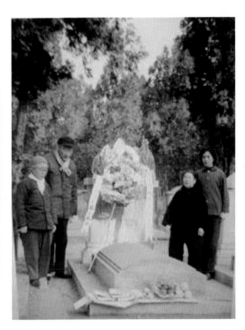

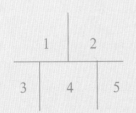

1	2
3	4	5

1. 1981 年 12 月，米伯让先生（前排左 1）谨遵师嘱，将白云阁本《伤寒杂病论》木刻版捐赠给南阳医圣祠。

2. 河南省卫生厅敬赠米伯让先生牌匾以示珍重纪念。《人民日报》《健康报》和《河南日报》等媒体予以报道。由南阳返陕西途中，米伯让感慨万千，提笔写下了《再谒医圣张仲景祠墓有感》："含泪依依别南阳，忆及当年独自往。严寒风雪路多障，未能阻我诚满腔。何时能偿吾师愿？重任在身时未忘。历经曲折十二稿，终于亲自送南阳……更望吾人再接厉，继志寿民万世昌。"

3. 1964 年，米伯让先生为了弘扬张仲景学术思想，重修南阳医圣祠，再次拜谒了医圣祠，并进行考察。

4. 米伯让先生（前排左 3）在南阳医圣祠与当地名老中医合影。

5. 1981 年 12 月，米伯让先生（左 2）专程赴北京八宝山公墓，告慰黄竹斋先师已完成恩师遗愿，并赋诗《哭先师黄竹斋先生》。

163

中华全国中医学会仲景学说讨论会

论文汇编

中华全国中医学会

一九八二年十月

中华全国中医学会仲景学说
学术讨论会开幕词

中华全国中医学会副会长兼秘书长　吕炳奎

各位代表、同志们、朋友们：

中华全国中医学会仲景学说学术讨论会，经过一年多的筹备，今天正式开幕了。我代表中华全国中医学会和仲景学说学术讨论会筹委会，对大会的胜利召开，表示衷心地祝贺！出席这次会议的，有来自全国各地的代表一百六十名，以矢数道明先生为名誉团长、以寺师睦宗先生为团长的日本东洋医学会和医师东洋医学研究会代表团，也参加了这次大会。我代表中华全国中医学会对全体与会代表，和来自一衣带水友好邻帮的日本朋友，表示热烈地欢迎！在这个会的筹备过程中，我们得到全国科协和卫生部领导同志的关怀和支持，仲景学说学术讨论会筹委会做了大量的准备工作，河南省委和省人民政府卫生厅、南阳地区和南阳市党政领导，都给予了大力的关怀和帮助。借此机会，谨向各级领导和为这次大会付出辛勤劳动的同志们以衷心地感谢！

同志们，朋友们，几千年的医疗实践，以雄辩的事实证明，中国医药学是一个伟大的宝库，它不仅为中华民族的繁荣昌盛立下了不朽的功勋，也为整个东方医学的发展作出了杰出的贡献。继承、发掘、研究中医药学这一伟大宝库的工作，受到越来越多的国家和地区的高度重视。张仲景以"勤求古训，博采众方"理论和实践相结合的治学精神，集千古之大成，撰写了《伤寒杂病论》，开创了中国临床医学的先河。仲景学说历经一千多年传诵，至今仍有旺盛的生命力。《伤寒杂病论》被历代医家奉为"经典"，张仲景本人被我国人民尊为"医圣"。我们研究仲景学说，不仅要学习和研究他的医学理论和治疗技术，还要学习和发扬仲景的治学精神和高尚医德。

仲景学说学术讨论会是在"中医、西医、中西医结合三支力量都要发展，长期并存"的正确方针指导下筹备召开的，这次会议对贯彻落实"衡阳会议"精神，对深入研究仲景学说以及对继承、发扬祖国医药学、振兴中医事业必将起到很大的促进作用，产生深远地影响。我深信，在党的十二大精神鼓舞下，通过与会代表的共同努力，大会一定会达到预期的目的。

祝大会圆满成功！

祝代表们和来宾们的身体健康，精神愉快！

《伤寒论》脉证的再探讨

北京中医学院　任应秋

内容提要

平脉辨证，是《伤寒论》辨证论治的主要思想方法。全论三百九十八条，其中脉证并举的，基本上有一百三十五条（它如脉暴出、脉不还、脉不负等无具体脉象的除外），共叙述了五十八种脉象，分见一百零四证候，计：浮脉七，浮紧脉四，浮缓、浮大脉各二，浮数脉三，浮弱、浮细、浮动数、浮滑、浮迟、浮虚、浮芤、浮涩、浮虚涩脉各一。沉脉一，沉紧、沉迟各三，沉微、沉结、沉滑、沉弦、沉实脉各一。迟脉五，数急脉一。数脉五，数急脉一。虚脉一。实脉二。细脉、细数脉各二，细沉数脉一。微脉一，微缓、微弱、微数、微沉、微涩、微细、微沉迟、微浮、微弱数脉各一。洪大脉一。弦脉三，弦细、弦迟、弦浮大各一。短脉一。弱脉四，弱涩脉一。紧脉四。缓脉一。促脉三。滑脉、滑疾、滑数脉各一。小脉一。涩脉三。结代脉一。经本文分析，不同的证候，既可见到不同的脉象，亦可以见到相同的脉象；相同的证候，也还有不同的脉象表现。这同与不同之点，是疾病变化的根本所在。因此，临床辨证，必须要深刻地认清脉象与病症的关系，才能较确切地分辨出反映疾病特点的证候来。要之，大论的平脉辨证，既从证以辨脉，亦因脉而析证，证因脉明，脉以证著，从而确定证候，而为立法论治的根据。仲景这一发明，是非常伟大的，我们有责任努力进行发掘、整理、研究、提高，使中医学这一特点不断发扬光大，更好地为人类服务，为社会主义祖国四化建设服务。

平脉辨证，是《伤寒论》辨证论治的主要方法，所以仲景在自序中便开门见山地说："并平脉辨证，为《伤寒杂病论》合十六卷"，还于大论之首，列《辨脉》《平……

《伤寒论》的气化学说

北京中医学院　刘渡舟

内容提要

《伤寒论》标本中见的气化学说，亲源于《内经》的运气学说，经清代张隐庵等人的提倡与发展，用以说明六经为病的机理和辨证的方法，从而形成了六经气化学说的独特理论。到目前为止，对气化学说的研究还不够普遍，而又往往局限于《内经》的从标本、从本、从中见的规定而不能自拔。把这泼浪的六经气化学说，反变成了机械的公式，因而影响了这一学说的正确使用。

本文在前人的基础上，认为标、本、中见三个环节是一个整体，而皆有在的意象。至于《内经》所谓从标本、从本、从中见的提法皆是相对之言，而并非绝对之义。所以，在使用时应周标本、本、中见之从本、从中见的句子。为了说明个人学术观点见复，现结合六经为病的事实，以阐明标本中的标、本、中缺一不可的问题，再把气化学说理论推向新的阶段，使它在伤寒学中更好地发挥指导作用。

研究《伤寒论》的六经辨证理论是丰富多采，美不胜收的。其中的以标本中见的理论去指导六经证治的便称之为气化学说。这个学说的代表有张隐庵、陈修园等人。气化学说源于《内经》的运气学说，经过伤寒家们的移植推衍，用以说明六经的六气标本中见之理，以反映六经的生理病理特点而指导于临床。

为此，概述这一学说时，必须先从《素问·六微旨大论》谈起。它说："少阳之上，火气治之，中见厥阴，阳明之上，燥气治之，中见太阴，太阳之上，寒气治之，中见少阴，厥阴之上，风气治之，中见少阳；少阴之上，热气治之，中见太阳；太阴之上，湿气治之，中见阳明，所谓本也，本之下，中之见也，见之下，气之标也。"由以上的阴阳六经标本理论的建立，就为伤寒学六经气化学说提供了理论上的相据。

《伤寒论》阴阳气化的学说，是古人概念自然现象认识的说理工具，由于人与天地相应的关系，自有"物生其胜、气旁其衰"的能法，故可引用六经气化指导六经标本中见的理论和规律。六经的标本中见方法是《以太阳经为例》，是太阳经系……

《伤寒论》叙例辨

广州中医学院　邓铁涛

赵立诚　邓中炎协助整理

《伤寒论·伤寒例》或称《叙例》，自明代方有执提出删削，喻嘉言等群起响应，认定伤寒例为王叔和伪托。其后注解《伤寒论》者乃多删去此《叙例》。因似和亲脉经，又把《伤寒论》之删脉、平脉篇一起删去，这种好象都已成定论。日本中西惟忠之《伤寒之研究》，自序辨》辨说也更多。究竟伤寒论序，也非科学的，今天应该以历史唯物主义为指导，重新加以研究。

一、考据《伤寒论》之沿革

自朱、金、元时代，医学开始争鸣之后，对外感热病，在理论与经验上都有所贡献，明代王安道在《伤寒立法考》论证《伤寒论》："仲景专为即病之伤寒设，不兼为不即病之伏寒设。……今人易以伤寒法治温病，亦不过借用耳，非祖家立法之本意也。"这无是一位把外感病限制为治伤寒病，而不及其他外感热病的著述，但王安道于篇末对叙例提出怀疑。

明·有执氏《伤寒论条辨》卷八之后《削伤寒例》一文，方氏曰："伤寒例者流于或日起叫。谓叙和者，叔和之僭也。"其偏述也，"仿制而后，删仲景之道以盈晦。……随起和者，意虽旦著不乃不死也。或日无己，谓无己者，以其注叙和，以其注释无己成家久远，理在难明，必欲求其人以实之，斯不离兔，伤不容，无之可也。是叔和，也可能是成无己，故以无己，放叙例。"他还不敢指称叙例者就是王叔和，而说或叙例是叔和之本，或叔之后，递递掩饰，未敢大张旗鼓加以非议。

程郊倩于删叙和与叙例……之一指出的《叙例》，大得辨经之旨。其著作《尚论篇》卷首其首编著言曰《伤寒论》之缩大，虽显不满意，但批批驳叙例的之前有《伤寒仲景条辨稿分法，卒学习已入人手《删叙例》一文，"故欲直烈怀景全神，不得不先删叙叔和，如太阳经有前……"，却学习使……医次仲景举问等一端，隶于篇首，纲倒倒曲，先后差能，注善无……去仲景本旨，当为立文，赚自名著者，乃懵然不识，此学大义无

中华全国中医学会仲景学说学术讨论会筹备工作汇报

筹委会负责人 刘渡舟

仲景学说学术讨论会，是由任应秋、刘渡舟、何任、万友生、裘沛然、袁家玑、张志民、杨医亚、米伯让、潘澄濂等十位老中医于一九八〇年在昆明会议上发起的。筹备仲景学说学术讨论会，是为了更好地继承和发扬张仲景的辨证论治这一宝贵医学遗产，更好地按照中医的理论体系研究和发展中医，不断提高广大中医工作者的理论水平和治疗技术。迅速发展我国中医学事业，以实现"四个现代化"服务。事实证明，召开仲景学说学术讨论会，慰藉受全国中医界和日本医学家热烈支持和称赞的。

第一次筹备会议，在一九八一年十月十六日至十八日在北京召开，中华全国中医学会副会长崔月犁吕炳奎等同志和副会长任应秋同志出席并主持了会议。在这次会议上，成立了大会筹备委员会，由上述发起人及金寿山等十一名组成，并公推何任同志负责牵头工作。会上初步研究了召开仲景学说学术讨论会的日期和地点，增补了王典图、苏宝刚、何绍成、严世芸、连建伟、廖国玉等六名中年委员，还讨论了论文征集工作和日本学者的参加大会的问题。

第二次筹备会议，于一九八二年三月三日在北京召开，出席会议的除筹备委员外，并邀请了柯立民、李今庸、侯占元、欧明赐等同志。中华全国中医学会副会长兼秘书长吕炳奎、宋连陞长长会、欧明赐等出席了会议。这次会议，首先听取了何任同志的代表连建伟就第一阶段筹备工作进展情况的汇报。筹委委员们高度赞扬了何任同志到浙江中医学院所做的大量工作和成绩。并接受了何任同志和浙江中医学院关于部分牵头筹备工作的请求。乃由几位接管负起筹备后期的繁重任务，也有具同志参加这次会议，决定增补柯立民、郭子光、李今庸、高德均四位同志为筹备委员，讨论了出席首次学术讨论会的正式代表和列席代表的人数，以及代表名额的地区分配，交通食宿费用开支办法，同时，重点研究了论文评审工作的原则和程序，决定论文审查分两步进行，即初审工作和复审工作，会上推选了由刘渡舟同志牵头的九人评审小组，负责审查工作。会上推选了由刘渡舟同志牵头的九人评审小组，负责审查工作。

经过初审，二十三个省市报来论文一百一十八篇，其中有关《伤寒论》一百篇，《金匮》十二篇，包括辨证研究、六经辨证等七篇。论文评审小组于一九八三年七月二十六日至八月四日对上述论文进行了复审工作。在复审工作中看到，全国各中医学会分会作了大量的工作，报送的论文都具有相当的水平，但因会议时间不宜过长以及其他原因，对一百一十八篇论文不能全部进行大会宣读。根（下转第2页）

（下转第2页）

究仲景学说历一千七百年而不衰，直到今天，它的医学理论和医疗实践经验，仍有着极为重要的研究价值，并引起了国外学者的广泛重视，显示了仲景学说的强大生命力。

与会代表一致认为这次"仲景学说学术讨论会"开得成功。首先，这次会议是旷古未有的第一次全国性的仲景学说讨论会，正式树起了仲景学说这面旗帜，推动全国中医工作者对仲景学说的研究，对继承发扬中医药学有着不可低估的促进作用，对国内国际的振动和影响很大；第二，会议通过对仲景学说的精辟阐述，批评了目前存在的忽视或否定古典医著学习的倾向；第三，这次讨论会，群英会萃，是对中医队伍学术水平的一次检阅。尽管当前中医后继乏术、后继乏人的状况没有得到改变，但是这次讨论会使大家看到中医学术发展的基础并未丧失，鼓舞了信心；第四，这次讨论会的一个显著特点，是按中医自身的特点和规律研究中医学术，为今后的中医学术会树立了范例。

应该指出，对仲景学说的全面研究，仅仅是开始，还有待于不断深化和提高。与会代表在充分肯定仲景学说研究会筹备委员会前阶段工作的前提下，殷切希望筹委会再接再厉，加强全国各地的联络，促进仲景学说研究的不断发展；同时，一致要求筹委会抓紧筹备工作，争取早日成立中华全国中医学会仲景学说研究会。

（三）

这次"仲景学说学术讨论会"不仅是一次学术性会议，也是坚持贯彻"衡阳会议"精神的大会。这次讨论会的成功，是在衡阳会议精神指导下取得的。代表们在座谈讨论

对张仲景狐惑病的认识及其临床运用

中医研究院广安门医院

路志正

狐惑病临床变化较多，症状缠绵难愈，容易造成误诊，治疗常有反复，至今仍属疑难病症之一。因此，有必要进一步研究《金匮要略》探讨其辨治规律。

一、张仲景对狐惑病的认识和贡献

狐惑病始见于《金匮要略》。仲景认为其主要临床表现有三个方面，即咽喉、阴部、眼部的损害，并首次指出三者之间具有内在的联系，是一个独立的综合性疾病，命名为狐惑病。仲景把狐惑与百合病分在一篇中进行讨论是有深寓意的。两病在精神情志和饮食方面都症状后期余喘未尽，也有其独到之处。狐惑病的治疗有内治法和外治法，内治法以甘草泻心汤为主方，外治法有熏、洗两种。后世虽有所发展，然治疗仍未能超出仲景制定的治则、治法范围。

狐惑病与西医的白塞氏病在公元210年左右对本病已有详的论述。认识到尽管咽喉、眼、二阴的部位不同，却是一个独立的综合性疾病，既有前相之分，又主张内外合治，至今仍有很高的疗效。较之西医对本病的认识要早1700余年，仲景对狐惑病的认识在世界医学史上是首屈一指的，他对狐惑病的治疗同样也做出了重要的贡献。

二、有关狐惑病机理的探讨

狐惑病是涉及人体几个脏腑的综合性疾病，临床表现可分为局部和全身两组症状，局部症状是确定诊断的基本症状，全身表现在反映病机上具有重要意义。临床凡见一处局部症状兼有全身表现者即应考虑本病；凡见两处以上局部症状兼有全身表现者可确诊为本病。

狐惑病由湿热邪毒所致，多侵犯肝脾胃等脏腑。肝经起于大趾丛毛之际，入毛中，过阴器，循喉咙之后上入颃颡。连目系，环唇内，脾经起于大趾之端，挟咽，连舌本，散舌下；胃经起于鼻之交频中，还出挟口环唇，下交承浆，循喉咙。肛为肠之下口，肝开窍于目，眼睑属脾。故湿热邪毒郁阻，蒸腾气血，化为湿浊，上则蚀于咽喉、口、唇、舌、目，下则蚀于前后二阴，并见目四眦黑，目赤如鸠眼。其面白乍赤乍黑乍白。若病久不愈，而遏热化脓，多损伤肝脾之阴，病久变后期阴损及阳，或湿热伤阳，病从寒化，则见脾阳衰之证。

关于在日本的"医圣张仲景画像"和"医圣汉张仲景先生之碑"

日本东洋医学会代表团名誉团长
北里研究所东洋医学总合研究所所长

矢数道明

在一九七五年的浙江中医杂志第五期，宋大仁氏发表了到现在为止了解清楚的张仲景的画像和刻像，中日两国加在一起多是21件。我于其后收集了在日本公开发表的12幅画像。

这次中国卫生部主办的"张仲景学说研究会、第一次全国大会"，在张仲景的出生地——南阳市，由日中两国代表共同召开。我介绍关于"在日本的张仲景画像3幅"和"张仲景之碑"。把我所藏的推断为明代万历年间的杰作"医圣张仲景尊像"的复制品一幅和有关张仲景的资料，寄赠给南阳市的张仲景资料馆，祝愿以张仲景为中心的中日友好学术交流更为密切。我的介绍分下面五个题目。

（Ⅰ）中国明代作医圣张仲景尊像画
本画像是浅田伯宗门人济世塾本村博昭氏所藏，而博昭死后传给新田兴塾头，由于情谊关系又赠送给我。在上端《名医序》的张仲景画像，得自出在金泥所写。衣裳是中国大臣级的服装，把仲景画像与凌云阁功臣像相仿，是罕见的珍品，是多纪医学丰阳阁的东西，在日中两国的仲景画像中，被评价为最佳品。是万历年间之作，作者不详。

（Ⅱ）吉益南涯赞渊山旭江画医圣仲景像
这是大冢敬节氏所藏的仲景画像，是宽政8年（公元1796年）的作品，渊山旭江是备前人，发表是山水奇观8卷，也诸长人物花卉。吉益南涯赞曰："听说仲景是长沙太守，献帝的大臣，又听说是汉代的良医，又听说是长沙太守？果真如此吗？不是吧？这些是妄言吗？也许是真的吧？它的年代又如何呢？这已是遥远的往事，向谁询问呢？勿问其人，只信其法吧！"

（Ⅲ）在片仓鹤陵的梦中显现的张仲景像
鹤陵赞的摘要："虽然研究《伤寒论》的奥义，但难于形成构思，有天晚上恰似烦燥三思而化忧，其夜梦见张仲景携一盏子出现在面前。叩拜之后，观其形，而问其道。年纪六十上下，幸颇严观，而面隆准，眼睛清瞳，头发斑白，庄重而警样。"

《Ⅳ》木村博昭赞《伤寒论讲义》。池大雅门人佘沙明作张仲景画像，天明申辰（公元1784年）。丽通赞曰："仪表堂堂之风貌，观其形而通神明，从其颜面而知学识广博，向他求教可得无穷收益，他只要精微说句话，也会流露出圣人的气派，不愧

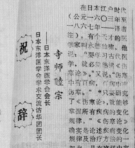

在日本江户时代（公元一六〇三年到一八六七年一译者注），医学十分发达，医家割水还治病，他以"医学习古代医系，就必须研读《伤寒论》"，又说："伤寒论中有百味，有百个药，只要研究就能够掌握所有疾病的变化规律。"《伤寒论》确实是论述病变化规律和治疗方法的一部书，在这样内容的一部书，有历史上

祝	寺师睦宗 日本东洋医学会全体学术交流访华团副团长	矢数道明 日本东洋医学会会长 北里研究所附属东洋医学综合研究所所长
辞		祝 辞

的书，除此无他，这本书在所有医学书中占据绝续地位。

但是，像《伤寒论》这样重要的古典医书，其中却隐藏着相当深奥的的《伤寒论》是怎样产生的？目前还没有定论。今天却隐藏着《伤寒论》的甚深奥的，我们把有关张仲景的人加入的序文和注文混杂在一起，究竟为什么都需要的问题，要鉴别开这些部。在这样内容是一部书。

但在南阳市举行《伤寒论讨论会》之际，应中国卫生部和中华医学会的邀请，日本东洋医学会和医师东洋医学研究会给得到这个学术交流的机会，非常高兴，我有望日中两国以日医多数敬记为中心，将会得越来越深入的交流发展，我将祝愿更大的发展。

费涵自曾谓叫"有的放矢"，没有"的"，就不能放"矢"。而没有"矢"，也同样无法射中"的"。我们评估，对着疾病这个"的"，来放射出张仲景向前推进一步，这是这次讨论会的愿望，是这次讨论会的希望。

这次正值日中两国关系正常化十周年之际，蒙中华全国中医学会主办的张仲景学说学术讨论的盛会的邀请，为的日本的大大激动的集合，是对《伤寒论》讨论会的最伟大的集会，是对《伤寒论》讨论会的参加的第一步，对今天参加的这样伟大的集会，是对《伤寒论》讨论的日中友好学术交流的第一步，对今天参加这样伟大的集合，是对《伤寒论》讨论会的邀请。

中国有许多谚语：其中有智者的叫做"吃水不忘挖井人"。这句谚语的叫做医圣张仲景像给我们挖掘《伤寒论》《金匮要略》这一次之不尽的甘泉水平的大恩人，我们已经常蒙受他的恩惠，从心里感谢。

在我国悠久的历史中，有很多东西是从中国传来的，我们必须报答这些恩情。中国的"礼记"中有这样的话，叫做"基本返始"，即追溯本源未报答恩情。因此，在这里我们日本关于张仲景的历史文献资料中，展示的日本内容员的有关的，为这次讨论会树立纪念，然后又是把南阳市的新近的文献的目录，我们这样的仲景学说讨论会的光辉的盛大鉴，使日中友好学术交流永远流传下去。

在这里再次感谢张仲景的恩志，特致赠词。

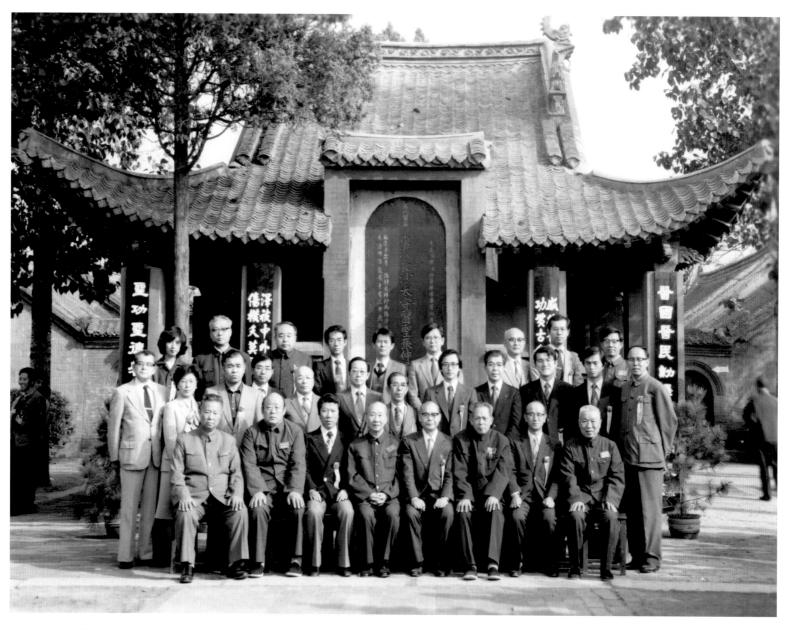

1982年10月，参加中华全国中医学会仲景学说学术讨论会的国内中医大师，与日本汉方医学界的名家一起在医圣祠仲景墓前合影。中日之间仲景学说的交流，从这一时刻，开始了深度的合作，并取得了一系列重大的学术成果。

中华全国中医学会仲景学说研究会第一次筹备会于1981年10月在北京召开,会议定于1982年在浙江杭州召开仲景学说研究会成立大会。这是《浙江中医学院学报》1981年第6期刊登的通知。继全国仲景学说研究会成立后,全国中医大省分别成立了省级仲景学说研究会。首届中华全国中医学会仲景学说学术讨论会,就是在全国广泛成立仲景学说研究会的基础上,于医圣故里南阳召开的全国中医界首次学术盛会。

仲景学说研究会成立大会明年在杭州召开

仲景学说研究会第一次筹备会于十月十七日至十八日在北京召开,会议初步定于明年在浙江杭州召开仲景学说研究会成立大会。

筹备会听取了仲景学说研究会筹备会办公室有关筹备工作的汇报。卫生部中医局吕炳奎局长出席会议并讲了话。

参加筹备会的人员一致认为,仲景学说是中医理论最重要的组成部分,成立仲景学说研究会是全国中医界的一件大事,筹备工作的重点要放在组织学术论文交流方面。为了使明年的成立大会开好,会议着重讨论了论文的征集工作。

(一)论文内容:(1)仲景学说的思想体系、源流研究及综述(如《伤寒论》成书的历史背景、历代版本、张仲景生平、后世流派的形成和发展以及《伤寒论》、《金匮要略》、《内经》、《难经》、温病学说之间的关系等)。(2)建国三十二年仲景学说研究进展(如研究设想、方法及成果等)。(3)仲景学说理论探讨(如《伤寒论》、《金匮要略》中的辨证论治规律,包括六经、八纲、脏腑、气血关系等)。(4)仲景方药研究及临床应用(如方剂配伍特点、运用规律、煎服方法、治验病案等)。(5)仲景学说的阐发、解释(如对历代注本的研究分析、质疑补阙、个人独特见解阐发等)。

(二)征集论文的要求:(1)各省市中医学会和中医学院要尽可能组织更多的论文,并至少保证送交一篇重点文章,以准备参加国际学术交流。(2)论文题目要求在1981年11月底以前报送;论文在1982年1月底以前报送。(3)征集论文附摘要,一般论文500字,重点论文1000字。(4)论文报告要形象生动、图文并茂,可附制图表、幻灯等。(5)已发表过的论文不在征集范围。(6)各省市论文均寄浙江杭州浙江中医学院内"仲景学说研究会筹备会"。

(三)论文的审阅:(1)论文在报送前,由各省市中医学会请有关专家负责审阅。(2)各省市论文报送后,由筹备会组织力量作最后审查。

中华全国中医学会已将上述内容正式发出通知。

(本刊记者)

浙江中医学院学报

(双月刊)

一九八一年 第6期 (总第二十六期)

1981年12月15日出版

编 辑 者:	《浙江中医学院学报》编辑室
	浙江杭州市青春路
出 版 者:	浙江科学技术出版社出版
印 刷 者:	浙江新华印刷厂
国内总发行:	杭 州 市 邮 局
订 阅 处:	全 国 各 地 邮 局
国外总发行:	中国国际书店(北京399信箱)

本刊浙江省期刊登记证第012号　　国内代号:32—14　　国外代号:BM342　　国内定价:0.30元

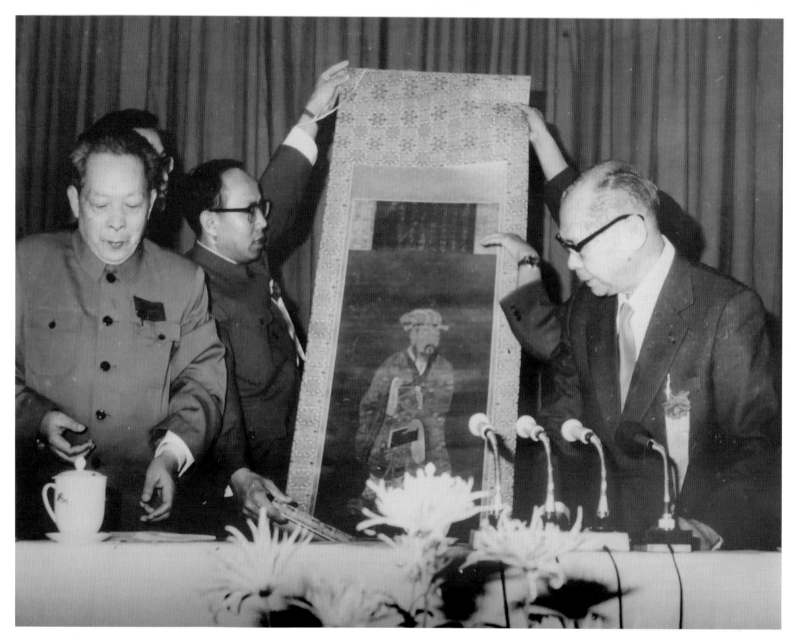

1982年10月的中华全国中医学会仲景学说学术讨论会上，日本东洋医学会会长矢数道明向医圣祠赠送张仲景明代的画像高仿真本。

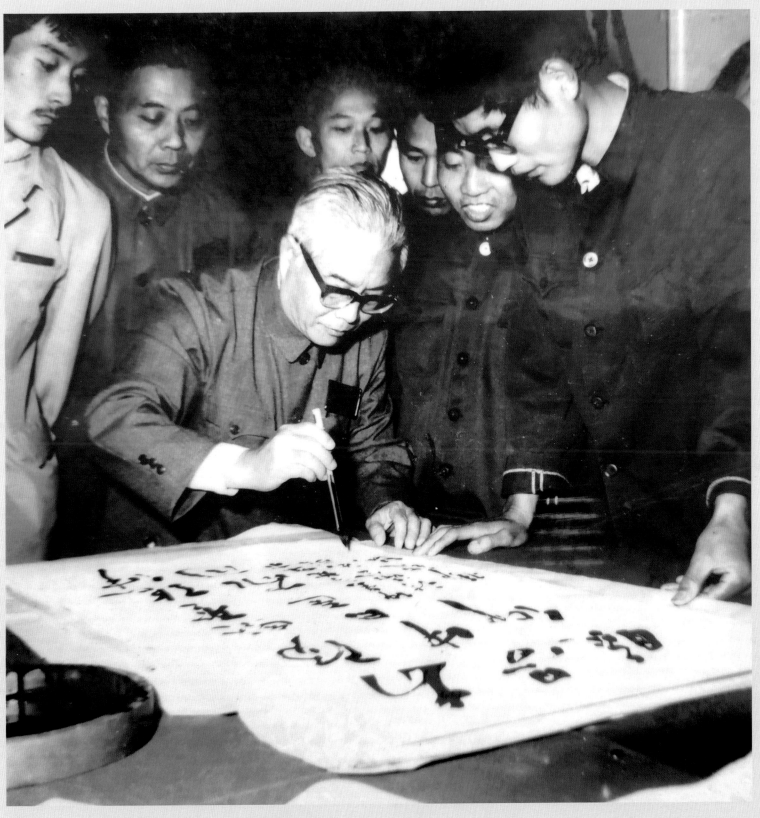

广州中医药大学教授邓铁涛在医圣祠为中华全国中医药学会仲景学说学术讨论会题词。

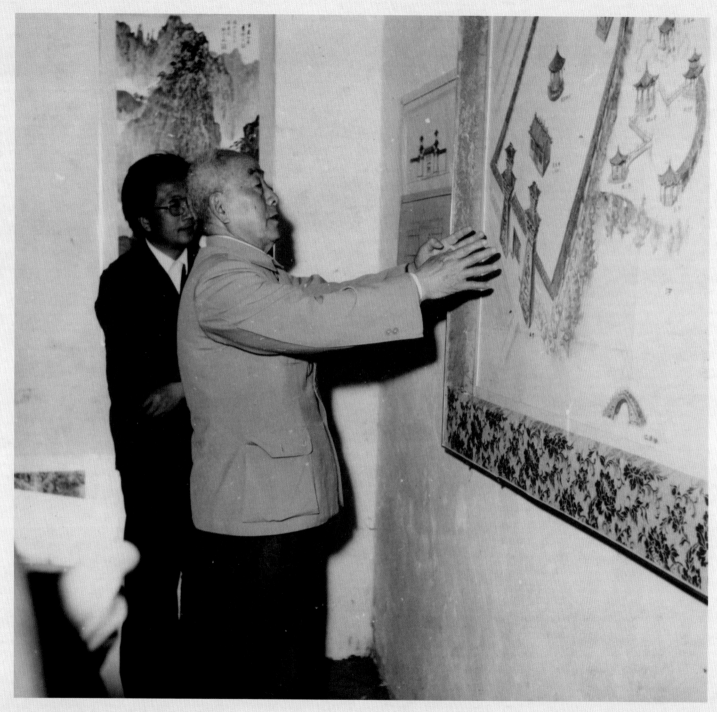

杨廷宝是南阳走出去的享誉国际的建筑大家，中国科学院院士、中国建筑学会第五届理事长，曾担任两届世界建筑师学会副主席，中国近现代建筑设计的开拓者，被誉为"近现代中国建筑第一人"。1982年春，81岁的杨廷宝应邀回到南阳，参与改革开放后南阳城市建设的总体规划研讨。他在南阳工作的11天里，多次来到医圣祠，参与医圣祠建设方案的设计和提升，亲临工地勘察，对祠前建筑物使用汉代建筑风格及装饰，以及碑亭、大门和其他建筑物的细节包括用料及色彩都提出了意见和建议。

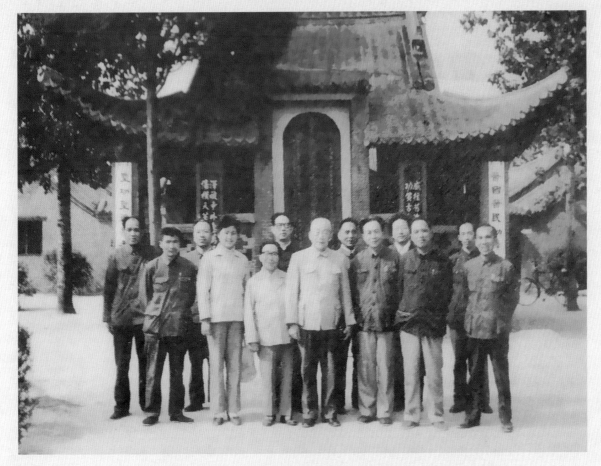

杨廷宝与家人同医圣祠的领导及医圣祠的设计者、建设者一起在医圣墓前留影。

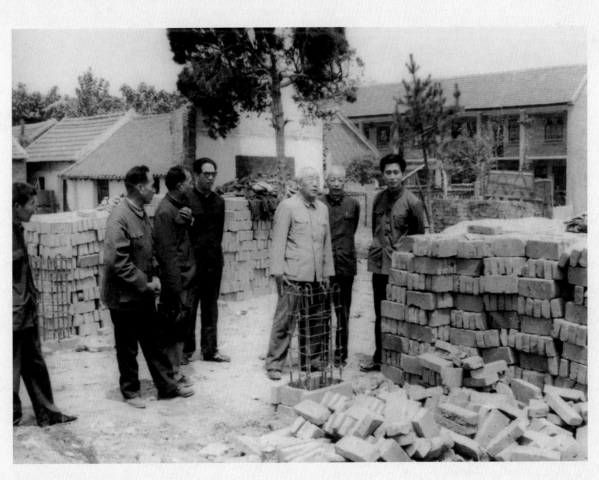

杨廷宝在医圣祠建筑工地勘察。

171

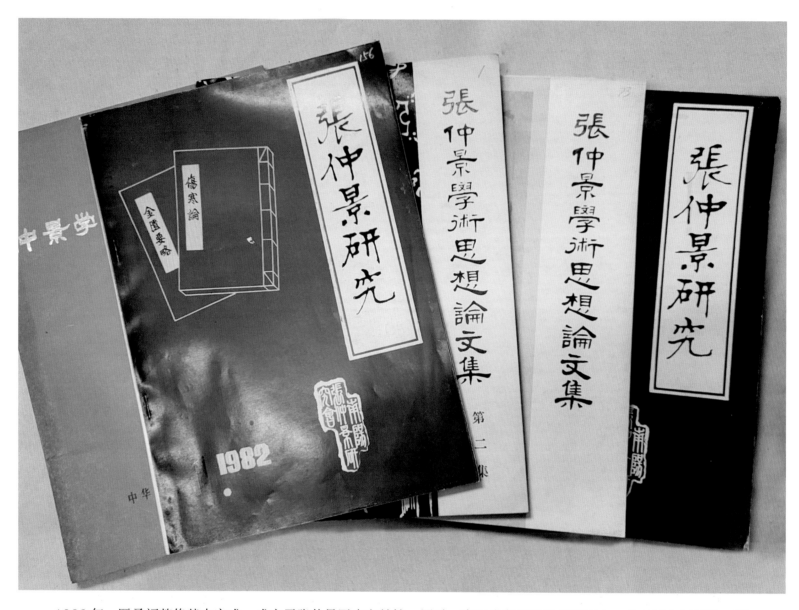

1982年，医圣祠整修基本完成，成立了张仲景医史文献馆，同时，南阳成立了张仲景研究会。从1982年开始，医圣祠就开始整理编辑有关仲景学术、仲景文化的系列出版物。《张仲景研究》和《张仲景学术思想论文集》等刊物，对中医祖庭的品牌和南阳的仲景品牌都产生了深远影响。

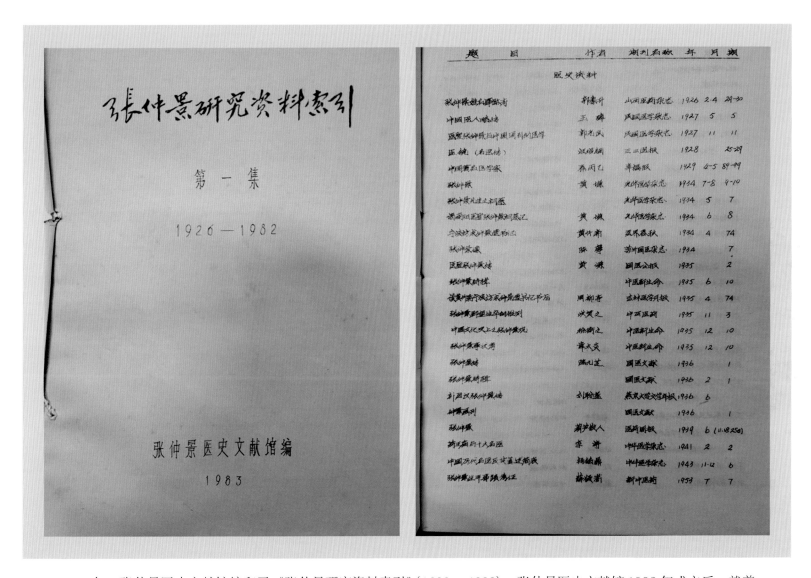

1983年，张仲景医史文献馆编印了《张仲景研究资料索引》(1926—1982)。张仲景医史文献馆1982年成立后，就着手开展张仲景文献研究、张仲景学说研究的资料索引整理编辑工作，为传承仲景学说和研究整理仲景文献，做了大量的工作，奠定了医圣祠作为收藏、研究、展示仲景学说内涵学术高地的基础。

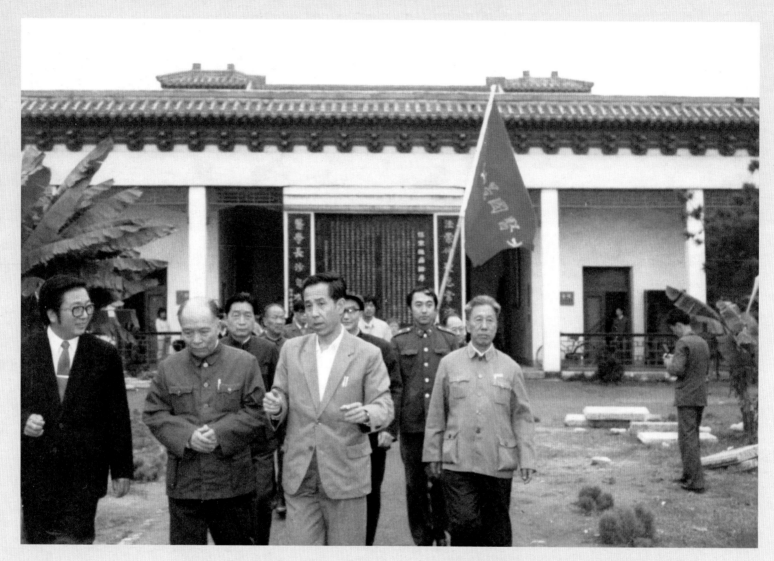

张仲景国医大学的第一期入校新生和教师，在赵清理校长的带领下到医圣祠祭拜医圣。

用创新理念探索现代中医教育的张仲景国医大学
讲述：樊纪民

张仲景国医大学建立于1985年，1986年5月在国家教委正式备案，1988年被国家中医药管理局确定为全国中医专科教育改革的一个试点单位。在仲景品牌的感召下，于医圣故里南阳诞生的张仲景国医大学，创建了开创性的中医办学模式。学校分中医专修班、中医专科班和中医少年实验班3个班次。中医专修班、中医专科班学制3年，中医少年班学制6年，强化《内经》和《伤寒论》以及《周易选读》等经典著作的教学；开设了中医外科、骨伤、妇科、儿科、眼科、针灸等6个人才紧缺的专科类专业。学校还成立了附属医院和校刊《国医论坛》编辑部。

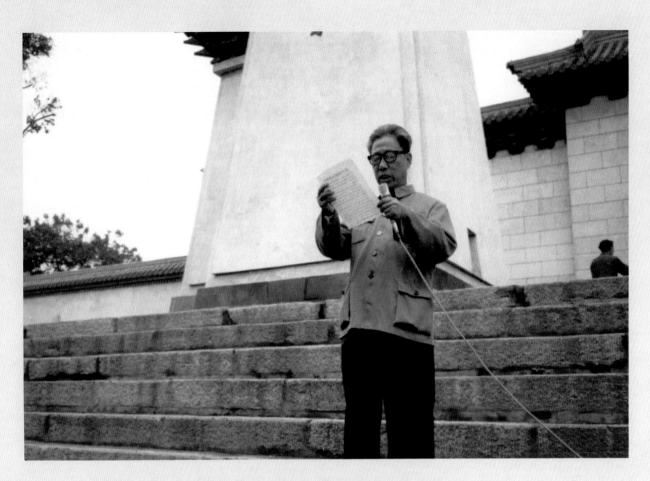

张仲景国医大学开学之际，师生们到医圣祠朝圣。在医圣祠台阶上，赵清理校长宣读敬仰医圣张仲景文，对同学们学习中医、传承仲景学术殷切寄语。

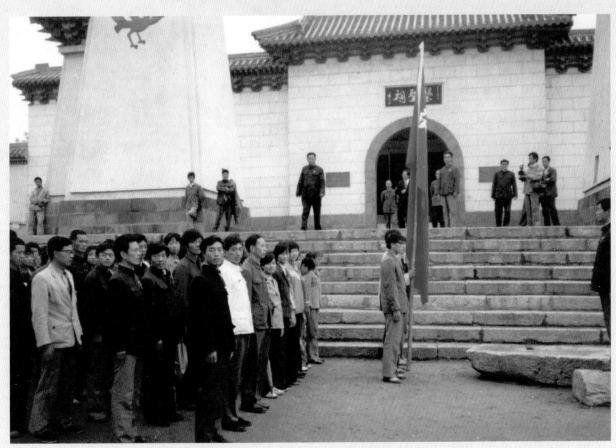

张仲景国医大学首期新生在医圣祠门前广场列队。

175

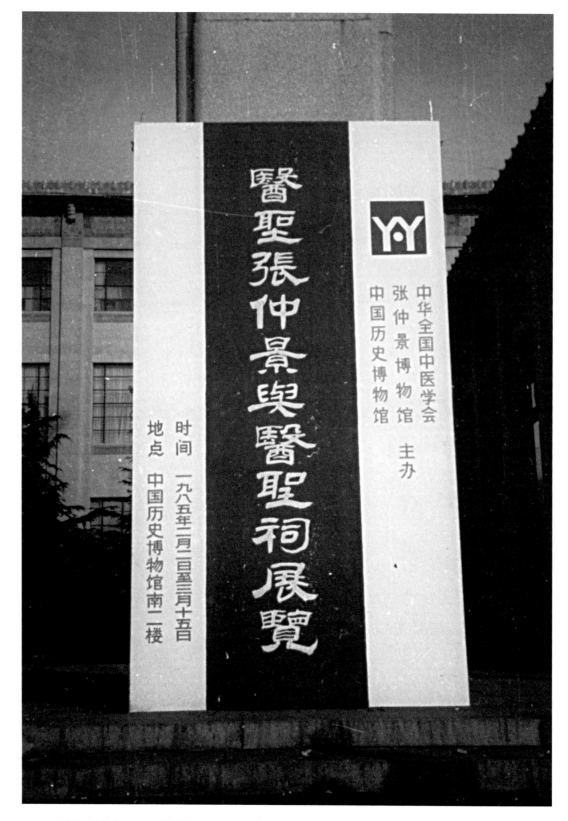

医圣张仲景与医圣祠展览，1985年2月在北京中国历史博物馆举办。

医圣祠在中国历史博物馆展览期间，在京的国家级名老中医，为医圣祠建设集资募捐。这是参与义诊的中医大师、中医名家的义诊排班名单告示。

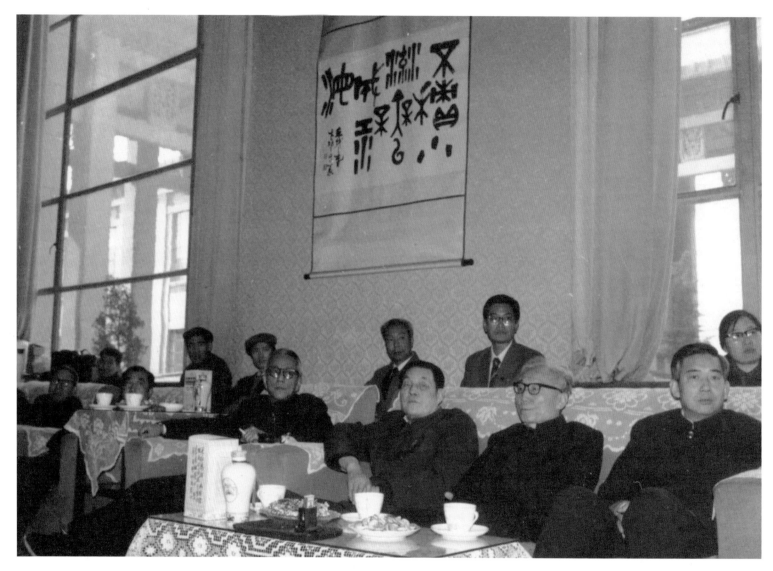

医圣祠在北京中国历史博物馆展览期间，北京名老中医在中国历史博物馆举行捐助修建医圣祠的义诊活动。董建华、刘渡舟、王绵之、路志正等国医泰斗、中医大师汇聚一堂，交流仲景学说，畅谈医圣祠的发展。

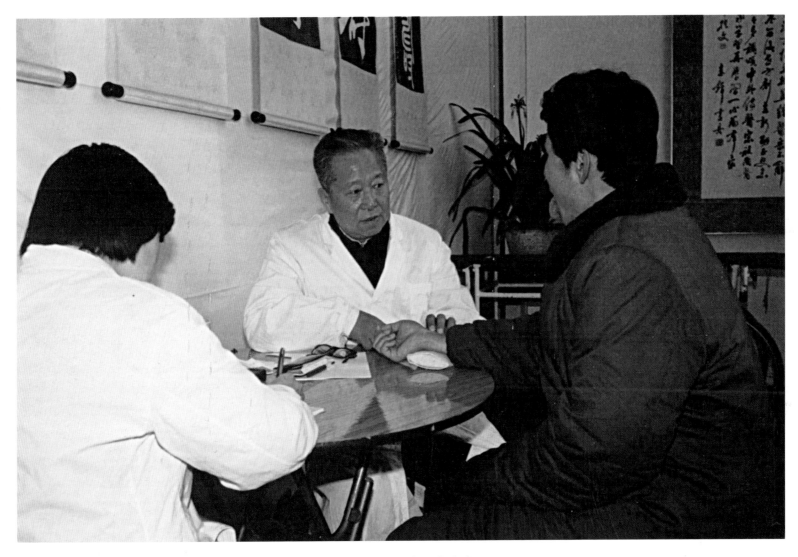

医圣祠展览义诊活动中，中医泰斗刘渡舟为前来就诊的群众认真诊病。

国家级名老中医怀着对医圣张仲景的无限崇敬参与医圣祠的义诊活动，在北京医疗界产生了很大影响。义诊活动为期一周，每天的名医专家号都被排满。

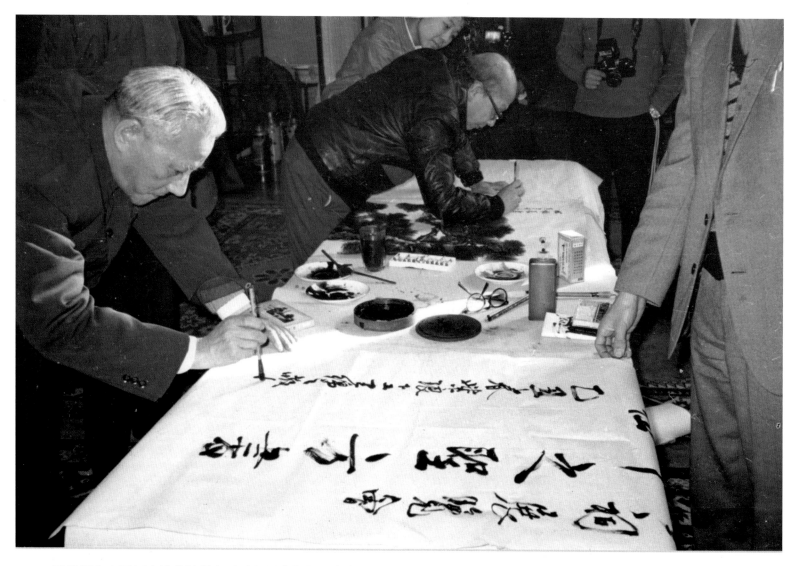

医圣祠在中国历史博物馆举办医圣祠展览期间，在京的中医大师、书画大家为医圣祠创作了一批珍贵作品。这是北京中医药大学方剂教研室主任、国家药典委员会中医组组长王绵之为医圣祠题词，中国历史博物馆美术部美术总设计陈大章为医圣祠创作国画。著名文学家、诗人、书法家、画家如艾青、曹禺、范曾都为医圣祠题写了作品。

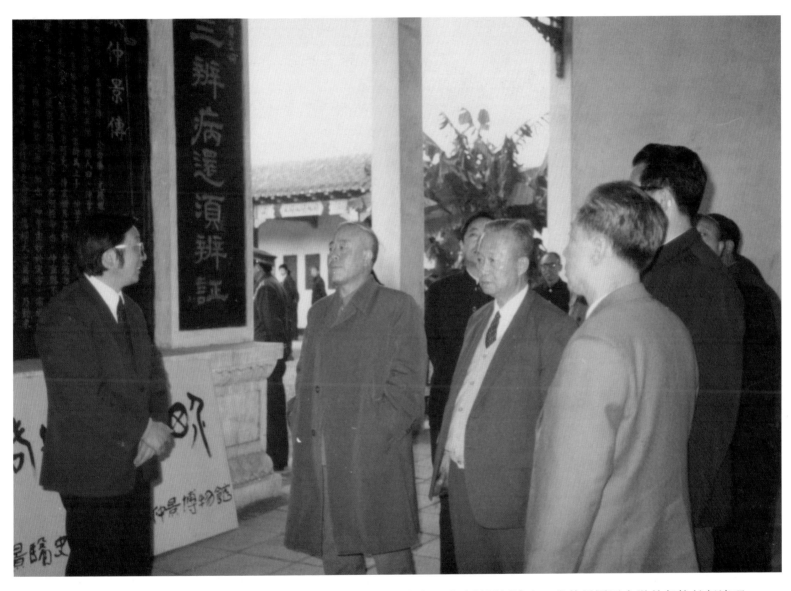

1986年9月，时任国家中医药管理局局长的胡熙明，在北京中医学院教授刘渡舟、张仲景国医大学首任校长赵清理二位大师的陪同下考察医圣祠。

敬 告 代 表

大会原定10月20日上午举行开幕式，因胡熙明副部长有外事活动，不能按时到会，原定的瞻仰医圣祠　活动提前到20日上午进行。开幕式改在21日下午举行。特此敬告。

会 议 日 程

20日	上午	乘车瞻仰医圣祠，视察张仲景国医大学。
	下午	举行预备会。大会筹备委员会、学术委员会、会议各办事机构负责人和新闻工作者参加。其他人员或候祠观光。
	晚上	观看电视剧《张仲景》1～3集（地点：餐厅二楼会议室。
21日	上午	讨论"关于成立中华全国张仲景学说研究会的提案"；征求审定张仲景统一画像的意见；征询关于进一步修复"医圣祠"及"仲景学说系列教材"的意见。
	下午	举行开幕式（地点：南阳影院）。会首与会代表同胡副部长合影（1:00时集合出发，地点：地区行署院内）。
	晚上	观看大会电视简报，张仲景国医大学校史及电视剧《张仲景》4～5集。（地点：餐厅2楼会议室）。
22日	上午	大会学术交流。
	下午	大会学术交流及专题讨论。
	晚上	曲艺晚会。
23日	上午	大会学术交流及专题讨论。
	下午	闭幕式。

大会秘书处

一九八七年十月十九日

由张仲景国医大学承办的第二届中华全国中医学会仲景学说学术讨论会，在国家中医药管理局、国家教委的重视和支持下，于1987年10月20日至23日在医圣故里南阳隆重举行。

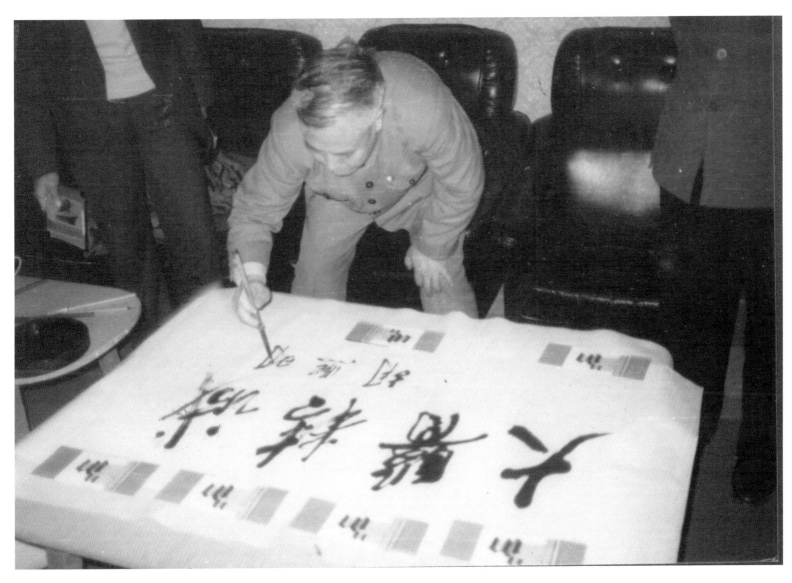

卫生部副部长、国家中医药管理局局长胡熙明为医圣祠题词。

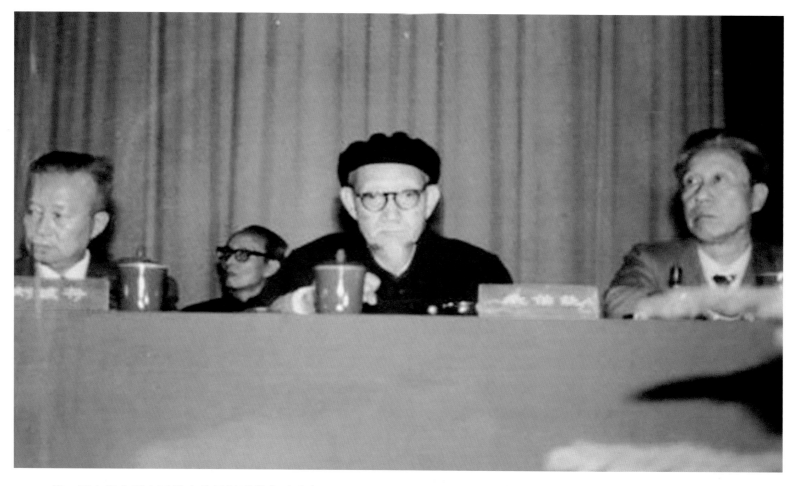

第二届中华全国中医学会仲景学说学术讨论会，1987 年 10 月 20 日在南阳张仲景国医大学开幕，米伯让先生(中)作白云阁藏本《伤寒杂病论》的专题学术报告。左为刘渡舟教授，右为赵清理校长。

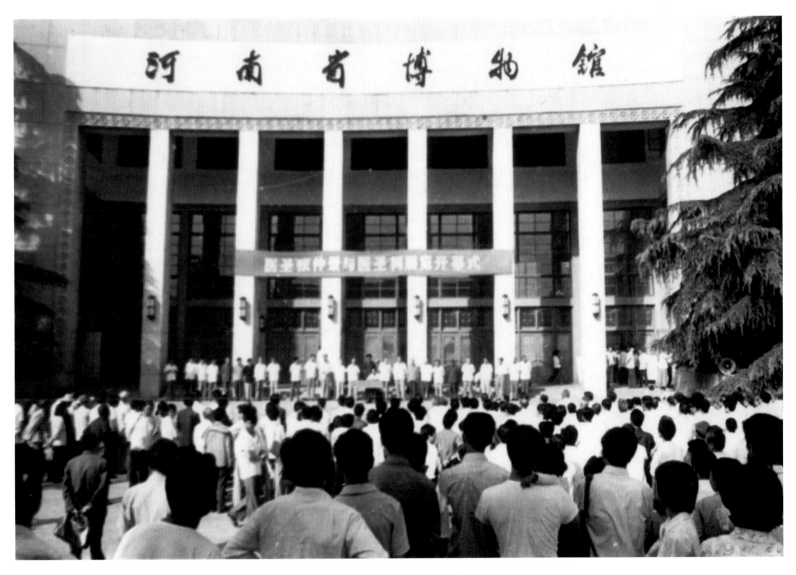

"医圣张仲景与医圣祠展览"开幕式于1987年8月在河南省博物馆举行。

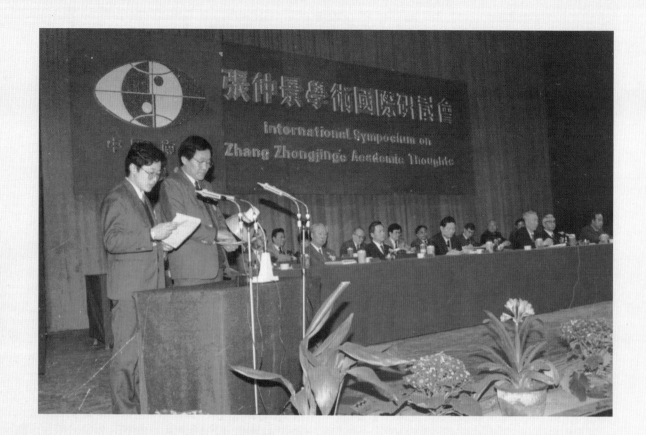

由中华全国中医学会主办的张仲景学术国际研
讨会于1991年4月在医圣故里南阳召开。全国
中医大师、各中医院校、各省中医名家，台湾
代表团，以及日本、苏联、美国、意大利、印度
尼西亚、韩国等11个国家的代表团参加了大
会。大会收到国内外论文200余篇，其中载入
论文集110篇，大会交流60余篇。

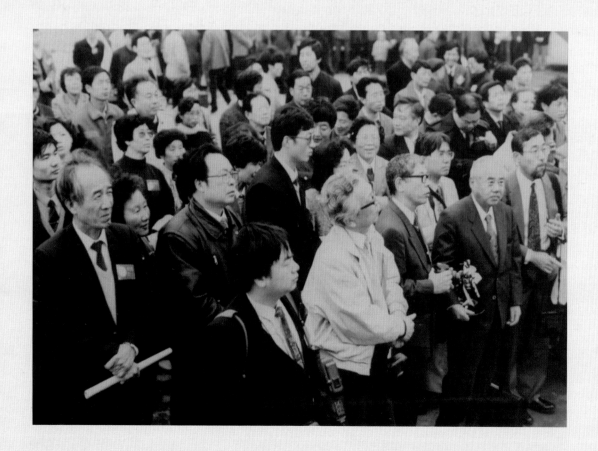

参加张仲景学术国际研讨会的中外
学者在医圣祠参观。

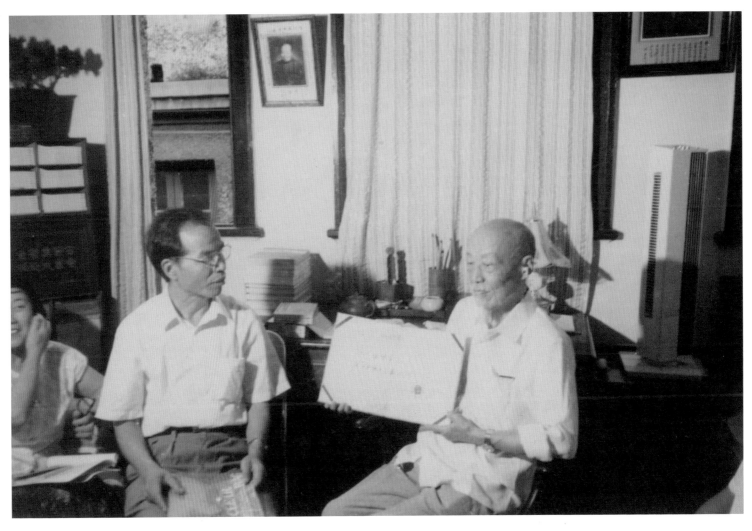

1992年夏，张赞臣先生在上海寓所接受医圣祠名誉馆长聘请书。

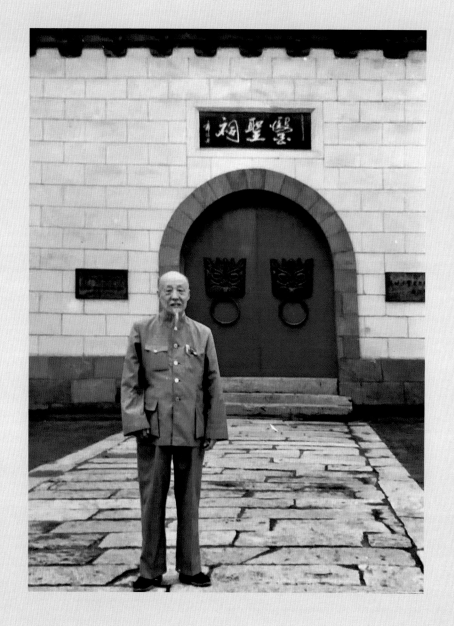

20 世纪 80 年代，老一辈中医大师对医圣祠的建设高度关注，张赞臣先生与当时的卫生部领导以及其他中医大师们一道，多次来到医圣祠考察指导，支持医圣祠的学术研究和文化建设，为医圣祠的发展奠定了坚实的学术基础和人文基础。左图是张赞臣先生 1985 年在医圣祠大门处的留影。

张赞臣先生在 20 世纪 30 年代决定中医存亡的关键时刻挺身而出，为祖国医学大义担当。1929 年，南京国民政府第一届卫生工作会，通过了"废止中医案"。张赞臣同他的老师谢利恒组成六人请愿团，赴南京向"国民政府"请愿，经过艰苦卓绝的努力，使"废止中医案"终止。他作为民国时期中央国医馆 99 位董事之一，共同发起重修南阳医圣祠的倡议。至晚年，张赞臣将珍藏的中医药文献资料和中医药文物捐赠给医圣祠。1991 年 9 月，医圣祠派张胜忠、袁延坤二位专家赴上海，帮助张赞臣先生整理文献文物，为期一月有余。张赞臣先生捐赠给医圣祠的中医典籍等文物中，计中医药文物 81 种 122 件；医刊 123 种 1522 册；清代线装医籍和近百年来各个时期的医籍以及国外医籍 746 册。其中，张赞臣担任主编、民国时期刊印出版时间最长的中医刊物《医界春秋》全套尤为珍贵，它记录着民国中医行业发展的时事历程。张赞臣被恭聘为张仲景博物馆名誉馆长，医圣祠为张赞臣先生捐献的医籍、中医药文物、文献，建立了"中医大师张赞臣"的专题展馆长期陈列。

中医大师张赞臣的时代担当
讲述：张胜忠

188

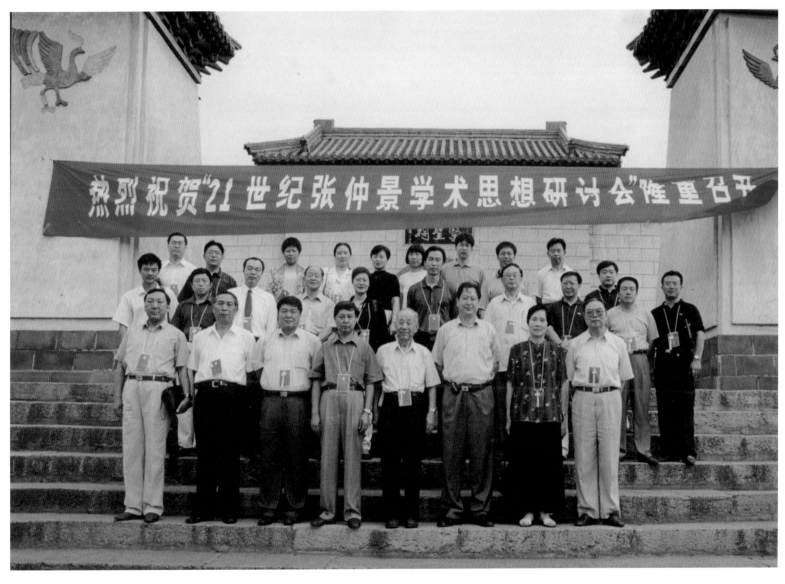

21世纪张仲景学术思想研讨会与会的中医药界学者与中医药界大师一起拜谒医圣祠。

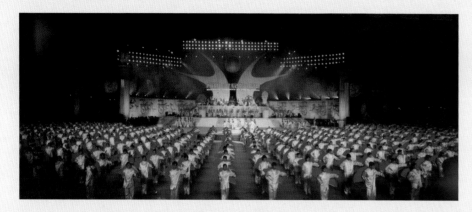

2002年4月8日，第一届张仲景医药节隆重开幕，开幕式上，举行了盛大的开幕演出。

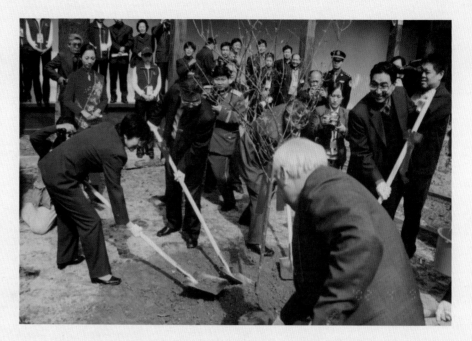

第一届张仲景医药节祭拜医圣典礼上，国家中医药管理局领导与中医药界专家一起在医圣祠种下代表南阳中药材的辛夷和山茱萸树。

第一届张仲景医药节在医圣祠举行隆重的祭拜医圣典礼，国家中医药管理局局长佘靖，中华中医药学会、河南省政府和南阳市政府领导，共同为中华中医药学会敬仰医圣张仲景碑举行揭碑仪式。从第一届张仲景医药节举办开始，国家中医药管理局和中华中医药学会，一直是张仲景医药节的重要组织者、领导者，极大地推动了南阳仲景品牌的建设和创新。

从第一届张仲景医药节开始，南阳持续向全国推介南阳中医药"六位一体"创新工程。每一届张仲景医药节，南阳都举办了全方位的经贸项目洽谈合作签约会，促进了南阳的经济发展和文化进步。

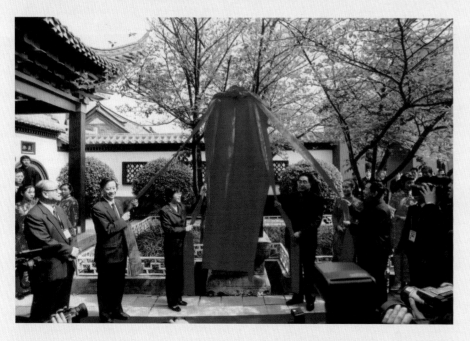

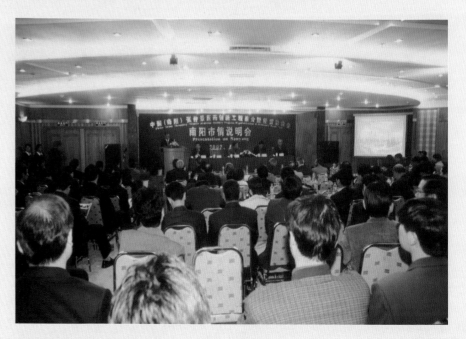

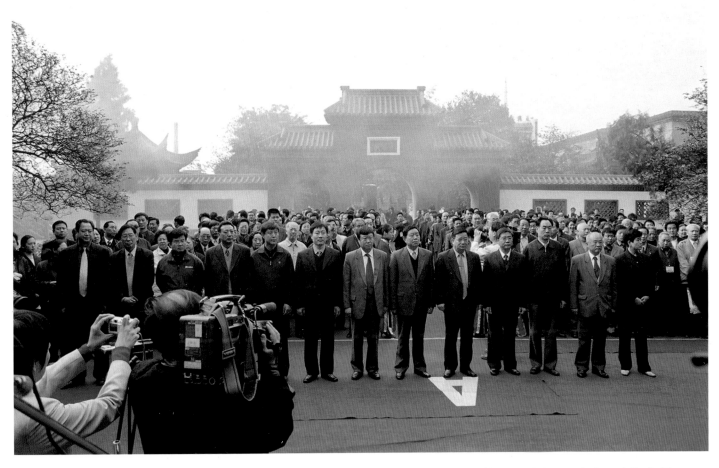

2003年10月12日，第二届张仲景医药节隆重开幕，与会的国家中医药管理局领导、河南省及南阳市领导以及中医界的专家，共同在医圣祠参加祭拜医圣张仲景的典礼。

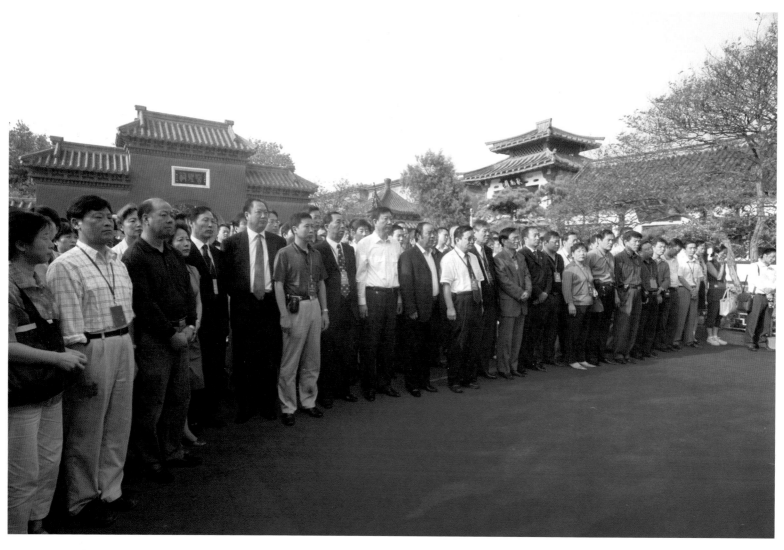

2005 年 9 月 20 日，第四届张仲景医药节在南阳开幕。与会来宾在医圣祠参加祭拜医圣张仲景典礼。

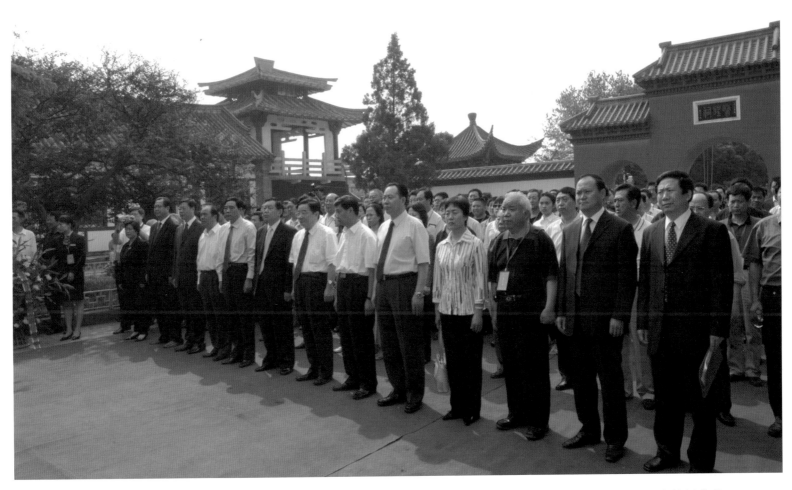

第五届张仲景医药节于 2006 年 9 月 16 日在南阳开幕。与会的各级领导与嘉宾在医圣祠参加祭拜医圣张仲景典礼。

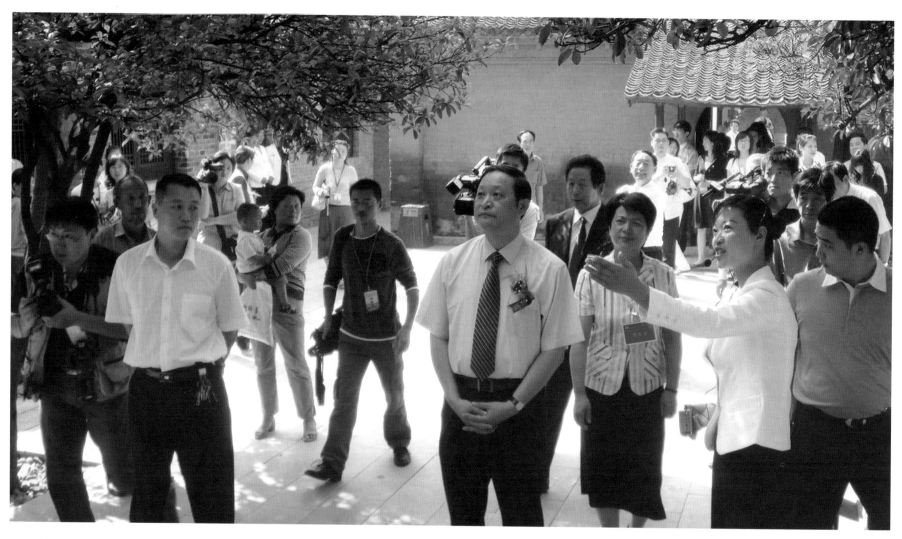

中华人民共和国成立后，国家卫生部尤其是中医司对南阳仲景品牌的创建和发展给予了强有力的支持。1988年，国家中医药管理局成立后，对医圣祠的发展建设，对张仲景医药文化节、仲景论坛和南阳"医、保、教、产、研、文"六位一体中医药创新工程，给予了更大力度的支持。第六届张仲景医药文化节，卫生部副部长、国家中医药管理局局长王国强在参加了祭拜医圣的典礼后，认真参观医圣祠。他来医圣祠考察过多次。他每一次到医圣祠，都要认真参观园区，看医圣祠的变化，了解南阳中医药事业发展的情况，鼓励医圣祠事业发展进步。

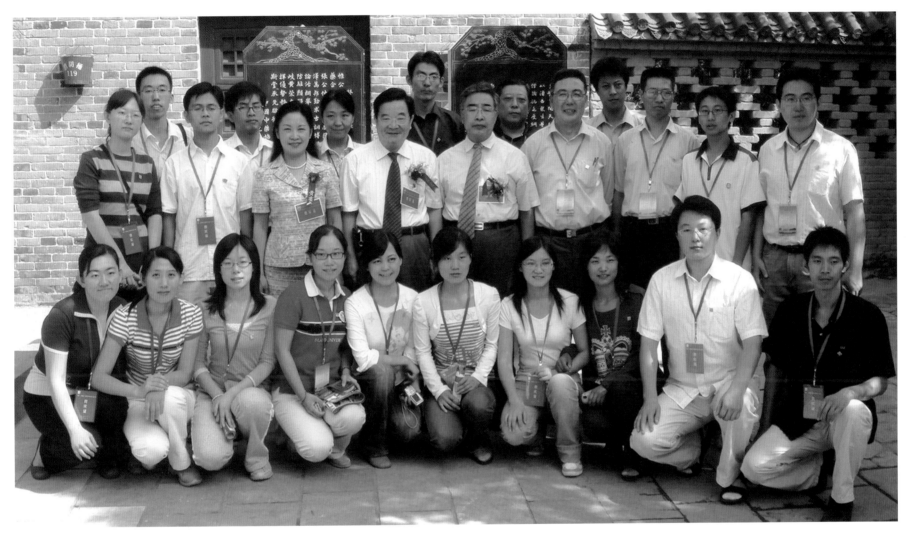

第六届张仲景医药文化节祭拜医圣典礼上，天津中医药大学校长张伯礼院士、国家中医药管理局副局长房书亭，与各中医药大学的首届张仲景奖学金获得者，在中国中药协会及天津中医药大学镌立的《敬仰医圣张仲景》碑前合影。

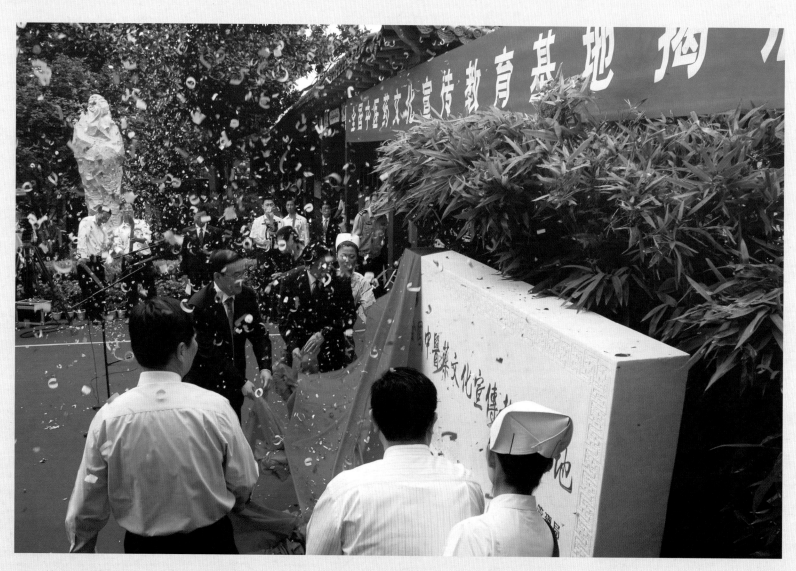

第七届中国南阳张仲景医药科技文化节祭拜医圣典礼上，全国中医药文化宣传教育基地标志碑在医圣祠隆重揭碑。南阳在打造仲景品牌、弘扬仲景文化的实践中总结出来很多向全国推广的中医经验和模式，也为国家中医药管理局提出了创建全国中医药文化宣传教育基地的创意设想。

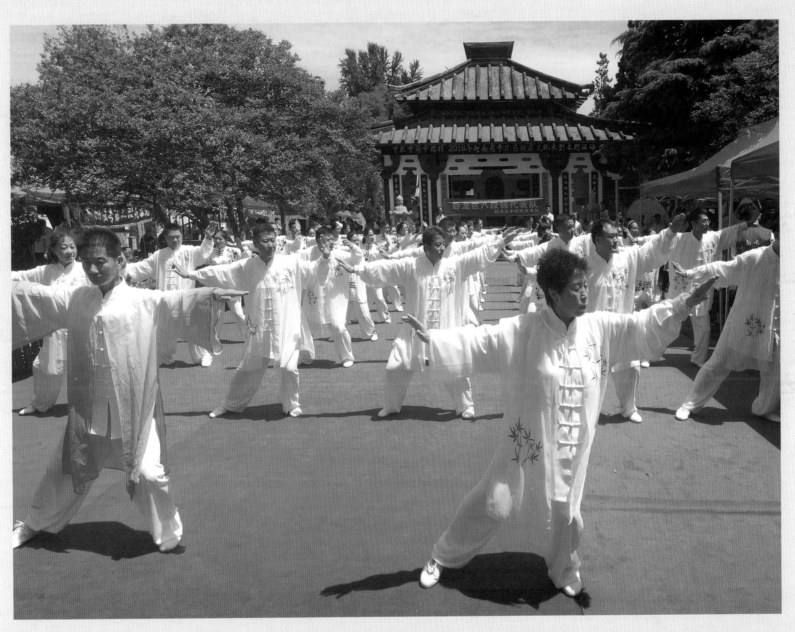

医圣祠主办或协办过各种各样的全国以及省市级的中医药文化活动，中医界及社会各界为广大群众奉献了一场又一场中医文化盛宴，得到了国家中医药管理局、中华中医药学会等上级部门的肯定和赞扬。中医祖庭医圣祠，真正成为广泛传播中医文化的高地和胜地。图为南阳卧龙区八段锦代表队在"中医中药中国行"启动仪式上展示传统健身功法。

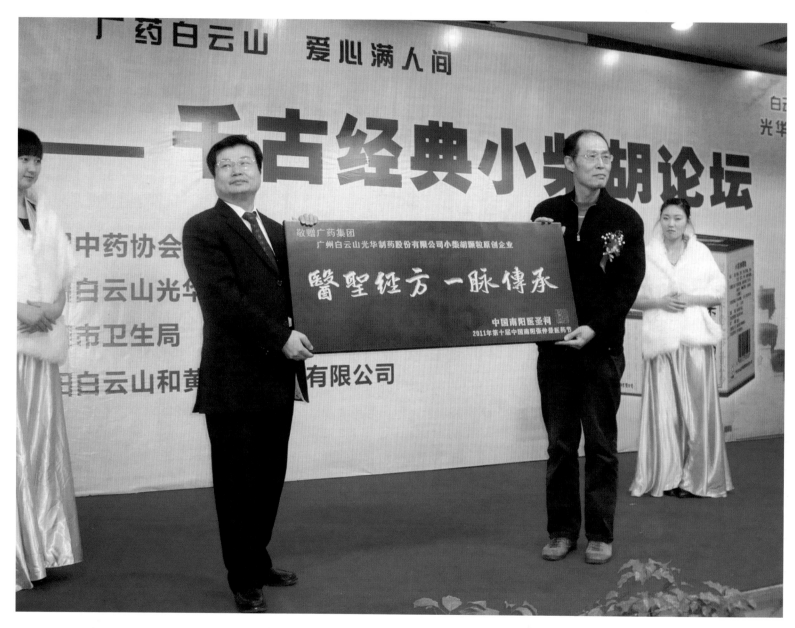

2011年11月，广药集团与中国中药协会联合，举办第十届张仲景医药科技文化节"千古经典小柴胡论坛"，张仲景博物馆书记张兼维代表医圣祠向广药集团赠送"医圣经方 一脉传承"的匾额。广药集团董事长、党委书记，广州白云山医药集团股份有限公司董事长李楚源，代表广药集团接受匾额并发表对医圣张仲景的敬仰文。

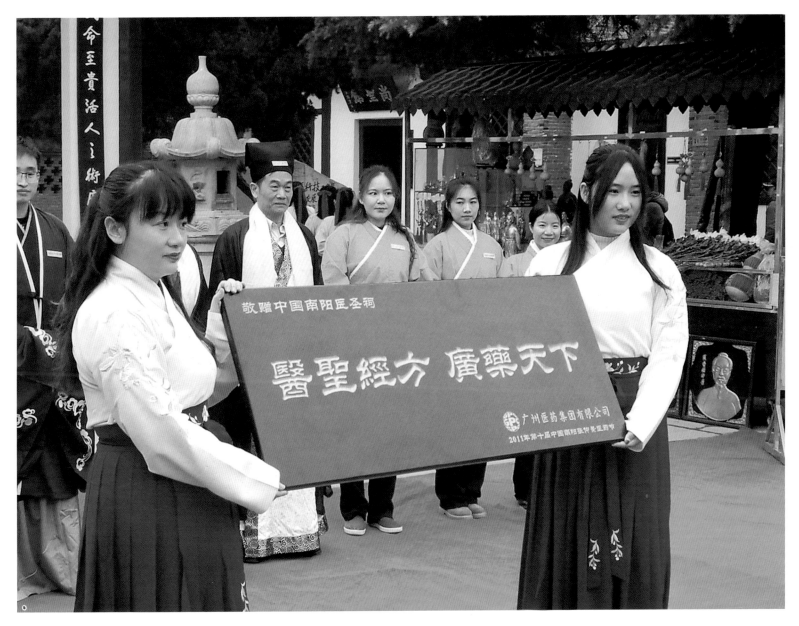

2019年医圣仲景诞辰前日，广药集团白云山光华制药股份有限公司董事长黄坤荣率团前来医圣祠举行"白云山小柴胡医圣祠归宗典礼"，代表广药集团向医圣祠赠送"医圣经方 广药天下"的匾额，并在医圣祠举行了小柴胡馆揭牌仪式。

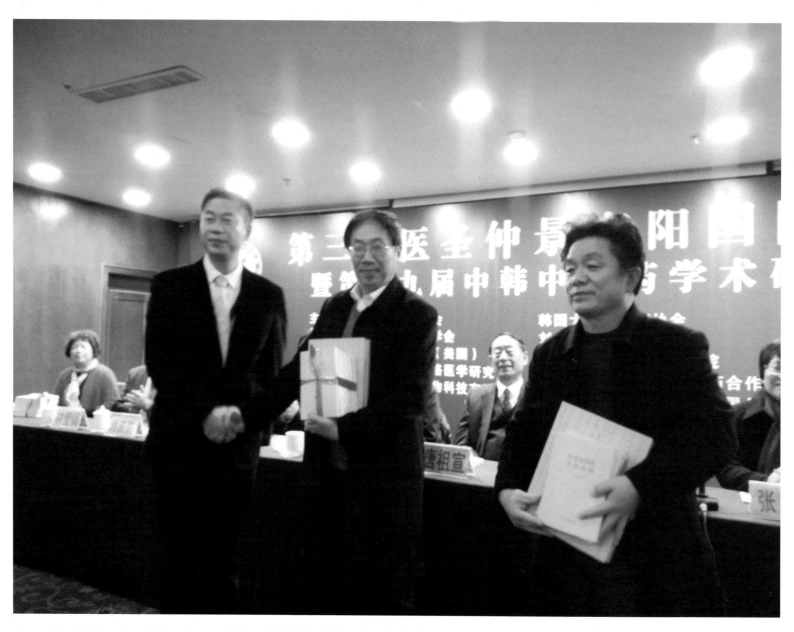

2013年10月23日，第十一届张仲景医药文化节与第三届仲景论坛同时开幕，开幕式上，杨士羲院士把祖父杨鹤汀先生编著的《伤寒论浅歌》《金匮浅歌》手稿原件赠送给医圣祠珍藏。医圣祠与中医古籍出版社联合出版了这套书的影印本和高校教材本。医圣祠把这套书赠送给了南阳两所中医院校和南京中医药大学以及曲阜中医药学院四所中医药院校。

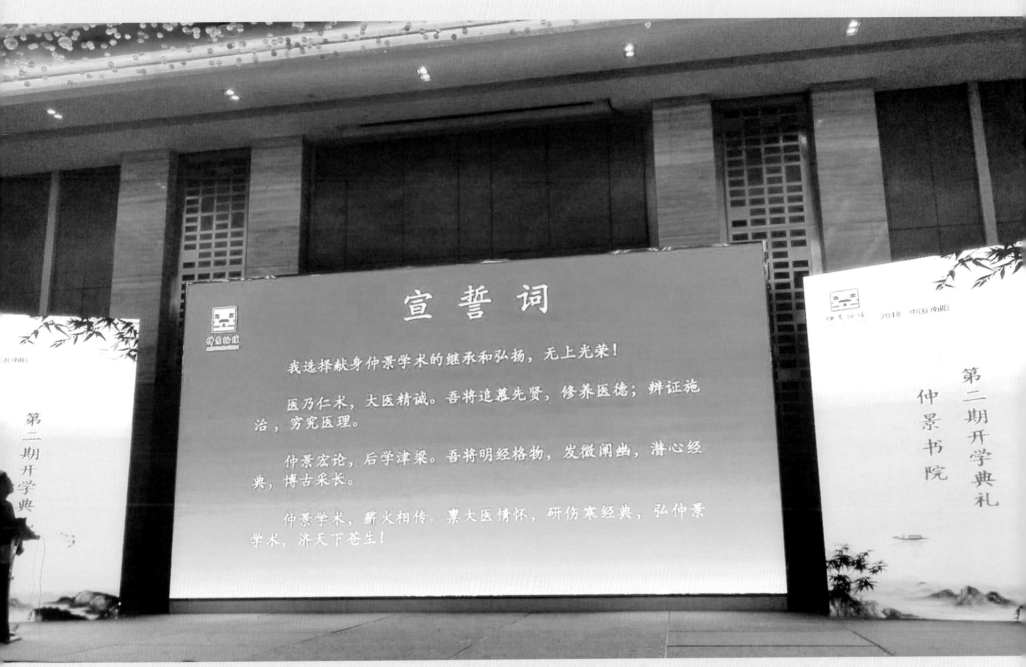

宣誓词

我选择献身仲景学术的继承和弘扬，无上光荣！

医乃仁术，大医精诚。吾将追慕先贤，修养医德；辨证施治，穷究医理。

仲景宏论，后学津梁。吾将明经格物，发微阐幽，潜心经典，博古采长。

仲景学术，薪火相传。禀大医情怀，研伤寒经典，弘仲景学术，济天下苍生！

第六届仲景论坛开幕式上，举行了仲景书院第二期开学典礼。全体学员庄严宣誓。上图为宣誓词。

培养当代大国医的摇篮——仲景书院
讲述：刘世恩

2016年10月22日，第四届仲景论坛在南阳开幕。北京、河南、南阳三地中医管理部门主导，引入社会力量参与的中医药教育培训机构仲景书院同期开班。仲景书院遴选国内经方大家为导师，选拔中医临床一线、副高以上职称的中医临床骨干为学员，以书院式精修研学、名师带徒、继续教育的形式，开展仲景经典和中医经典的研学体悟、培训实践，为中医高端人才培养探索一条适合当代中医药发展进步的新模式和新路径。2018年9月28日，仲景书院首期研修班学员在首都医科大学举行了结业仪式。仲景书院第二期于2018年10月开班，"仲景国医传人"精英班学员，经过两年八次的集中培训、跟师研修，通过了医案、教案、学案考核。2021年3月28日，仲景书院第二期精英班结业。2021年9月，第三期仲景书院精英班正式开班。

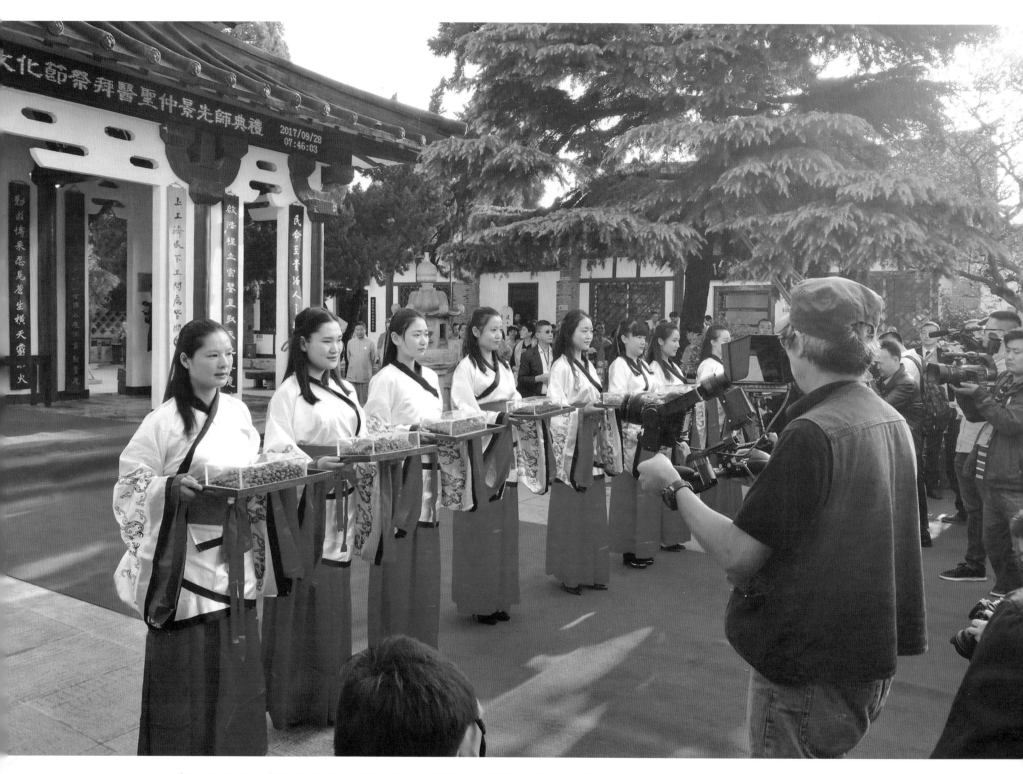

2017年9月28日，第七届中国中医药发展大会暨第十三届张仲景医药文化节在南阳开幕。代表南阳丰富中药材宝库的"八大宛药"，在医圣祠向全社会发布。

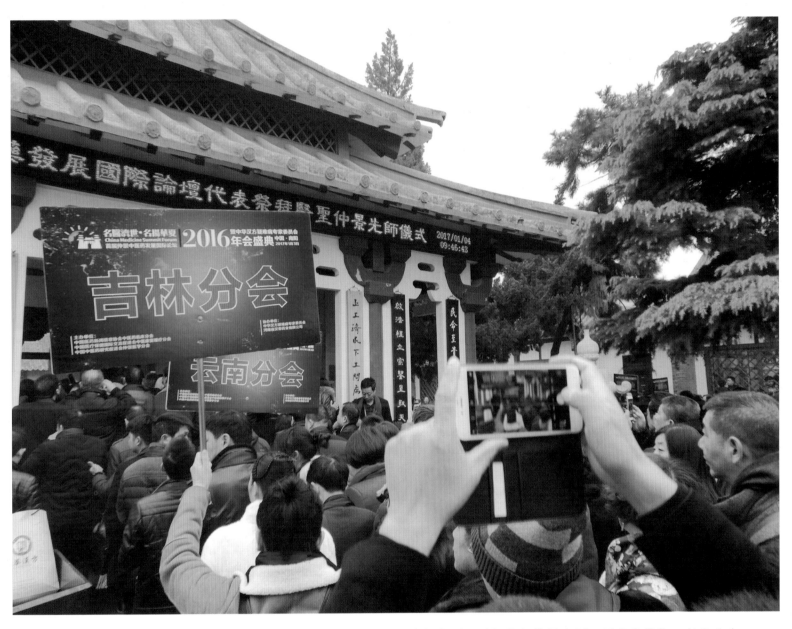

2017年1月，南阳举办首届仲景中医药发展国际论坛，与会代表到医圣祠祭拜仲景先师。以省为单位，各省分会队伍排满了医圣祠中园。仲景精神，就这样从医圣祠出发，走向了全国乃至全世界。

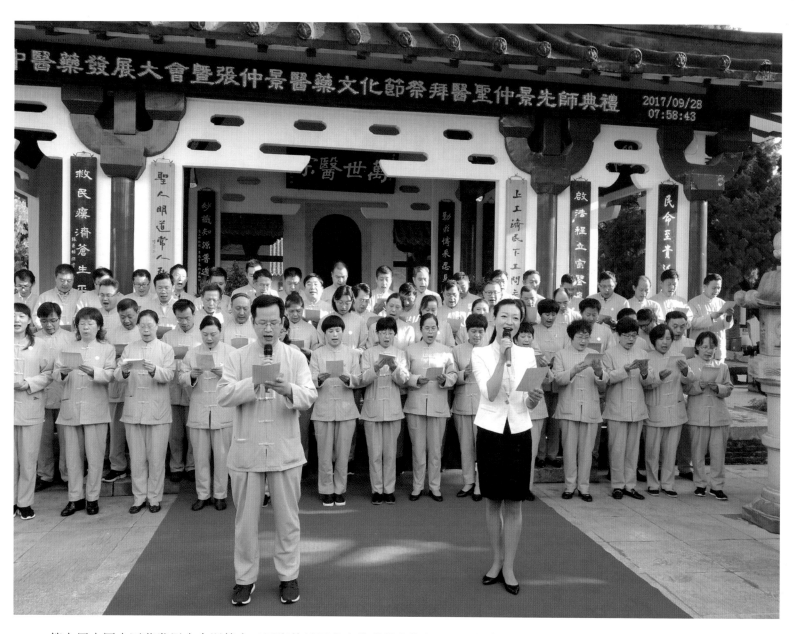

第七届中国中医药发展大会暨第十三届张仲景医药文化节举办期间，医圣祠举办了丰富多彩的中医文化活动。仲景书院学员集体诵读的《伤寒杂病论·序》，代表了仲景传人弘扬仲景学说的心声。

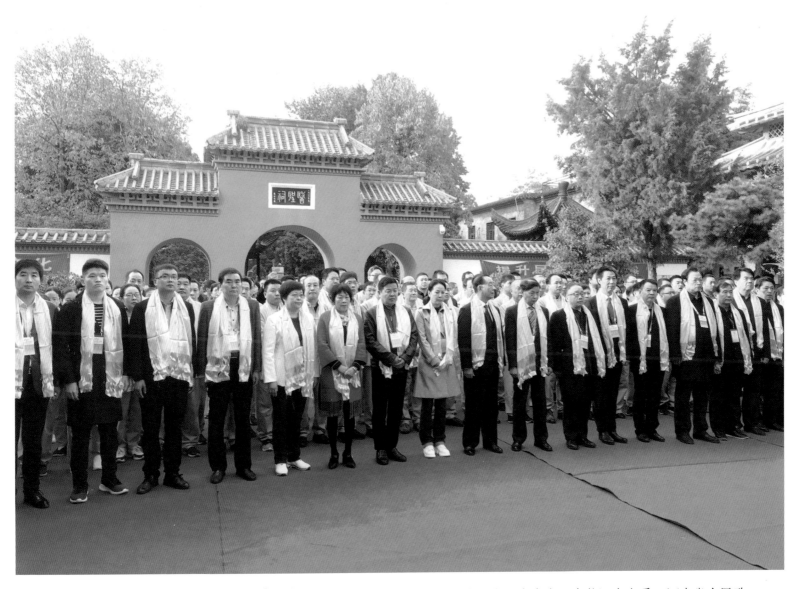

2019年10月28日，第十四届张仲景医药文化节在南阳开幕。本届节会由农工党中央、中共河南省委、河南省人民政府、欧美同学会（中国留学人员联谊会）、中华中医药学会、中国中药协会、中国中医药研究促进会、世界针灸学会联合会、中国民间中医医药研究开发协会、全国卫生产业企业管理协会共同主办，中共河南省委统战部（河南欧美同学会）、农工党河南省委、河南省卫生健康委员会（省中医管理局）、中共南阳市委、南阳市人民政府承办。与会领导和专家学者参加了在医圣祠举行的祭拜医圣先师典礼。

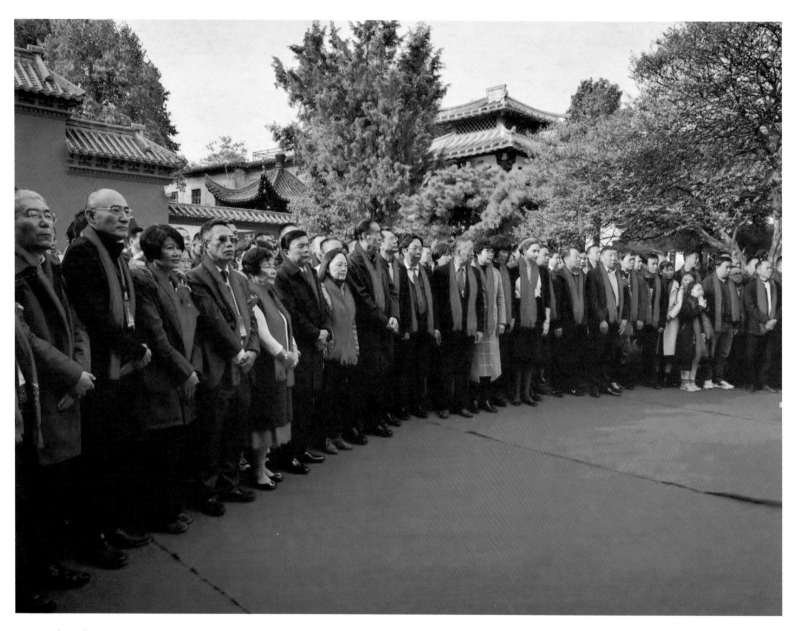

中华中医药学会等单位联合主办的"国际中医微创高峰论坛"在医圣故里南阳成功举行，近千名来自中国、俄罗斯、瑞典、加拿大、美国、英国、澳大利亚、意大利、泰国、韩国、日本、新加坡、马来西亚、伊朗、越南等19个国家和地区的代表出席了此次大会。本次活动也是第十四届张仲景医药文化节的重要学术内容之一。

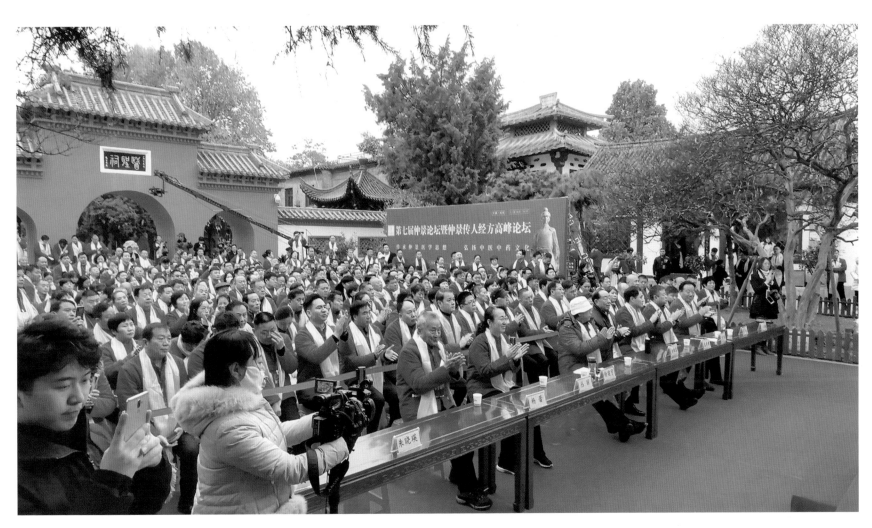

2019年10月28日，第七届仲景论坛暨仲景传人经方高峰论坛在南阳开幕。在此期间，医圣祠举行了祭拜医圣仲景先师的活动。

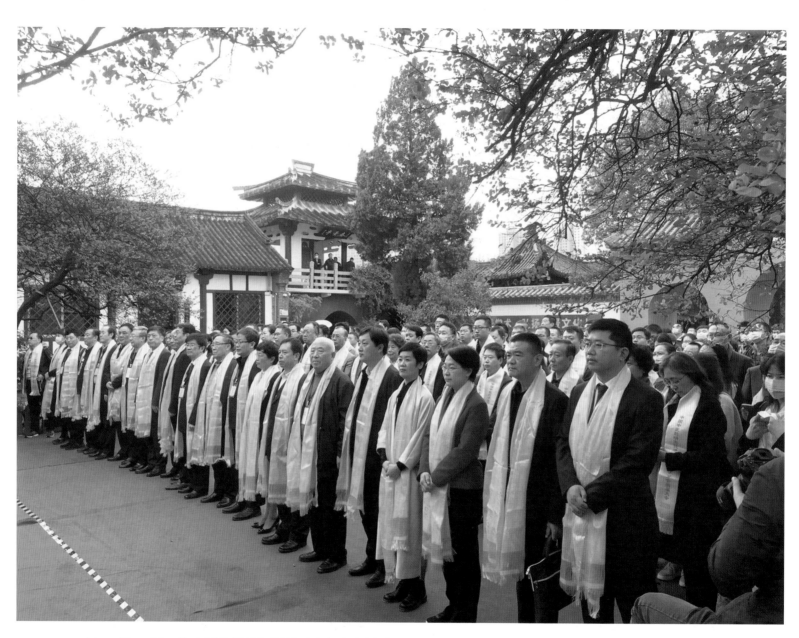

2020年10月16日，第八届仲景论坛暨国医大师名家针法经方论坛、中华中医药学会国际中医微创共同体年会在南阳举办，全体与会专家、学者参加了在医圣祠举行的祭拜医圣张仲景典礼。

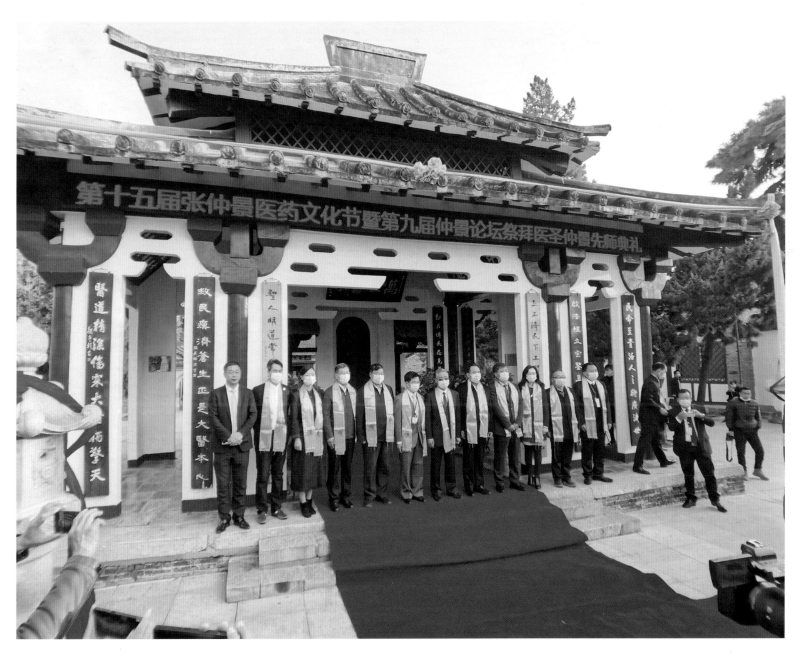

2021 年 10 月 23 日，第十五届张仲景医药文化节在南阳开幕。与会代表参加在医圣祠举行的祭拜医圣仲景先师典礼。

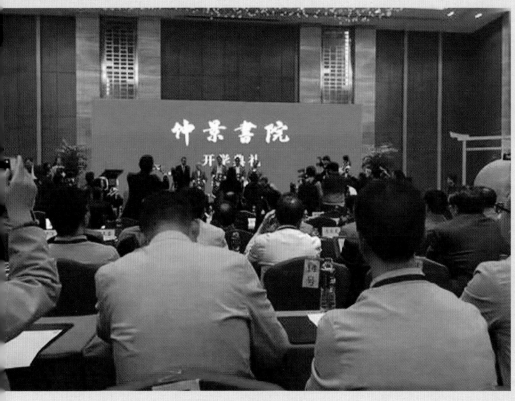

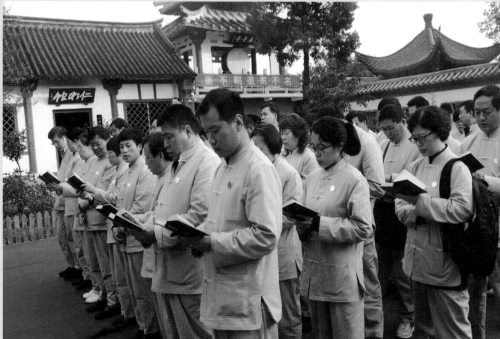

1	2
3	4

1. 仲景书院开学典礼。
2. 仲景书院学生每天在医圣祠晨读体悟仲景先师经典。
3. 张磊大师、郝万山教授为仲景书院授课。
4. 仲景书院学生在课堂上认真学习。

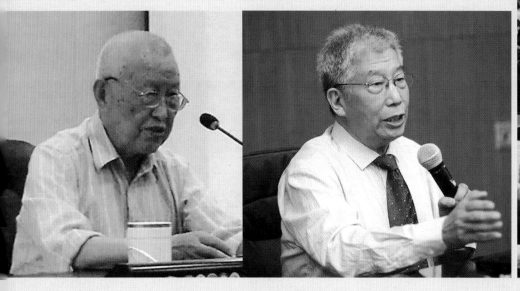

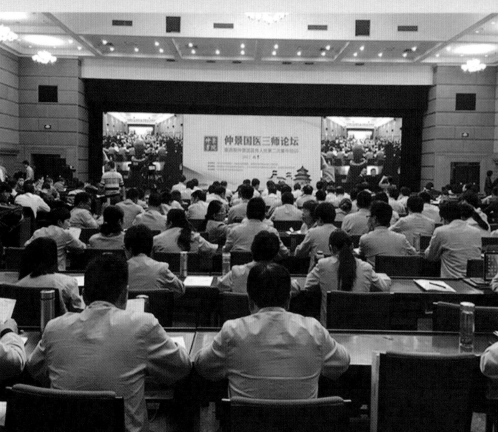

仲景书院不仅是中医教学模式的一种创新型探索实践，更成为仲景品牌的一大亮点和特色。仲景书院聘请"仲景国医三师"——仲景国医大师、仲景国医导师、仲景国医讲师为师资，聘请国内多所中医药大学的教授、博导和主任医师担任仲景国医导师。张大宁、石学敏、聂惠民、唐祖宣、张磊、梅国强、金世元等国医大师，担任仲景书院的仲景国医大师。

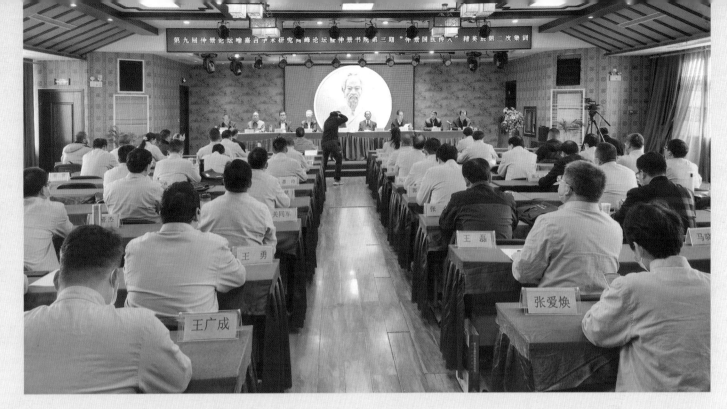

仲景书院第三期"仲景国医传人"精英班第二次集训开班。

仲景书院第二期"仲景国医传人"精英班学员，在副院长岳林、班主任刘世恩的带领下，参加第十四届张仲景医药文化节祭拜医圣仲景先师典礼。

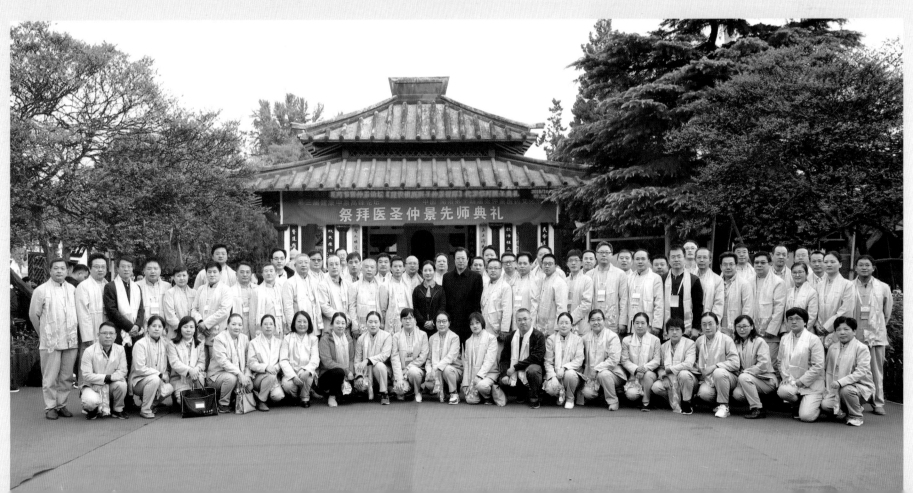

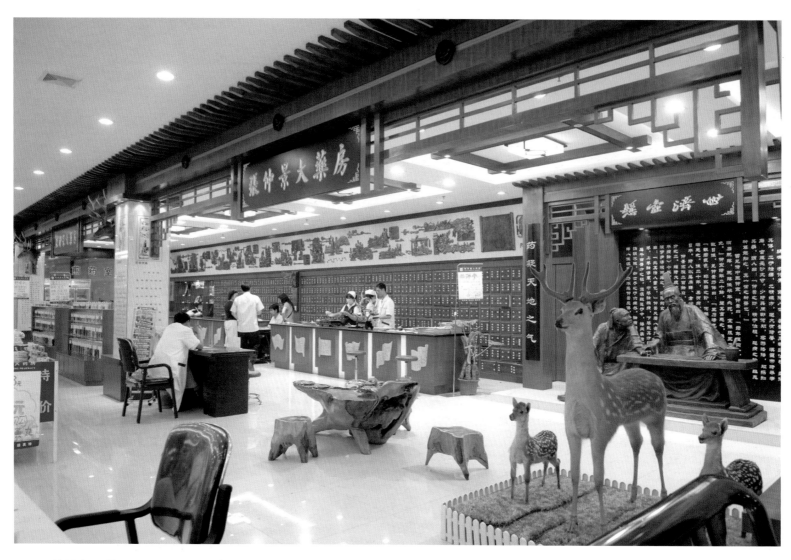

仲景宛西药业是南阳仲景品牌的重要组成部分，长期与医圣祠合作开展仲景学说的研究和仲景文化的推广，托举张仲景医药文化节，对医圣祠的文化建设作出了重要贡献。旗下的张仲景大药房创立于2004年，张仲景大药房的首家门店，建在医圣祠。在仲景精神的感召和仲景品牌的引领下，张仲景大药房成为享誉全国的仲景品牌大药房。

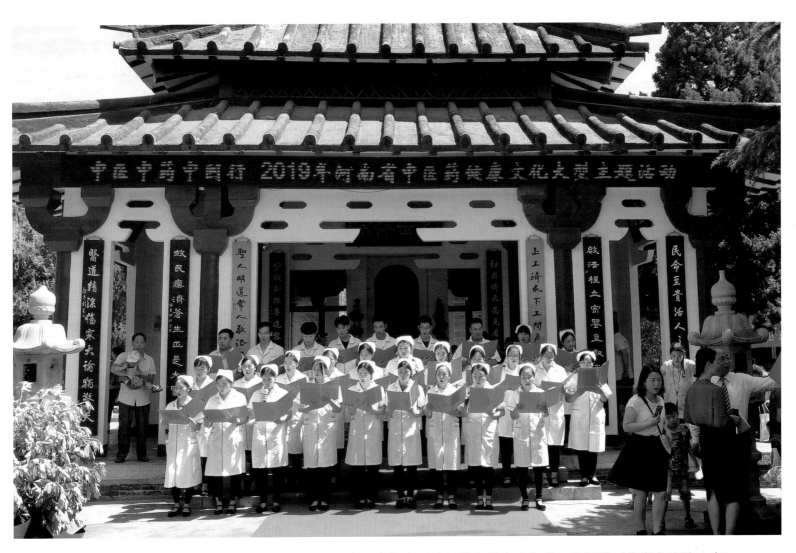

仲景宛西药业的员工在"中医中药中国行"活动中，参加在医圣祠举办的启动仪式，并诵读《伤寒杂病论·序》。

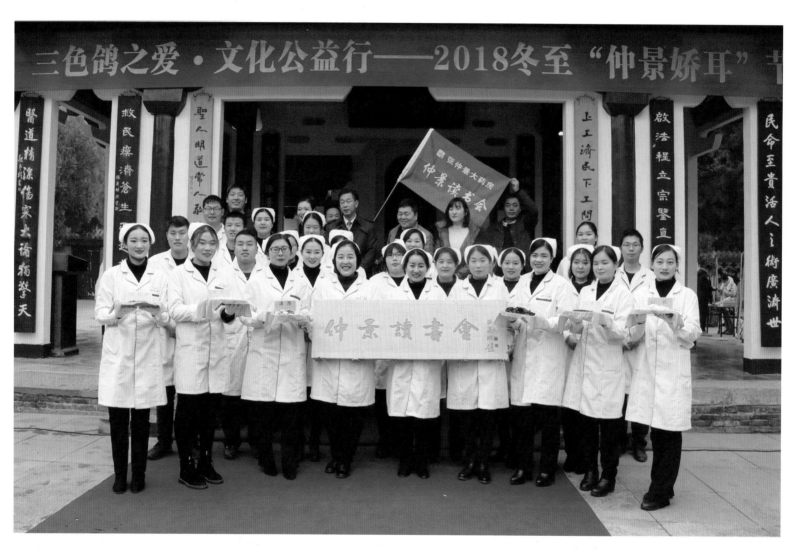

张仲景大药房是仲景品牌的重要组成部分，医圣祠的重大活动，张仲景大药房都是积极的支持者和参与者。为了提升全体员工的中医文化素养，张仲景大药房仲景读书会在医圣祠揭牌成立。读仲景经典，学中医名著，扬仲景圣名，成为张仲景大药房员工的必修课。

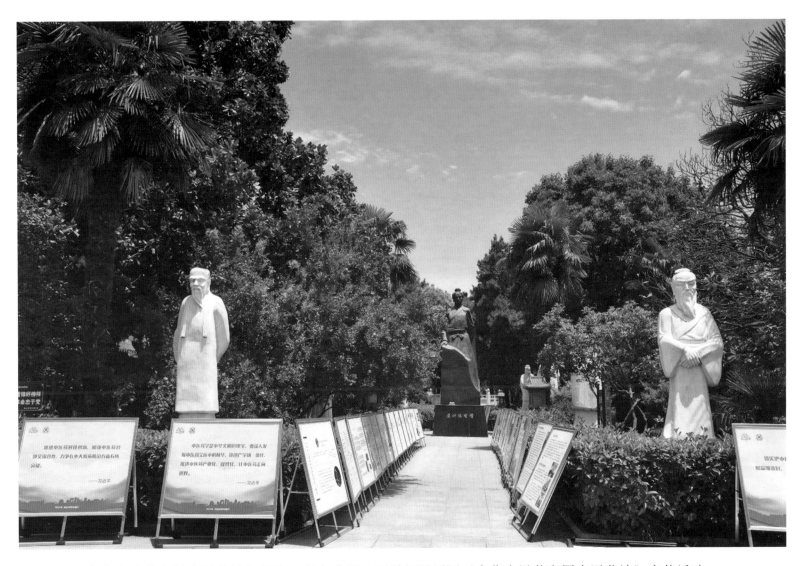

在《中华人民共和国中医药法》颁布一周年之际，医圣祠开展了《中华人民共和国中医药法》宣传活动。

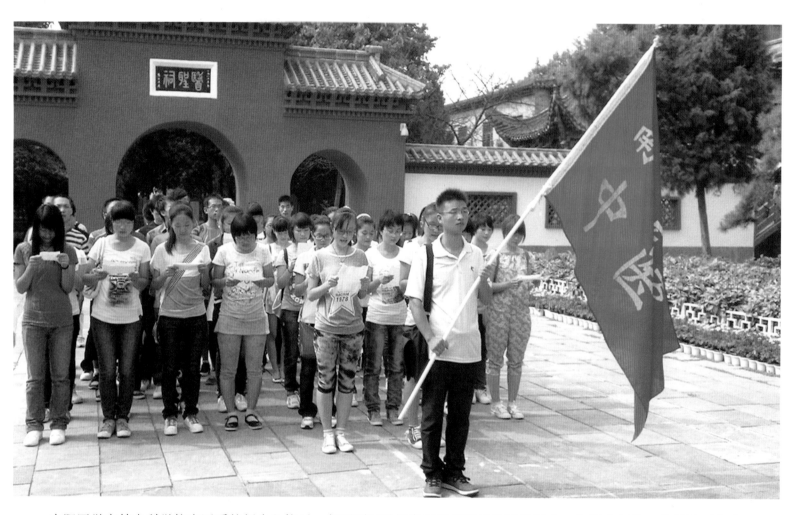

南阳医学高等专科学校中医系的新生入校后，都要到医圣祠举行敬仰医圣的研学活动。从经典起步，从诵读《伤寒杂病论·序》开始，南阳的两所中医院校，就是这样开始新学年的。

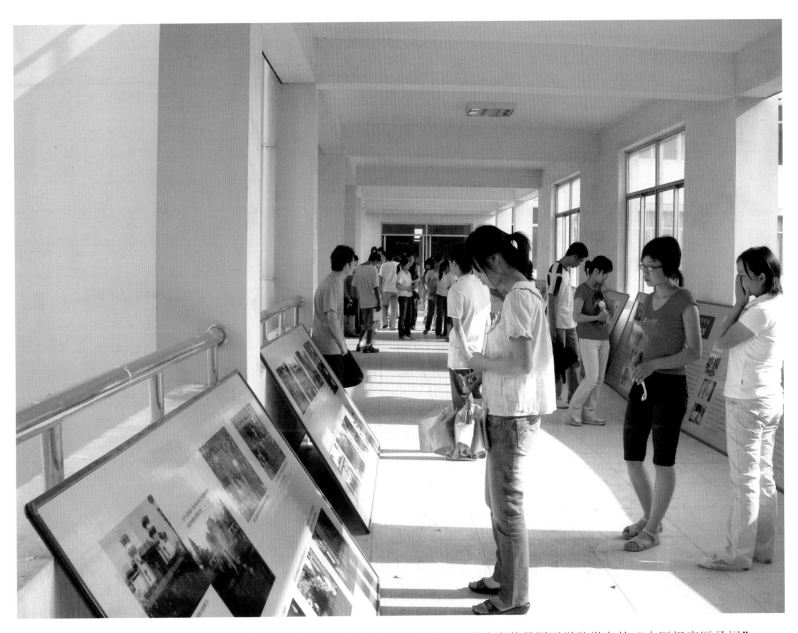

医圣祠的仲景文化展览，送到了街头、社区和大学校园。在南阳理工学院张仲景国医学院举办的"中医祖庭医圣祠"文化巡回展，展板就摆放在教室外的走廊上，学生们随时就可以观看。

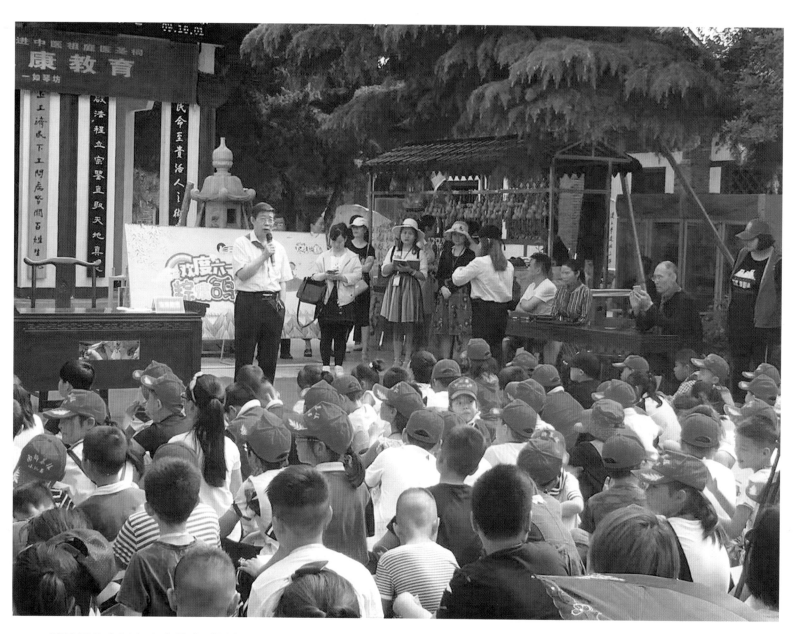

医圣祠是南阳市中小学生爱国主义教育基地，每年都有无数的中小学生走进医圣祠，学习中医知识，感受仲景文化。医圣祠经常请当地的文化名家和中医名家为同学们分享仲景文化和中医基础知识。这是仲景书院国医导师、南阳张仲景医院副院长张炜在为同学们作有关青少年心理健康的报告。医圣祠已经成为中小学生十分喜爱的第二课堂。

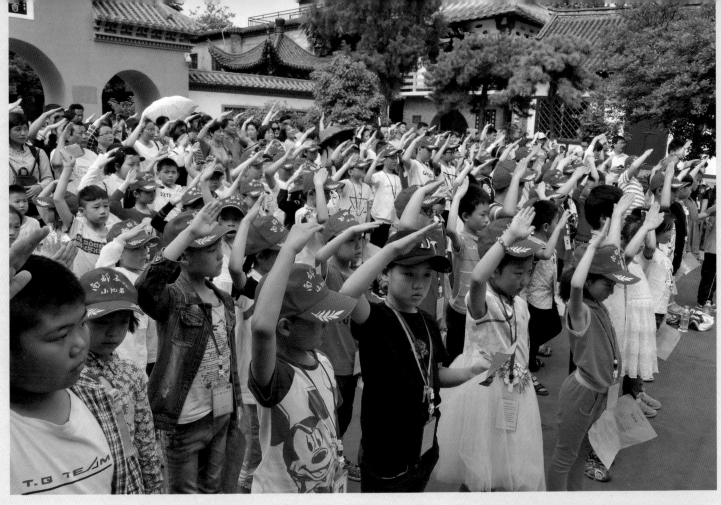

医圣祠是全国大中小学道德教育基地，每年到医圣祠参观学习、感受仲景文化和医圣祠文化的学生不计其数。学生们把对医圣祠的观感写成作文，编成节目，经常参加医圣祠举办的中医文化、仲景文化活动。他们把医圣祠当成了重要的校外课堂。

大学生志愿者，不仅参与医圣祠的公益事项，还积极参加医圣祠组织的仲景文化的演出和传播活动。这是大学生志愿者们在医圣祠参加全国中医文化科普活动中集体诵读《医圣颂》。

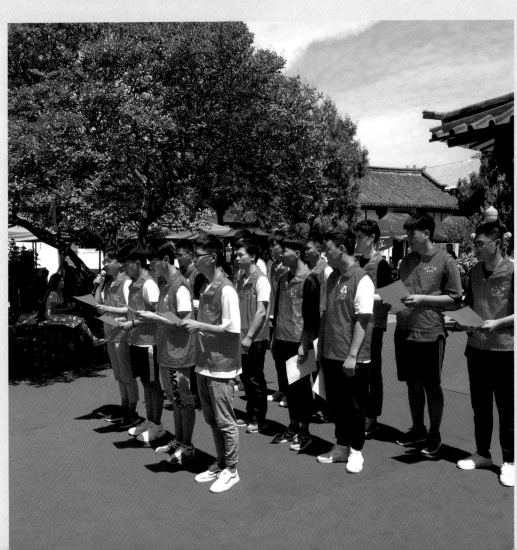

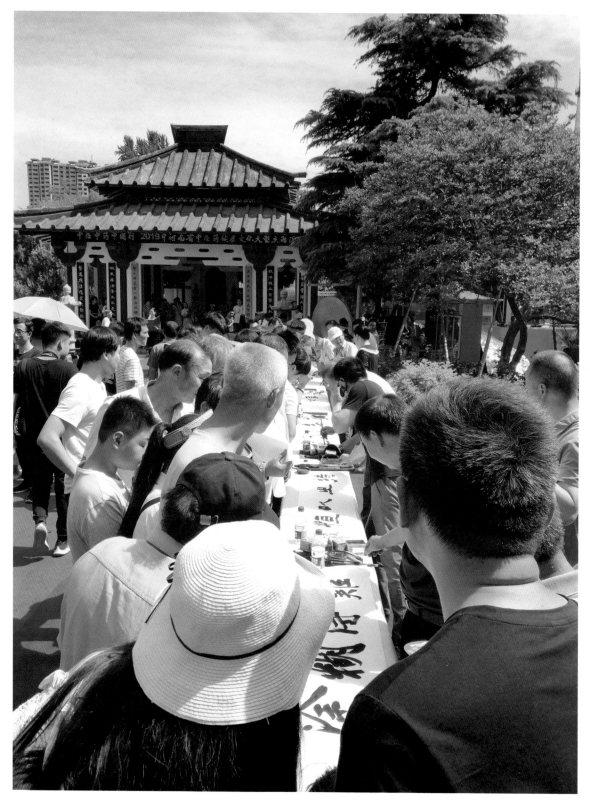

医圣祠的仲景文化活动多姿多彩。南阳市的书画家们利用医圣祠的平台，为市民提供中医养生内容的艺术服务。

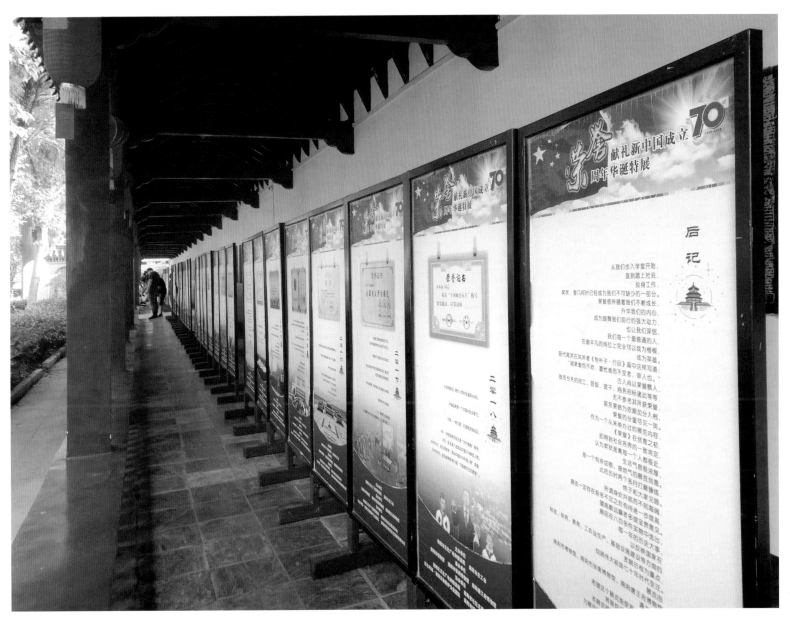

医圣祠作为大中专院校及中小学校爱国主义教育基地和医德教育基地,经常举办各种与中医药文化相关、与传统优秀文化相关的临时展览,发挥好圣地、博物馆与人文高地的文化传播功能。

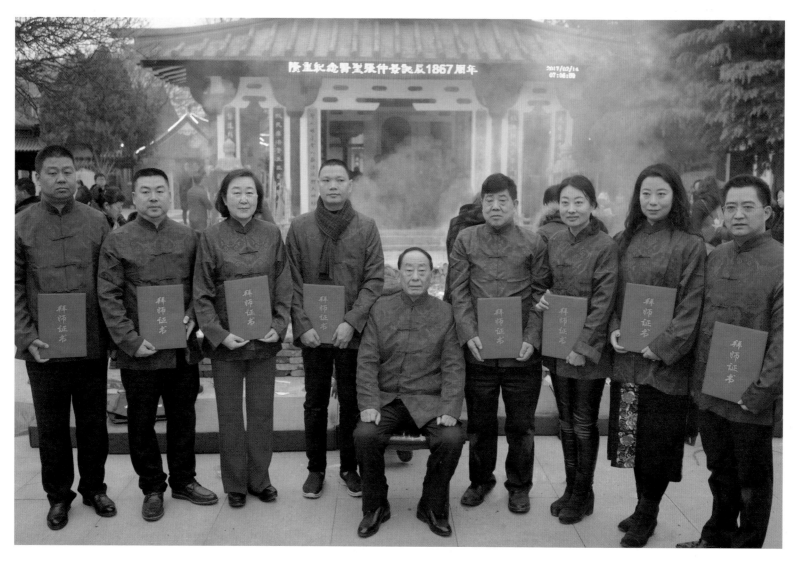

医圣仲景诞辰日，国医大师唐祖宣代表广大中医界恭读颂医圣文，并在祭拜现场举行收徒仪式。多位国医大师和仲景书院国医名师，都曾在医圣祠举行过收徒仪式。国医大师唐祖宣是从南阳基层中医院走出来的享誉全国的中医名家，在医圣诞辰1867周年祭拜活动中，又有八位中医界的名家拜唐老为师。在医圣祠拜师，对于老师和弟子，都是一件珍重于心的人生经历。

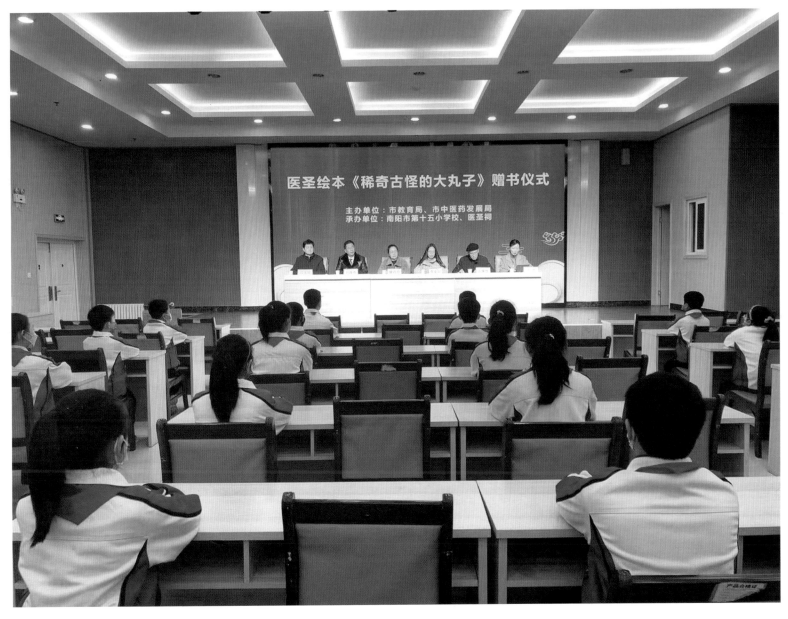

医圣祠向南阳市第十五小学校赠送医圣绘本《稀奇古怪的大丸子》。

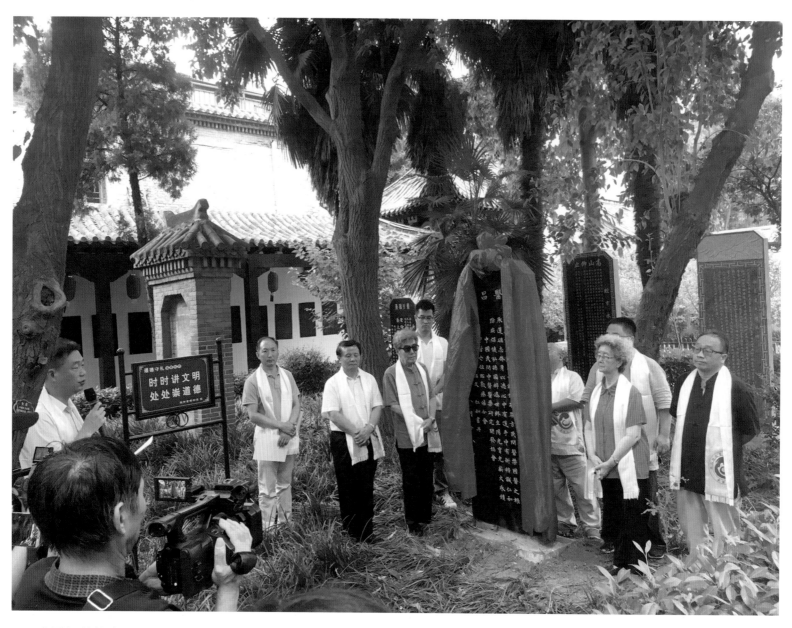

中国保健协会副理事长，曾担任《中国中医药报》社长、总编的吴大真，世界针灸学会联合会司库、世界骨伤联合会总监王凤岐，《中国中医药现代远程教育》杂志总编杨建宇，代表中国民间中医医药研究开发协会，在医圣祠立碑铭志。

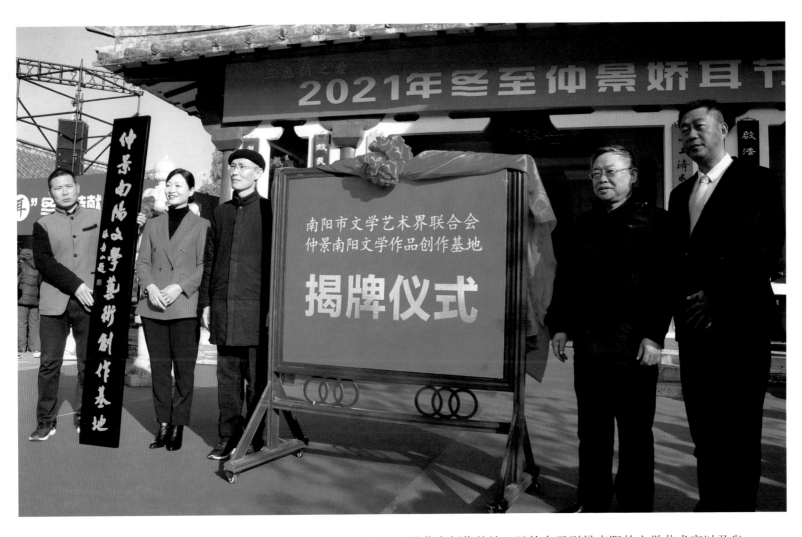

医圣祠文化园与南阳市文联共同在医圣祠创建了仲景南阳文学艺术创作基地，目的在于引导南阳的文学艺术家以及省内外的文艺大家关注仲景文化建设，关注医圣祠的进步和发展，让广大人民群众通过更多更优秀的文学艺术作品了解医圣张仲景，了解博大精深的中医药文化。

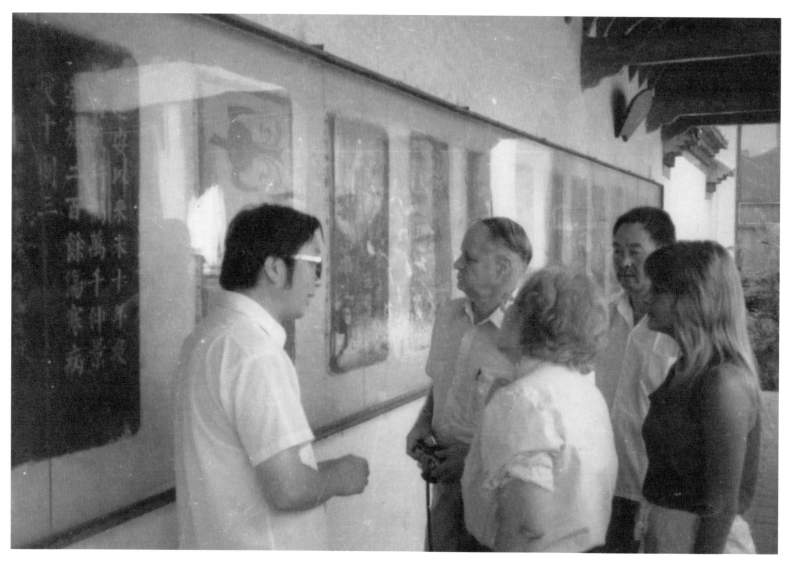

美国芝加哥大学教授韩德森1982年6月到医圣祠参观访问，赠予医圣祠英文版《伤寒论》一书，并为医圣祠题词。

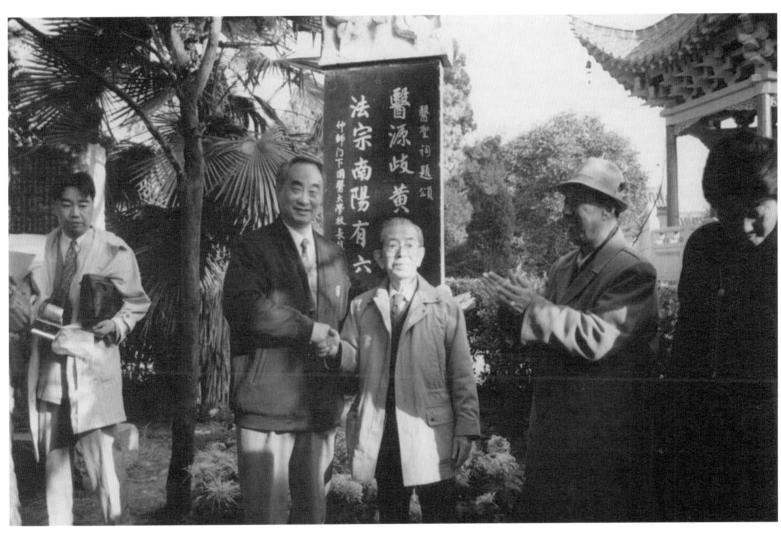

1995年5月，张仲景国医大学校长赵清理在医圣祠镌立敬仰之碑，日中医药研究会会长渡边武出席揭碑仪式。

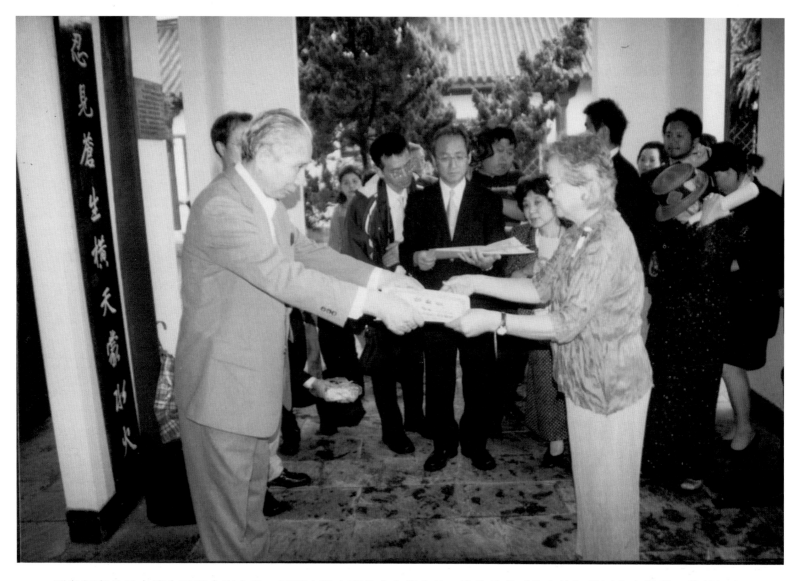

粟岛行春是日本综合医学会副会长、国际中医中药总会名誉会长，毕生从事《伤寒论》的研究和教学，仲景经方应用造诣很深。他在日本坚持开展汉方普及教育，培养汉方人才，多次到中国参加仲景学术研讨会和《伤寒论》的教学交流。他在70寿辰之际，专程到南阳参拜医圣，并在仲景墓前向其弟子们颁发结业证书。

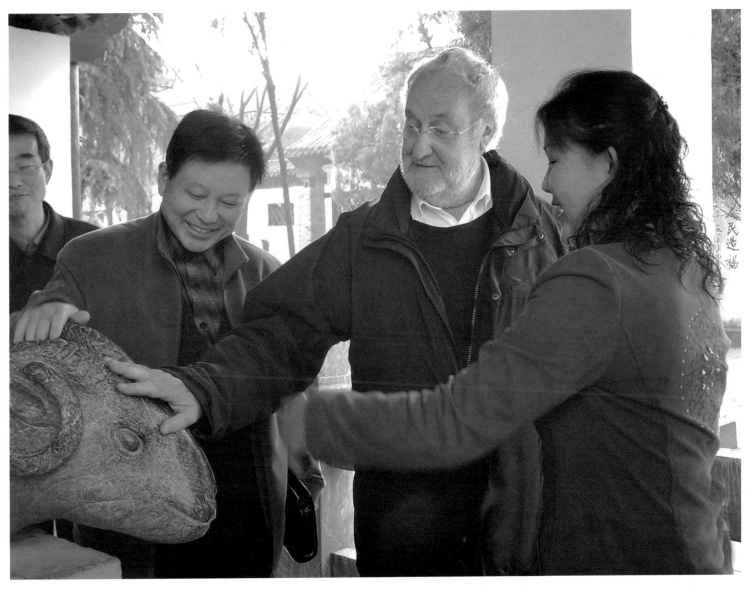

2007 年 10 月，瑞士的卫生部官员艾德克莱尔来到医圣祠。他说，能来到医圣故里瞻仰东方伟大的医学家是他多年的心愿。

传承圣业，就是把仲景先师的为民服务精神，体现在不断发展进步的中医事业中。为城乡居民提供义诊服务，是南阳中医药界的一贯坚持。每逢医圣仲景诞辰和张仲景医药节，南阳各中医院和中医堂馆，都要派中医医务人员在医圣祠为广大群众义诊，提供中医药的体验式服务。

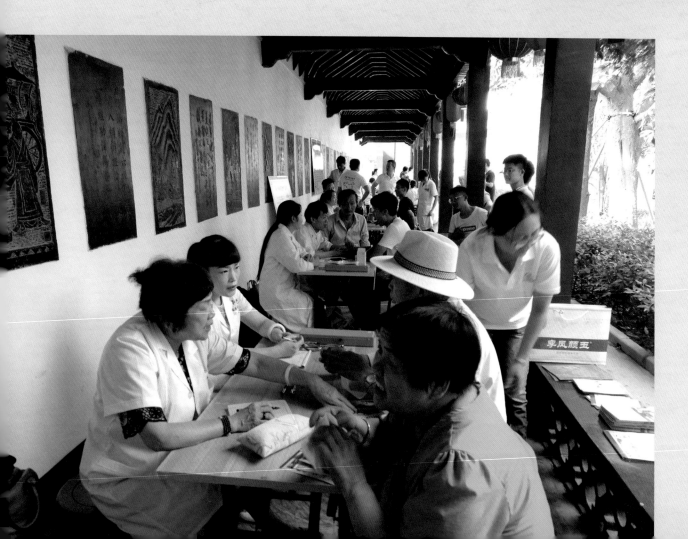

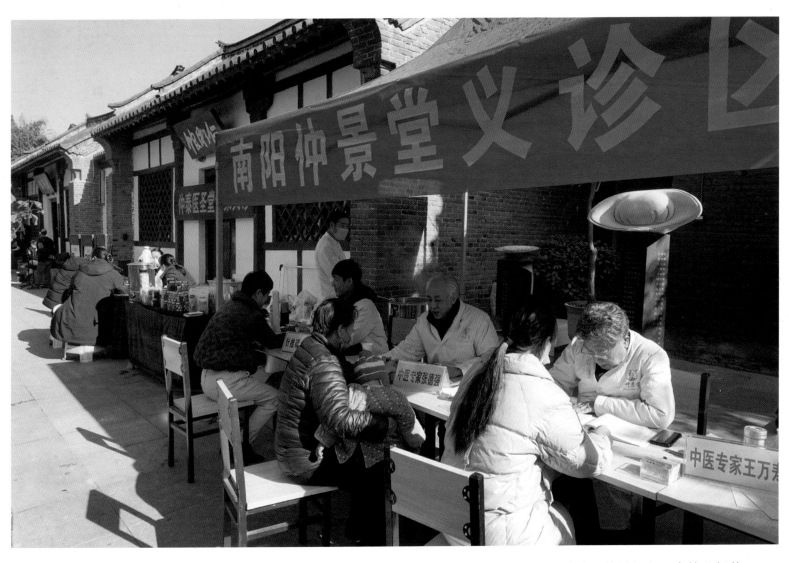

仲景堂是南阳成立最早的、以仲景命名的社会中医机构。30年来，仲景堂坚持仲景学说、仲景经方，支持弘扬仲景文化，为仲景品牌的建设作出了突出贡献。医圣祠有重大活动，仲景堂都会派出义诊专家为群众服务。仲景堂按照医圣仲景先师的法度，研制出来的"仲景娇耳"，得到了广泛的赞誉。仲景堂开设的仲景堂药膳馆，以仲景经方中"当归生姜羊肉汤"为第一药膳方，为仲景药膳的开发，做出了有益尝试。

南阳仲景堂

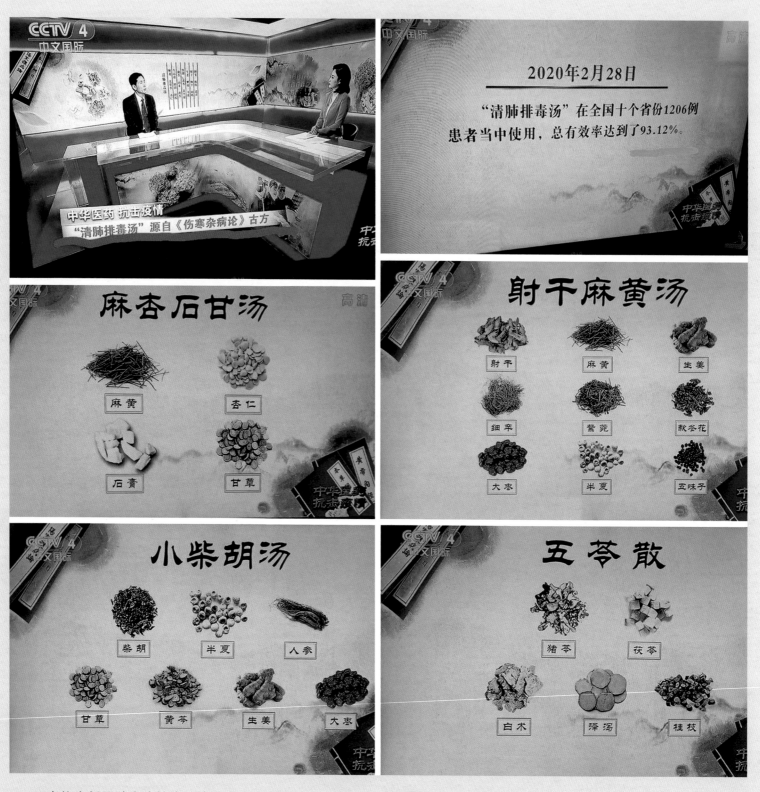

在抗击新冠肺炎疫情中，中医药对一线抗疫和广大社会层面的防疫都作出了巨大的贡献。国家中医药管理局于2020年2月17日向全国公布，"清肺排毒汤"对新冠肺炎具有肯定的疗效。"清肺排毒汤"，是由医圣张仲景《伤寒杂病论》中的四个经方组合而成。

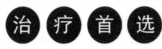

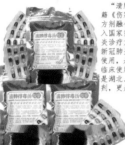

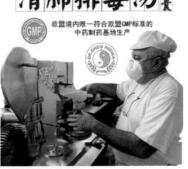

治疗首选

国家中医药管理局数据显示，66家定点医院1337例本土患者，有1323例临床治愈出院，治愈率达98.95%

"清肺排毒汤"是由中医古籍《伤寒杂病论》的多个经典方剂融合创新而成，该方被纳入国家第六版至第八版新冠肺炎诊疗方案，并作为治疗各型新冠肺炎的唯一通用方剂推荐使用，是开展系统研究最早、临床使用范围最广的方剂，也是湖北、武汉使用量最大的方剂，更是援助国际抗击新冠肺炎疫情数量最多的方剂，不仅是我国抗疫的"利器"，也为全球抗疫作出了贡献。

希腊比雷埃夫斯中医药中心制
中东欧中医药学会监制

"国家药方"
清肺排毒汤 胶囊

欧盟境内唯一符合欧盟GMP标准的中药制药基地生产

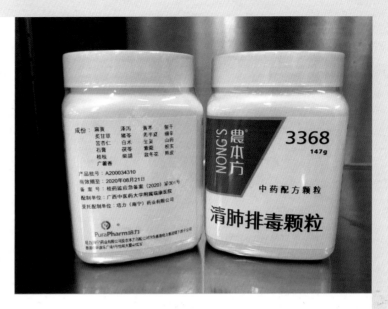

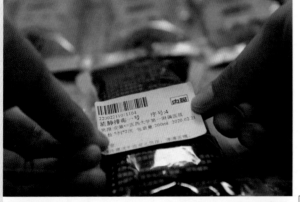

源自《伤寒杂病论》的
清肺排毒汤

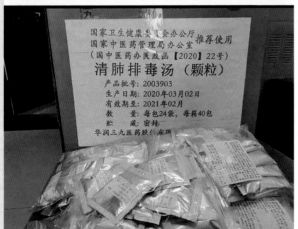

国家卫生健康委员会办公厅
国家中医药管理局办公室 推荐使用
（国中医药办医政函【2020】22号）
清肺排毒汤（颗粒）
产品批号：2003903
生产日期：2020年03月02日
有效期至：2021年02月
数 量：每包24袋，每箱40包
贮 藏：密封
华润三九医药股份有限公司

清肺排毒汤，源自张仲景《伤寒杂病论》中的新冠治疗方

2020-02-09 16:15

2月6日换闻，人民日报官方微博发布重磅消息，治疗新冠肺炎的中医方剂取得重大进展，有效率达90%。

人民日报 人民日报

2-6 19:53 来自微博 weibo.com ✓已关注

【#中医药有效方剂筛选取得进展#】据国家中医药管理局，1月27日起，经在四省份试点开展清肺排毒汤救治新型冠状病毒感染的肺炎患者临床观察显示，截至2月5日0时，4个试点省份运用清肺排毒汤救治确诊病例214例，3天为一个疗程，总有效率达90%以上，其中60%以上患者症状和影像学表现改善明显，30%患者症状平稳且无加重。专家介绍，清肺排毒汤由汉代张仲景所著《伤寒杂病论》中多个外感热病的经典方剂优化组合而成。专家提示，该方为疾病治疗方剂，不建议作为预防方使用。♪中医药有效方剂筛选研究取得阶段性进展

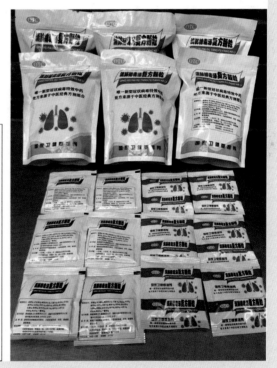

　　治疗新冠肺炎的"清肺排毒汤"方公诸于世后，抗疫一线各医院的院内制剂迅速推广，各种成药剂型迅速上市。这使疫情得到了有效的控制，对社会的平稳运行起到了安全保障的作用。

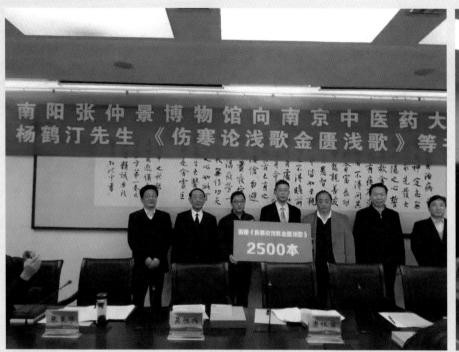
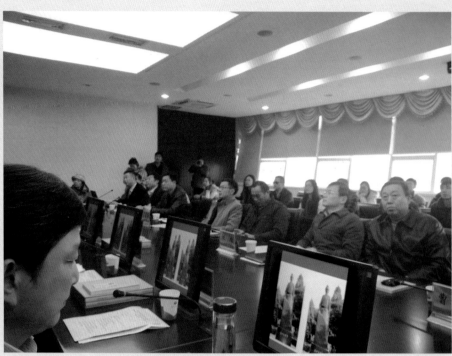
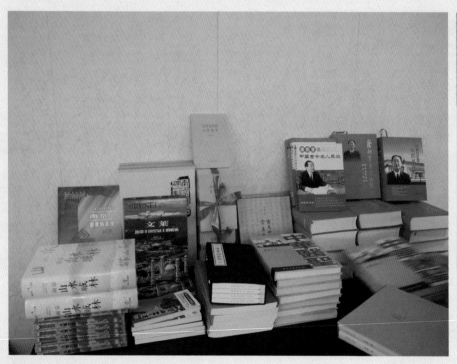
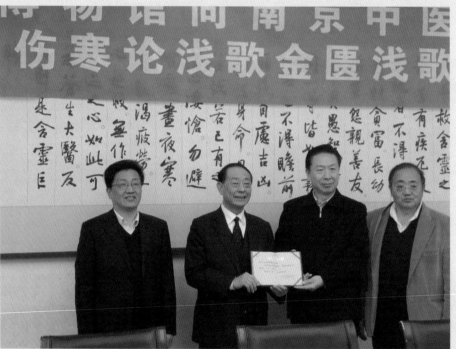

1. 医圣祠向南京中医药大学赠送《伤寒论浅歌》《金匮浅歌》，唐祖宣大师的"医学六书"，杨新华编著的"江苏文物"系列著作。南京中医药大学书记许涤平代表学校接受捐赠。
2. 刘海燕馆长向南京中医药大学汇报南阳医圣祠仲景文化建设和两部书的出版情况。
3. 捐赠给南京中医药大学的各种书籍。
4. 南京中医药大学党委书记许涤平向唐祖宣大师诚颁名誉教授证书。

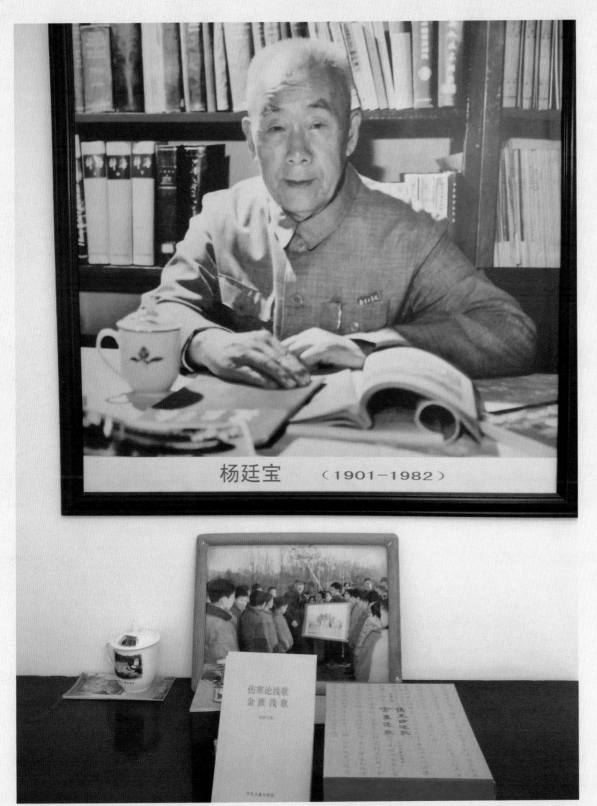

杨廷宝　　（1901—1982）

《伤寒论浅歌》《金匮浅歌》影印本和教材本
敬在南京杨廷宝纪念馆正堂杨廷宝大师像下。

《伤寒论浅歌》和《金匮浅歌》是杨鹤汀先
生弘扬仲景学说的巨大成果。1947年，杨鹤
汀辞去南阳县议长一职，到南京与长子、中国
建筑大师杨廷宝一起生活。在南京期间，他撰
写了这两部浅歌。1982年底，杨廷宝逝世，
杨廷宝故居交江苏省文物部门管理。家人把这
两部不属于杨廷宝遗物的手稿取出，珍藏在杨
廷宝三弟杨廷寊家中。医圣祠收到这两部手稿
的捐赠后，出版了影印本和教材本。因杨鹤汀
先生是在南京完成手稿写作的，医圣祠为了答
谢南京，希望把手稿的影印本和教材本赠送给
南京杨廷宝纪念馆和南京中医药大学。经时任
南京市文物局副局长的杨新华先期沟通，2015
年11月30日，医圣祠邀请国医大师唐祖宣一道
赴南京。南京中医药大学举行隆重仪式，迎请仲
景大著。医圣祠与南京中医药大学达成了有关
中医文化的合作协议，校方恭聘唐祖宣大师为
名誉教授。医圣祠又把杨鹤汀先生两部手稿影
印本，敬献回杨廷宝故居。南京媒体以《半座南
京城都是他打造的》为文，对医圣祠这次捐书活
动进行了报道，引起了南京乃至全国建筑学界
对杨廷宝先生的深切怀念。

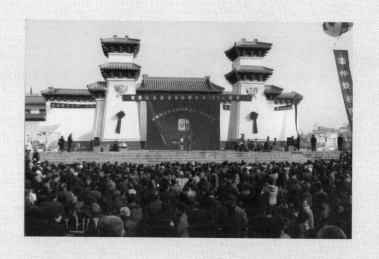

张仲景是伟大的中医学家，是万世医宗的医圣；中医界称张仲景为"仲景先师"，百姓称张仲景为"医圣爷"。医圣祠是敬颂先师、祭拜"医圣爷"的圣地。

《伤寒杂病论》树立了张仲景在中医界的核心学术地位，而敬在老百姓心头成为健康之神圣，则是靠广大百姓津津乐道、口口相传的仲景传说。相传张仲景早年拜同郡名医张伯祖为师学习医术，很早就立下了"不为良相，则为良医"的志向。后来他遍访天下名医，成就了高超的医术。晋代大医家皇甫谧《针灸甲乙经·序》中，记述了仲景为王粲看病"望色先知"的故事；宋代《古琴疏》中，记述了仲景在桐柏山为古猿诊病疗疾并制作"古猿""万年"两张古琴的故事。仲景在长沙任上"坐堂行医"的故事和仲景发明饺子、体恤百姓疾苦的故事，更是妇孺皆知、广为流传。

相传，农历正月十八是医圣张仲景的诞辰。南阳从明清开始，于每年的三月三、九月九，在医圣祠举行较大规模的祭祀活动和庙会。每逢农历正月十八，南阳当地的百姓聚集到医圣祠，献香拜祭、诚祷祈福。百姓游园看大戏，地方中医药界在医林会馆进行医术交流，为百姓义诊施药。仲景诞辰在南阳沿习成了一个特殊的民间节日。

中华人民共和国成立后，南阳举行了多次国家级和国际级的仲景学术思想研讨会。每一次研讨会，与会的专家学者都要到医圣祠祭拜仲景先师。南阳的中医院校每逢开学季，都会组织新入学的中医学子到医圣祠祭拜仲景先师，在医圣墓前，立誓铭志。

进入 21 世纪，国家中医药管理局与河南省政府主办、南阳市政府承办，在南阳连续举办张仲景医药文化节。节会的主体活动之一，就是全体与会来宾到医圣祠共同参加隆重的祭拜医圣张仲景的典礼。这是传统张仲景祭祀活动、纪念活动有效的文化延伸。

"医圣张仲景祭祀"，已被列为河南省非物质文化遗产。

万祀千龄

中 医 祖 庭

万 祀 千 龄

男女声对唱《医圣仲景》
演唱：姜涛　郭果

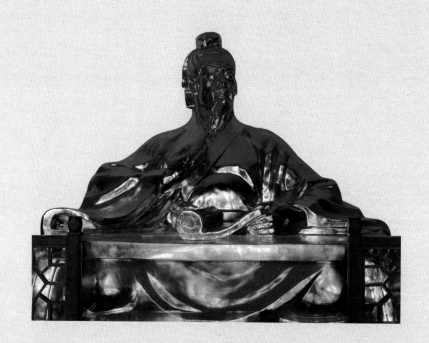

医圣张仲景贴金塑像

设计雕塑：张一平　谢　翔

贴金：北京大道堂中医养生研究院

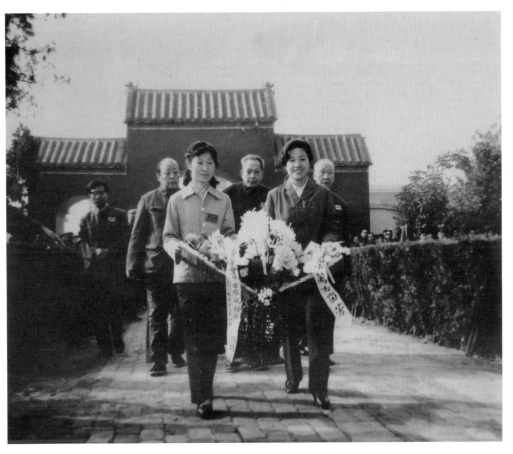

1982年10月举行的全国张仲景学说学术讨论会开幕期间，国内中医大师、各省地市的中医名家、日本汉方医学参会团的与会嘉宾，共同来到刚刚修建好的中医祖庭医圣祠，举行隆重的祭拜医圣仲景先师的活动。

向医圣敬献花篮，代表着改革开放后广大的中医队伍信心满怀，继承仲景学说，传承仲景功德，弘扬仲景精神的壮志宏图。

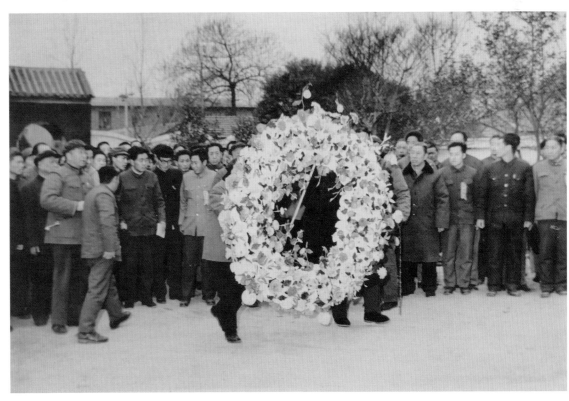

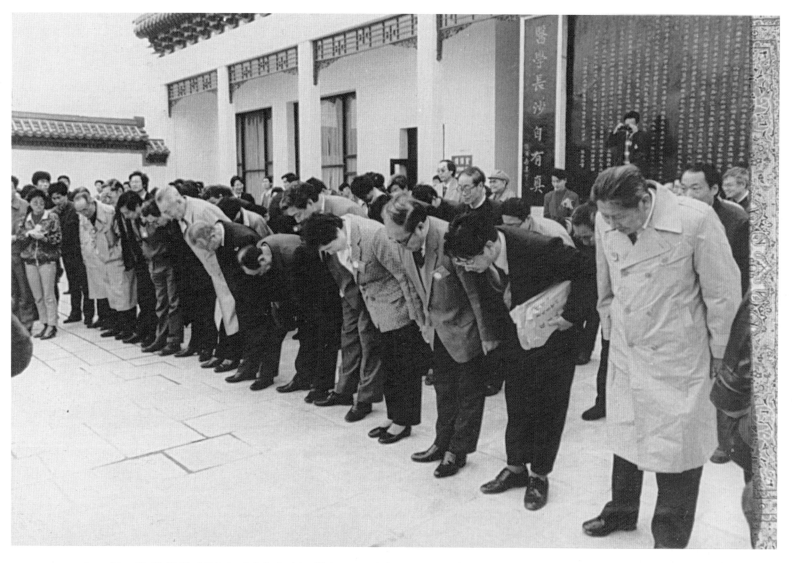

1991年4月，张仲景学术国际研讨会在南阳举行。研讨会期间，与会中外专家、学者到医圣祠祭拜医圣张仲景。

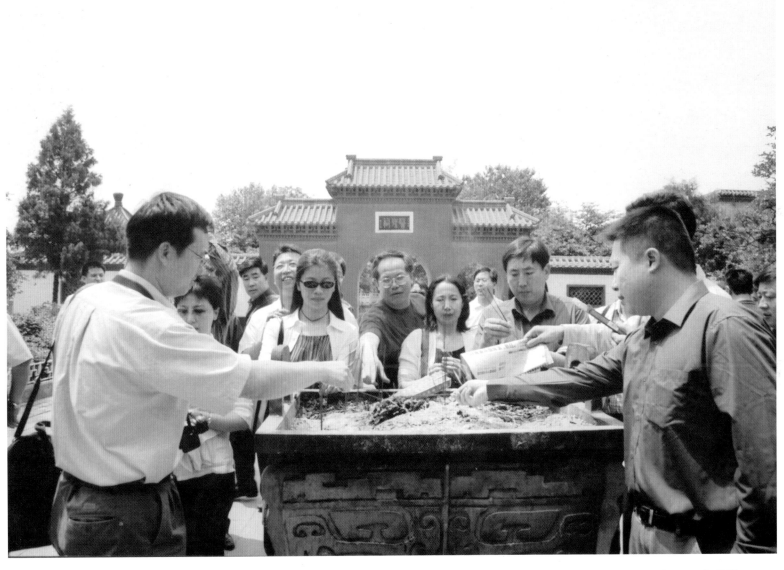

2000 年初秋，北京采访团到南阳做汉代文化专访。在医圣祠，记者们怀着对医圣张仲景的敬仰之情，在医圣墓前燃香祭拜。

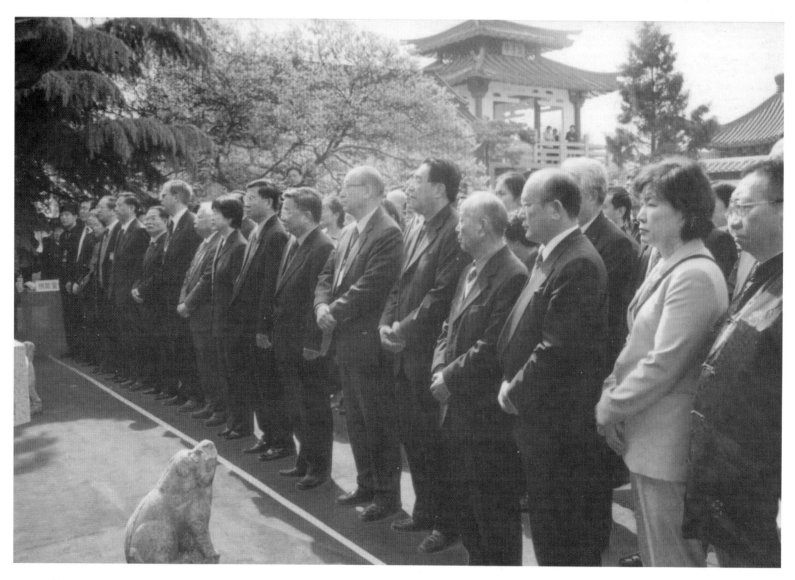

第一届张仲景医药节，2002年4月8日在医圣故里南阳开幕，由国家中医药管理局与河南省政府主办，南阳市政府、中国中医研究院承办，旨在"传承仲景学术，弘扬中医国粹"。第一届节会有着丰富的内容：拜祀医圣张仲景、中医名家书画展、世界贸易组织(WTO)与中医现代化产业高级论坛、21世纪张仲景经方研究与开发研讨会、中医名家义诊活动、中医药参观考察、中药材标本及伏牛山中药材展、中医药科技成果展等。图为国家中医药管理局领导与到会嘉宾共同在医圣祠举行祭拜医圣仲景典礼。

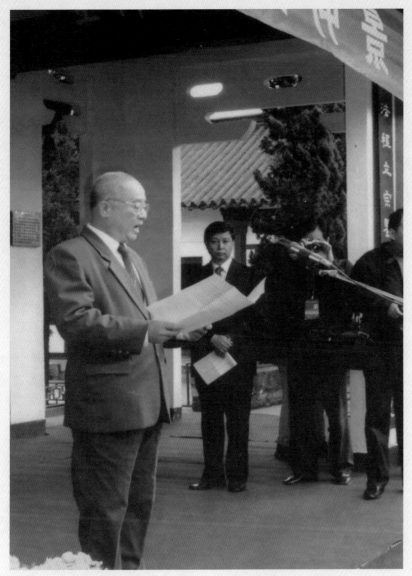

第二届张仲景医药节，祭拜医圣张仲景典礼，中华中医药学会医古文研究分会主任、北京中医药大学教授钱超尘恭读《祭拜医圣张仲景文》。

第二届张仲景医药节与会专家学者在医圣祠参加祭拜仲景先师仪式。

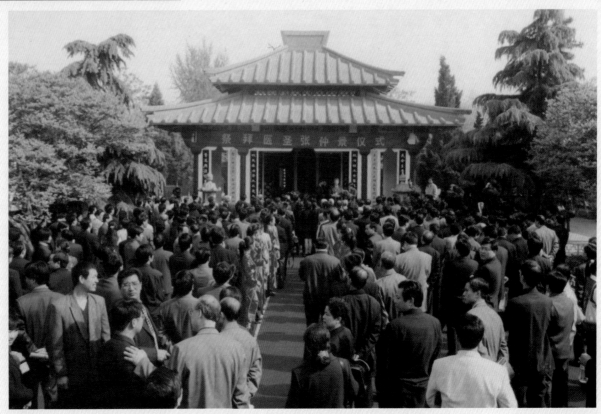

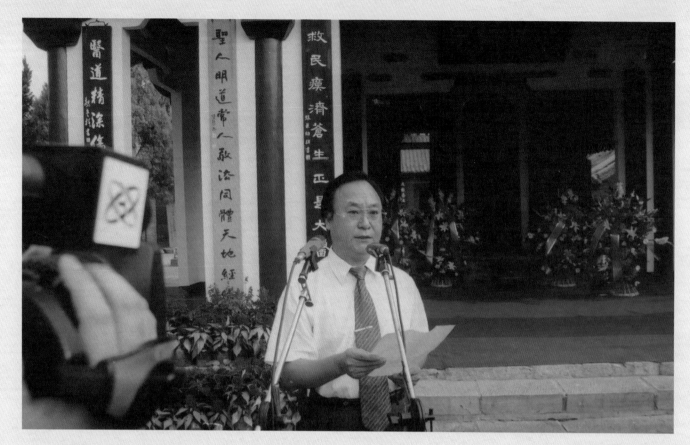

北京中医药大学副校长、中华中医药学会仲景学说专业委员会主任委员王庆国在第三届张仲景医药节祭拜医圣张仲景典礼上恭读《敬仰仲景先师文》。

参加第三届张仲景医药节的专家学者向医圣仲景先师敬香。

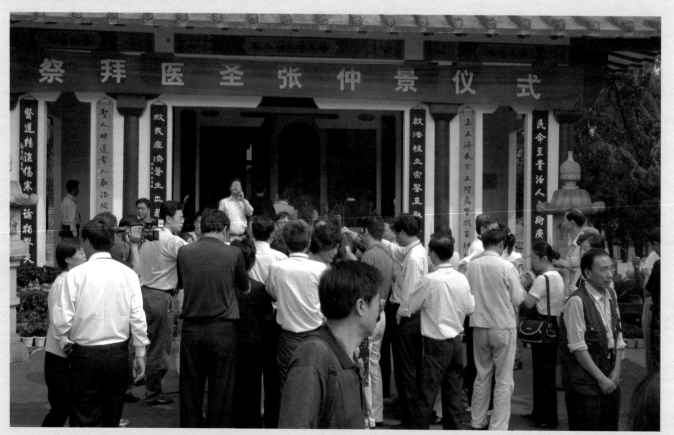

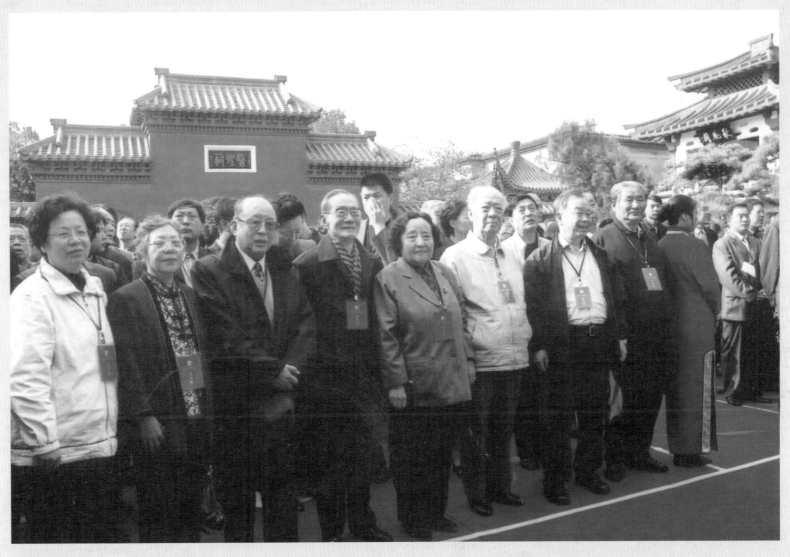

参加第三届张仲景医药节祭拜活动的北京名老中医代表团。

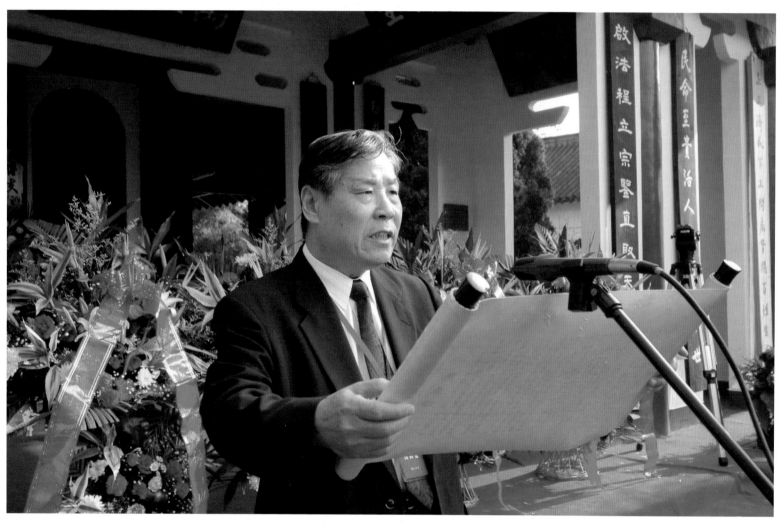

第四届张仲景医药节，举行祭拜医圣典礼，中国中药协会会长张洪魁恭读《祭拜医圣张仲景文》。

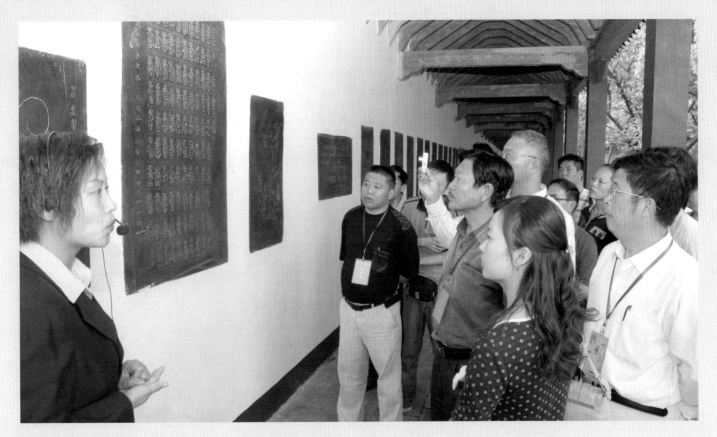

参加第五届张仲景医药节祭拜医圣典礼的嘉宾在讲解员的带领下参观医圣祠。

第五届张仲景医药节期间，仲景宛西制药董事长孙耀志在医圣祠与媒体畅谈仲景品牌的发展与创新。

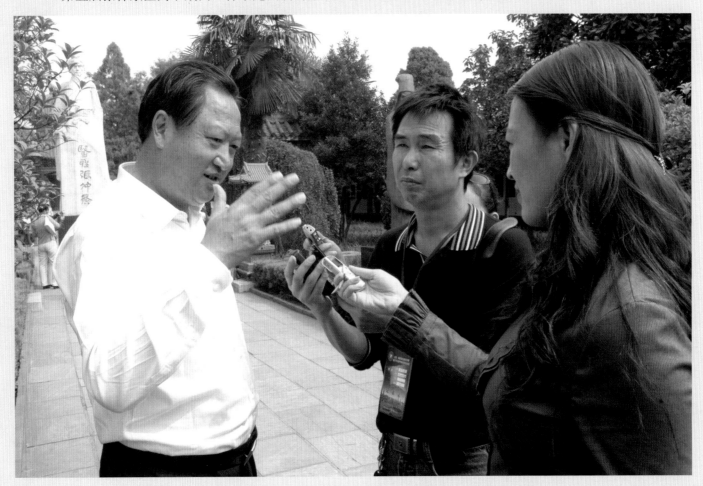

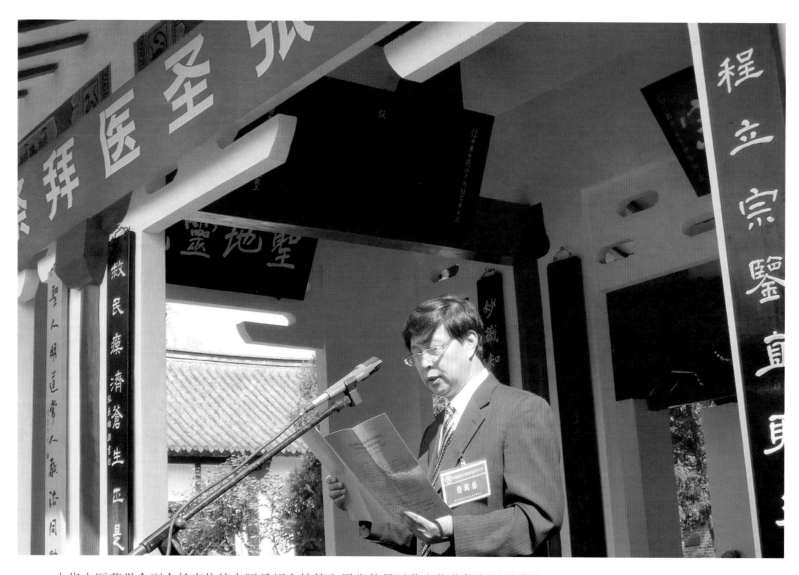

中华中医药学会副会长李俊德在医圣祠主持第六届张仲景医药文化节祭拜医圣典礼。

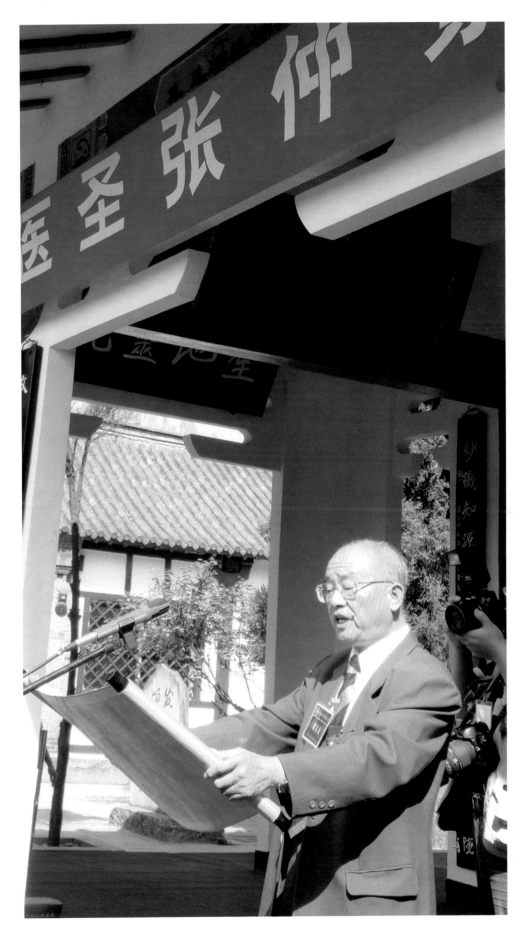

第六届张仲景医药文化节祭拜医圣典礼，北京中医药大学教授钱超尘宣读《祭医圣文》。

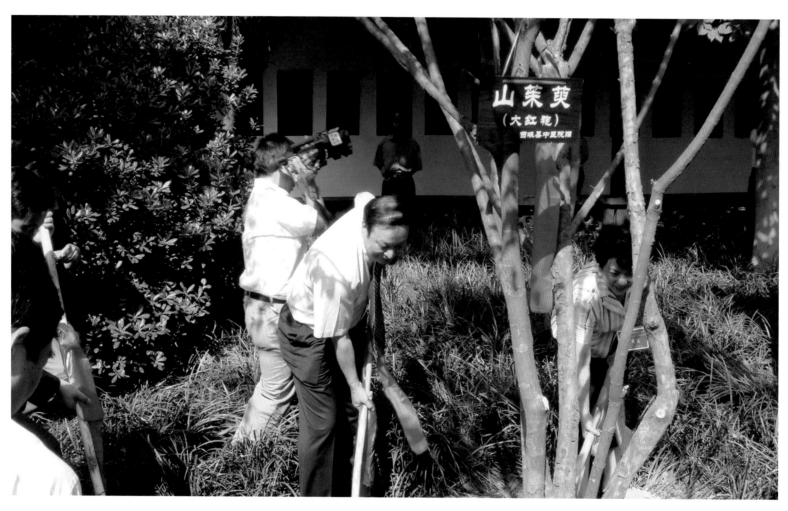

第六届张仲景医药文化节祭拜医圣张仲景典礼上，卫生部副部长、国家中医药管理局局长王国强与省市领导，同中医专家一道，在医圣祠六角碑亭旁种下代表南阳中药材的树种山茱萸树。

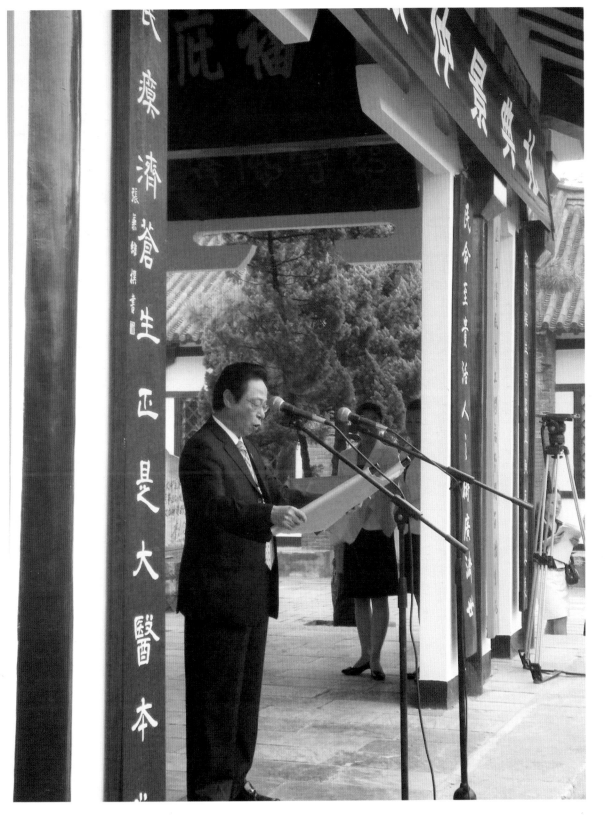

孙光荣于第二届仲景论坛
恭读《医圣仲景颂》

国医大师孙光荣在第七届张仲景医药科技文化节祭拜医圣典礼上恭读《颂医圣先师文》。

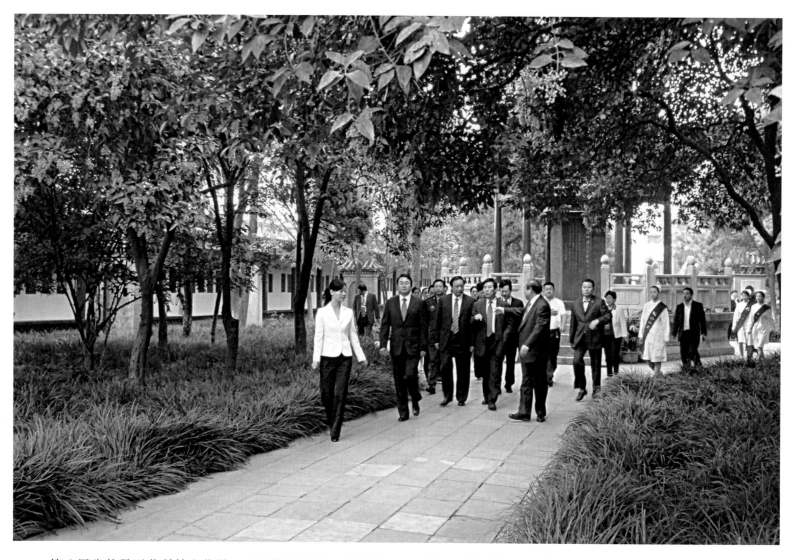

第八届张仲景医药科技文化节，由国家卫生部、科技部、文化部、解放军总后卫生部、河南省人民政府联合主办。
各位领导和来自全国的中医药界的专家学者，步入医圣祠，参加祭拜医圣张仲景典礼。

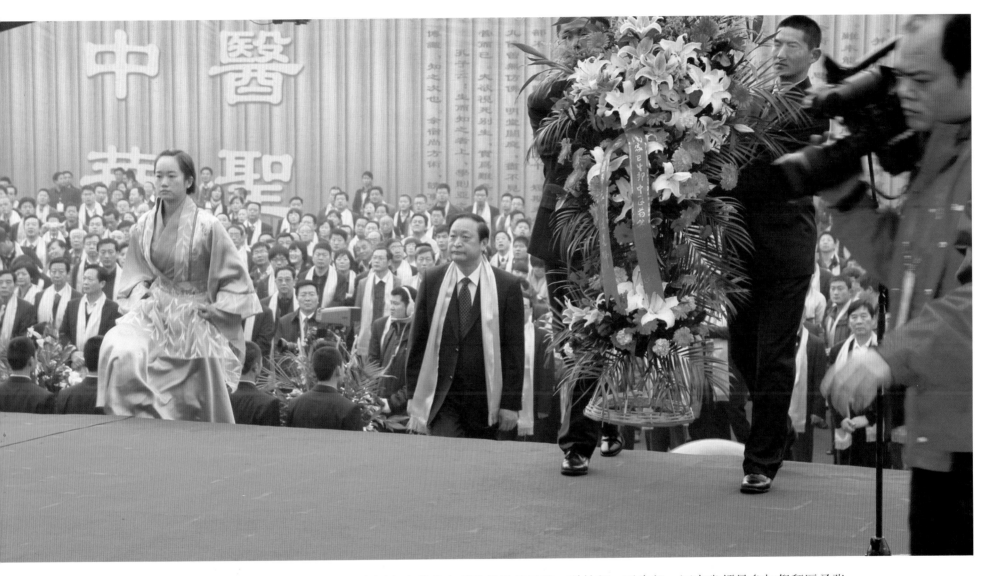

第十届张仲景医药科技文化节，第十一届全国人大常委会副委员长桑国卫，科技部、卫生部、河南省领导参加祭拜医圣张仲景典礼。卫生部副部长、国家中医药管理局局长王国强，怀着对医圣张仲景的无上敬仰之情，由医圣祠大门外广场拾级而上，代表全国中医药界向医圣张仲景敬献花篮。

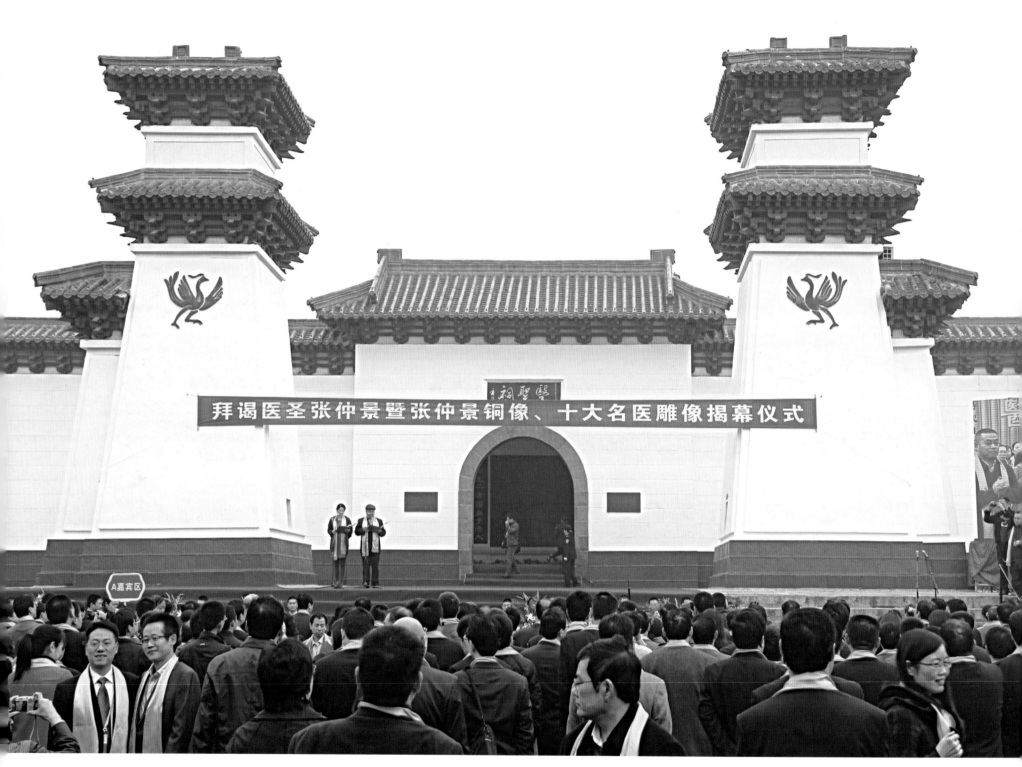

在第十届张仲景医药科技文化节祭拜医圣的典礼上，隆重举行了医圣张仲景铜像和十大名医雕像的揭幕仪式。

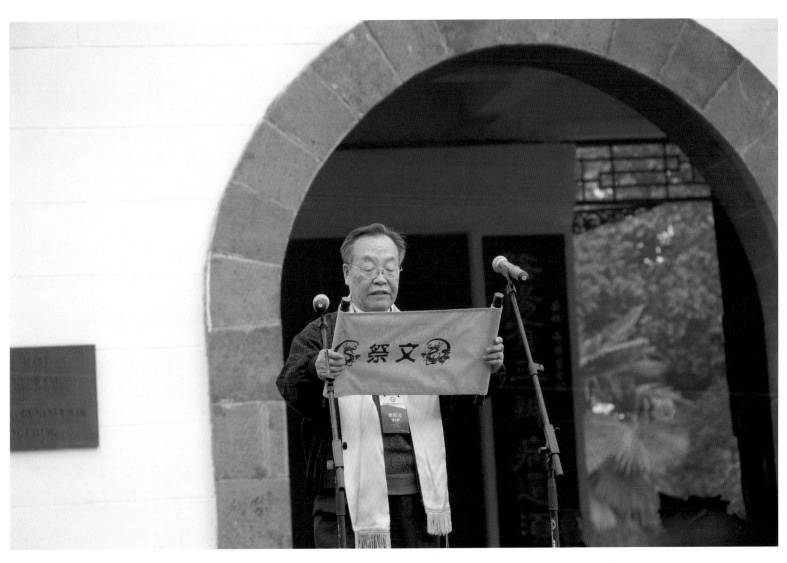

第十届张仲景医药科技文化节祭拜医圣典礼上，中国中药协会副会长张世臣教授宣读《祭医圣张仲景文》。

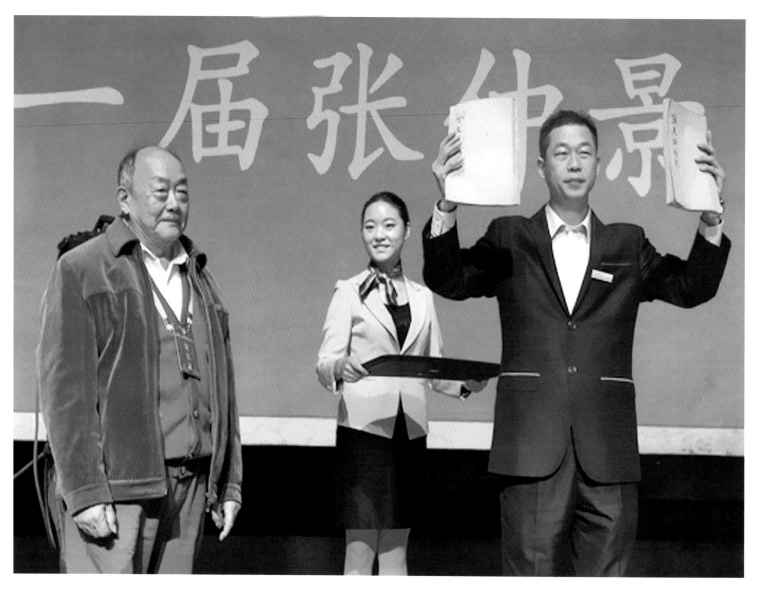

第十一届张仲景医药文化节开幕式上，中国工程院院士杨士莪，向医圣祠捐赠了他的祖父杨鹤汀先生编撰的《伤寒论浅歌》《金匮浅歌》手稿。张仲景博物馆刘海燕馆长珍重地接过手稿。刘海燕馆长向杨士莪院士回赠了医圣祠与中医古籍出版社联合出版的这两部手稿的精装影印本。这两部手稿已经成为医圣祠的镇馆之宝。

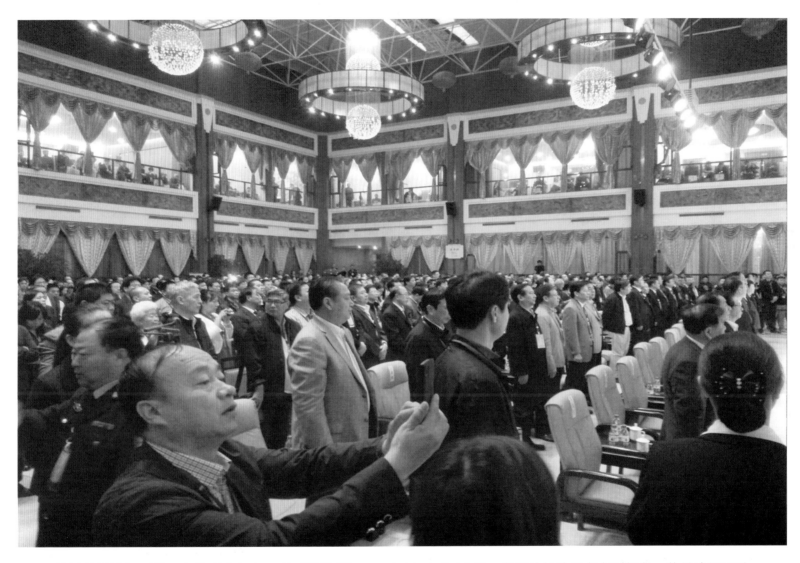

首届仲景论坛开幕，全体嘉宾起立，奏《医圣颂》。2013年10月22日，首届仲景论坛在南阳创立。仲景论坛可以视作中医界最高论坛。第一届仲景论坛，由卫生部副部长、国家中医药管理局局长王国强敲响开坛第一锣。第二届仲景论坛，由第十一届全国政协副主席厉无畏鸣锣开坛。由医圣祠与仲景宛西药业联合主创的大型交响乐《医圣颂》在仲景论坛上奏响。《医圣颂》是张仲景医药文化节和仲景论坛的主题歌。

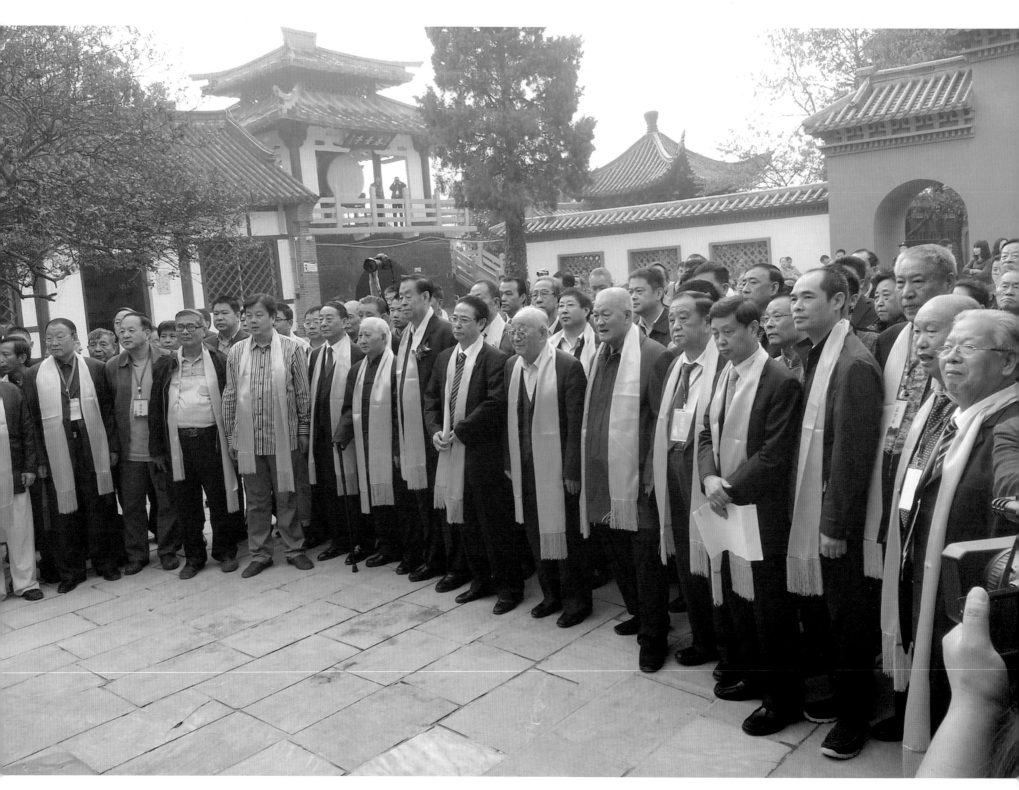

国医大师唐祖宣、吕景山、石学敏、孙光荣、金世元、李士懋，在参加第二届仲景论坛之前，到医圣祠祭拜仲景先师。

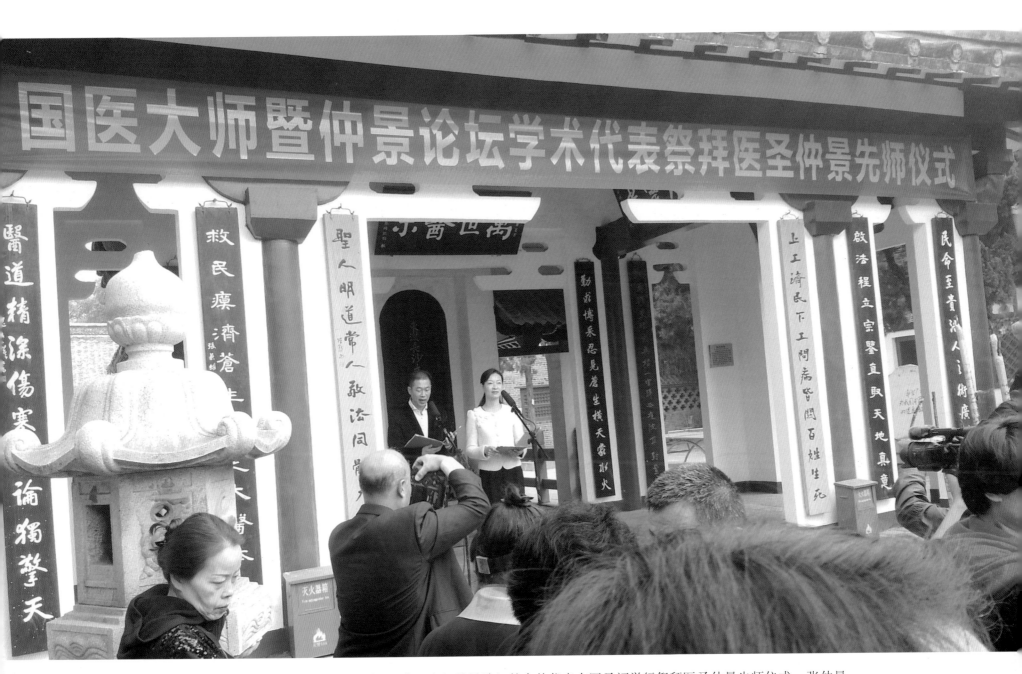

2016 年 10 月 23 日，第二届仲景论坛开幕，参加仲景论坛的全体代表在医圣祠举行祭拜医圣仲景先师仪式。张仲景博物馆刘海燕馆长和杨蕾副馆长主持祭拜仪式。

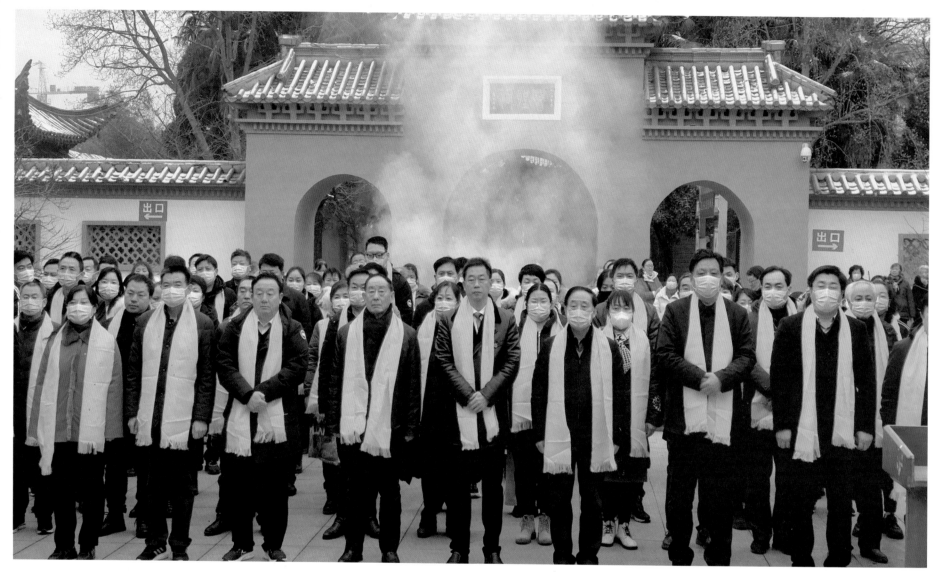

2022年农历正月十八仲景诞辰，南阳市中医药学会在医圣祠举办敬仰医圣张仲景的纪念活动。

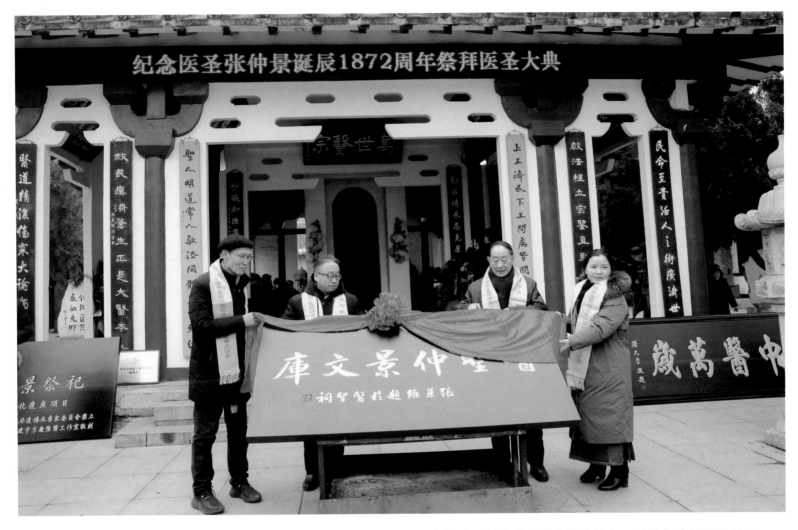

编辑出版仲景经典、伤寒学派研究成果和仲景文化研究成果，一直是中医界的重要学术组成部分。医圣张仲景诞辰1872周年之际，医圣祠联合有关出版机构，共同发起并启动了"医圣仲景文库"项目。这个项目将在医圣祠文化园的建设中，发挥重大的学术支持作用。

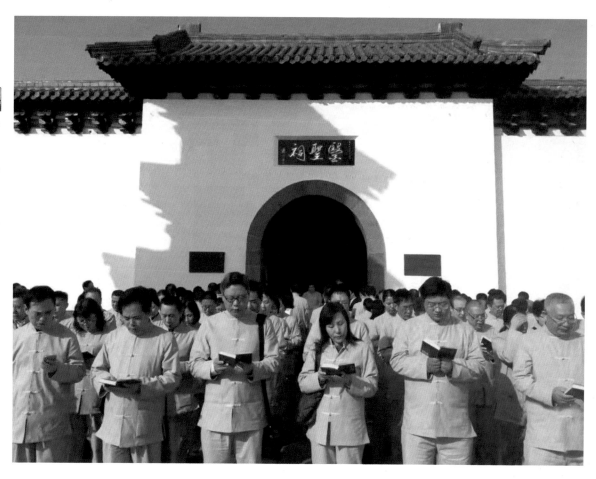

2016年10月22日，首期仲景书院研修班开学。全体学员在医圣祠台阶上齐诵《伤寒杂病论·序》。

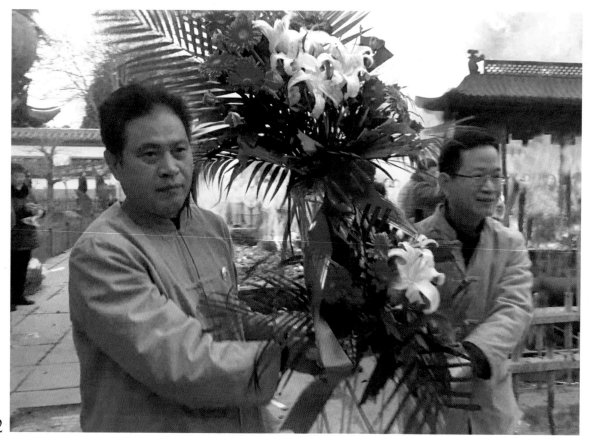

2017年的农历正月十八，是医圣张仲景诞辰1867周年纪念日，首期仲景书院研修班的学员们集体祭拜医圣张仲景，表达研修仲景经典、弘扬仲景学说的决心。

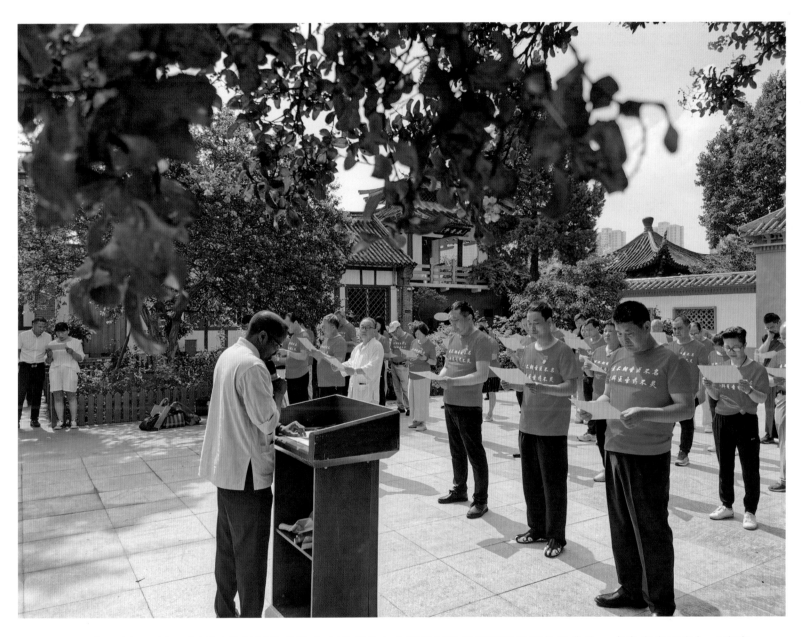

2021 年 7 月 24 日，中国医药新闻信息协会中医药分会在医圣祠举行祭拜医圣张仲景典礼，来自多省区参加《瘟疫论》研修班的学员参加了祭拜活动。我国首位获得中医博士后学位的外籍人士、无国界中医迪亚拉博士，带领全体人员诵读《伤寒杂病论·序》。

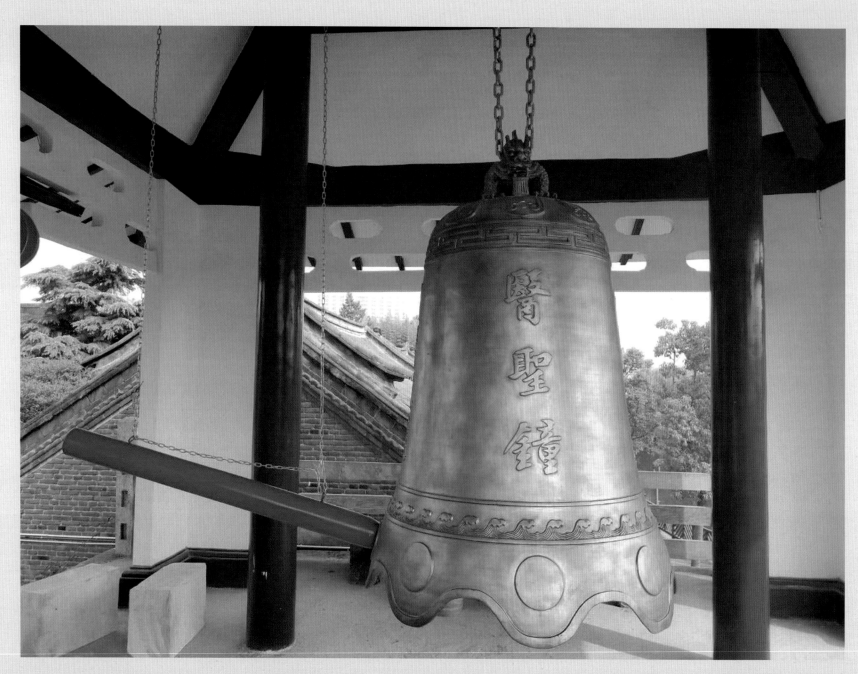

医圣祠春台亭高悬的医圣钟。

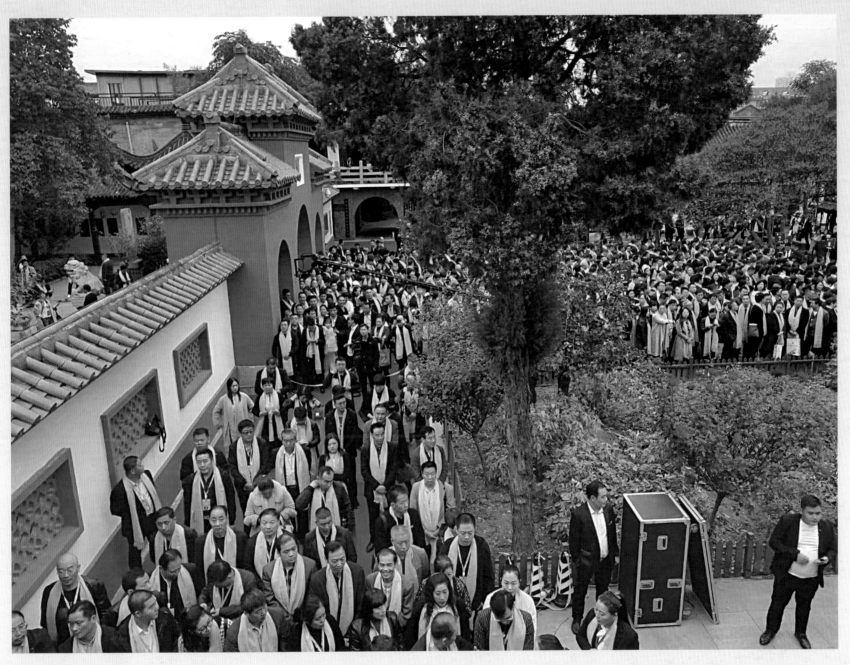

2017 年 1 月，首届仲景中医药发展国际论坛在医圣故里南阳举行，与会代表赴医圣祠祭拜医圣仲景先师，举行了隆重的春台亭医圣钟铸成揭彩仪式。国医大师唐祖宣为医圣钟揭彩。

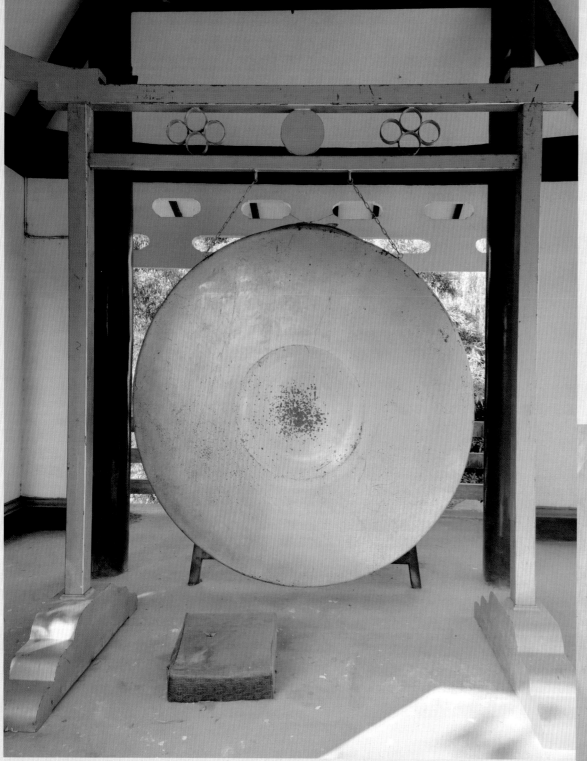

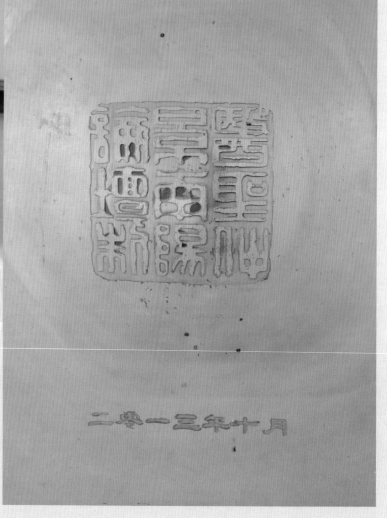

大锣背面篆刻：
医圣仲景南阳论坛制

仲景大锣
2013 年，首届仲景论坛在南阳创立，医圣祠为仲景论坛开坛创意设计一面大锣。
这一年是医圣诞辰 1863 周年，于是就依照 1863 的数字，设计出直径 1.863 米的
世界第一大锣。大锣由中国最大的铜加工企业洛铜集团科研攻关铸制。

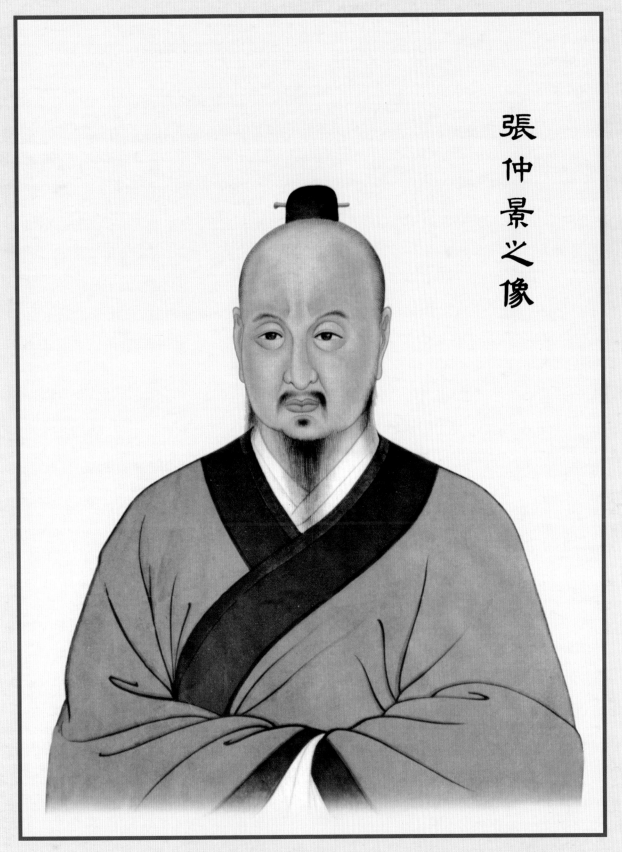

張仲景之像

医圣张仲景画像。由近代著名医史学家宋大仁主持绘画，选自《中国伟大医药学家画像》。

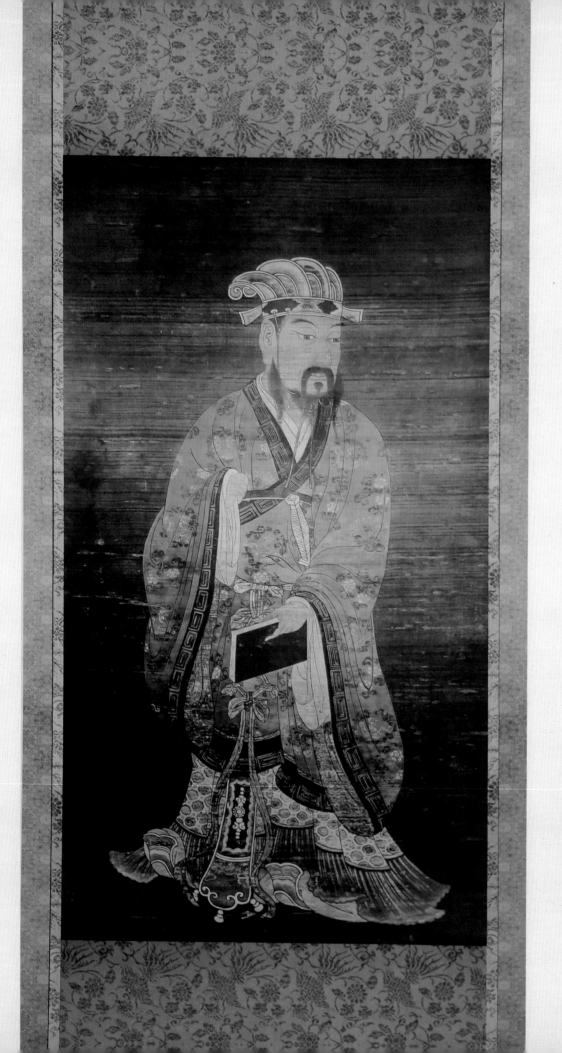

医圣张仲景的明代画像。在日本被称作医圣张仲景之御真像，现藏于日本东洋医学研究会所。1982年10月，日本东洋医学会会长矢数道明率日本汉方医学代表团，参加在南阳举办的全国张仲景学说学术讨论会时，把这幅医圣张仲景像的复制精本赠送医圣祠珍藏。

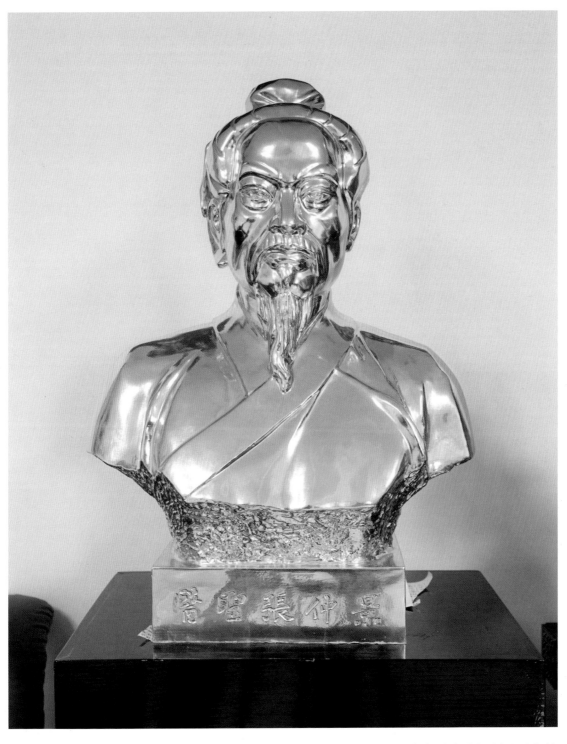

医圣祠与洛铜集团合作，设计铸造了医圣张仲景青铜胸像，后由北京大道堂院长刘承恩主持为医圣祠的大殿坐像和这尊医圣半身胸像贴金。

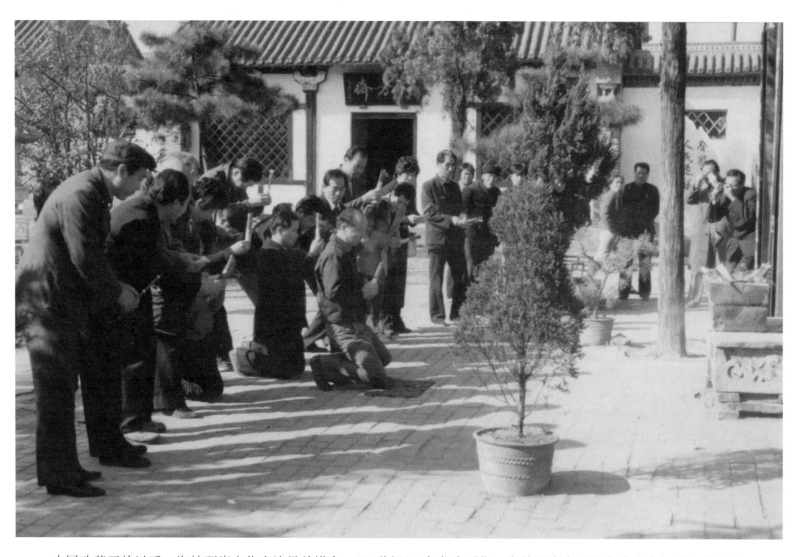

中国改革开放以后，海峡两岸文化交流日益增多。20世纪80年代中后期，海峡两岸中医界交流也在加强。台湾中医界同仁1985年到医圣祠参拜仲景先师。

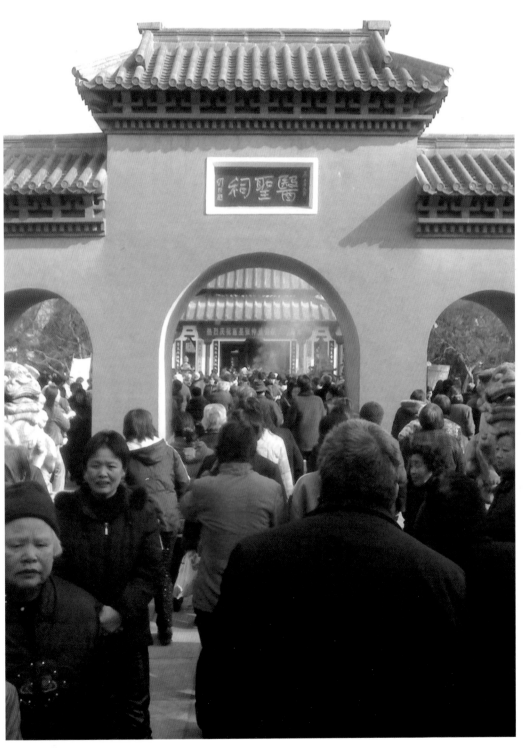

仲景诞辰日，到医圣祠游园进香的百姓络绎不绝。

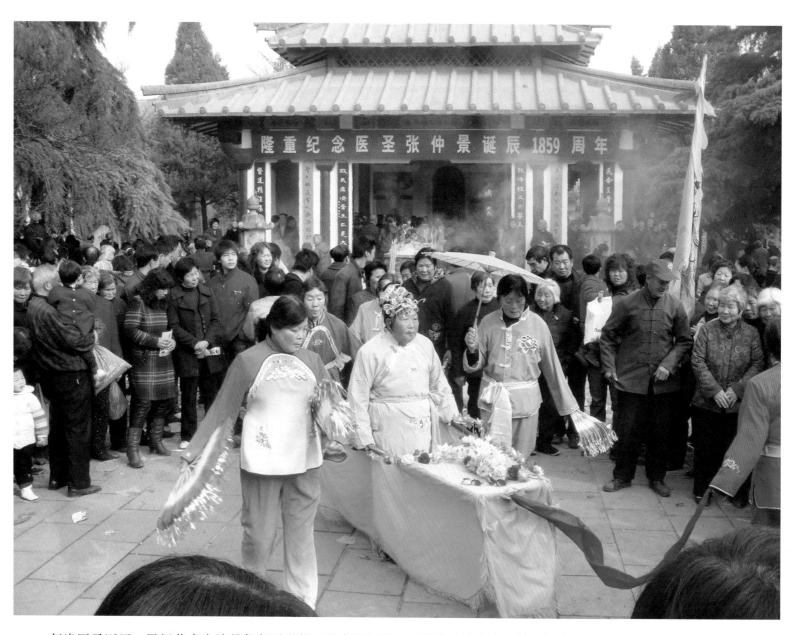

每逢医圣诞辰，民间艺术表演是祭拜医圣的一道亮丽风景。正是这些丰富多彩的民间文化艺术活动，构成了医圣祠文化的一大特色与内涵。

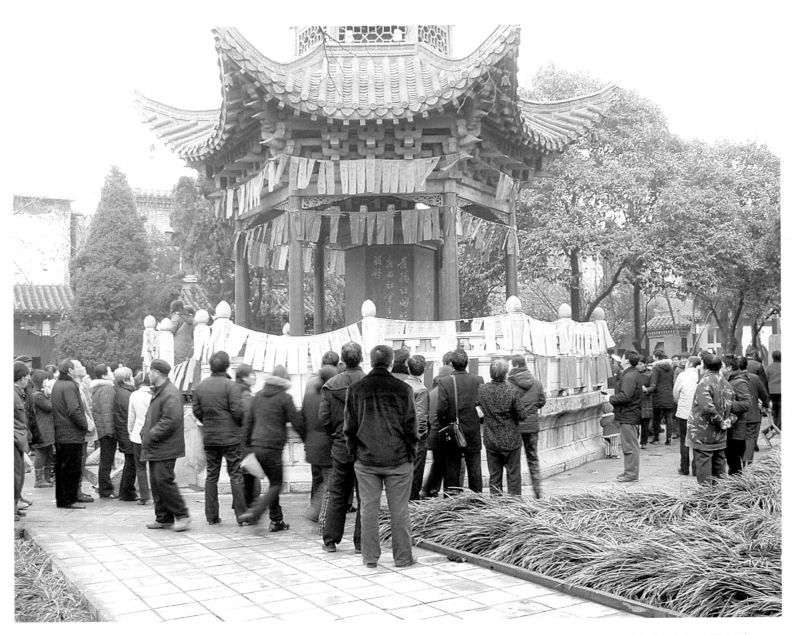

每年的农历正月十五至正月十八医圣诞辰期间，是医圣祠真正意义上的"大年"，医圣祠都要举行灯谜竞猜等各种民间文化活动。通过这样的民间文化活动，让更多的民众走进医圣祠，感受中医药文化和仲景文化的内涵和魅力。

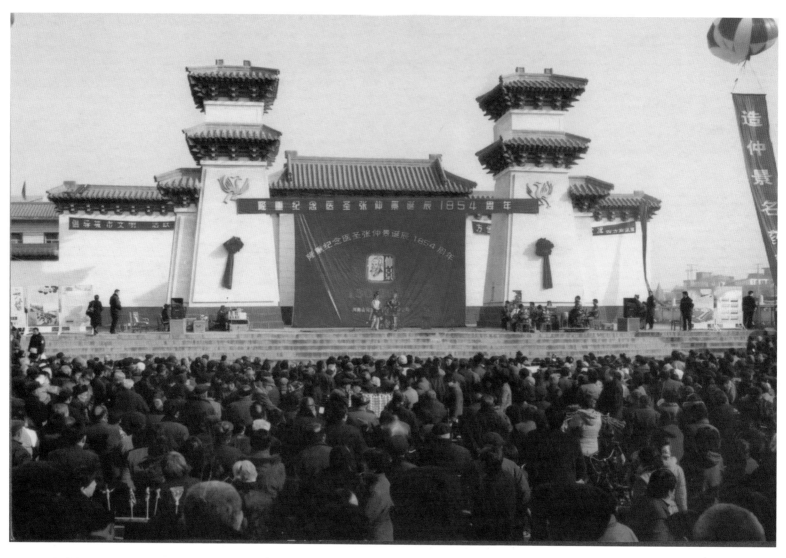

从清代开始，医圣祠的民间祭拜就成为当地百姓一项重要的文化传统。南阳打响仲景品牌后，民众对医圣的敬仰更见规模。每年的农历正月十八，医圣祠为纪念张仲景诞辰连唱三天大戏，在医圣祠广场上看大戏的民众人山人海。

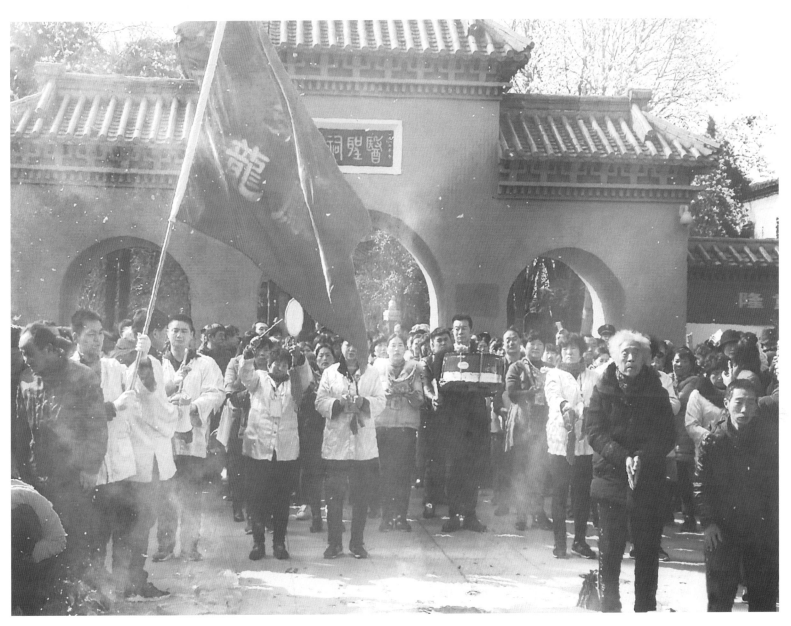

农历正月十八，既是医圣仲景的诞辰，也是百姓的盛大节日。每年的这一天，周边十里八乡、外县市，乃至北京、上海等地，都有中医药社团和群众自发前来祭拜医圣。外省有地方成立了"仲景社"，组团专程前来医圣祠朝圣。

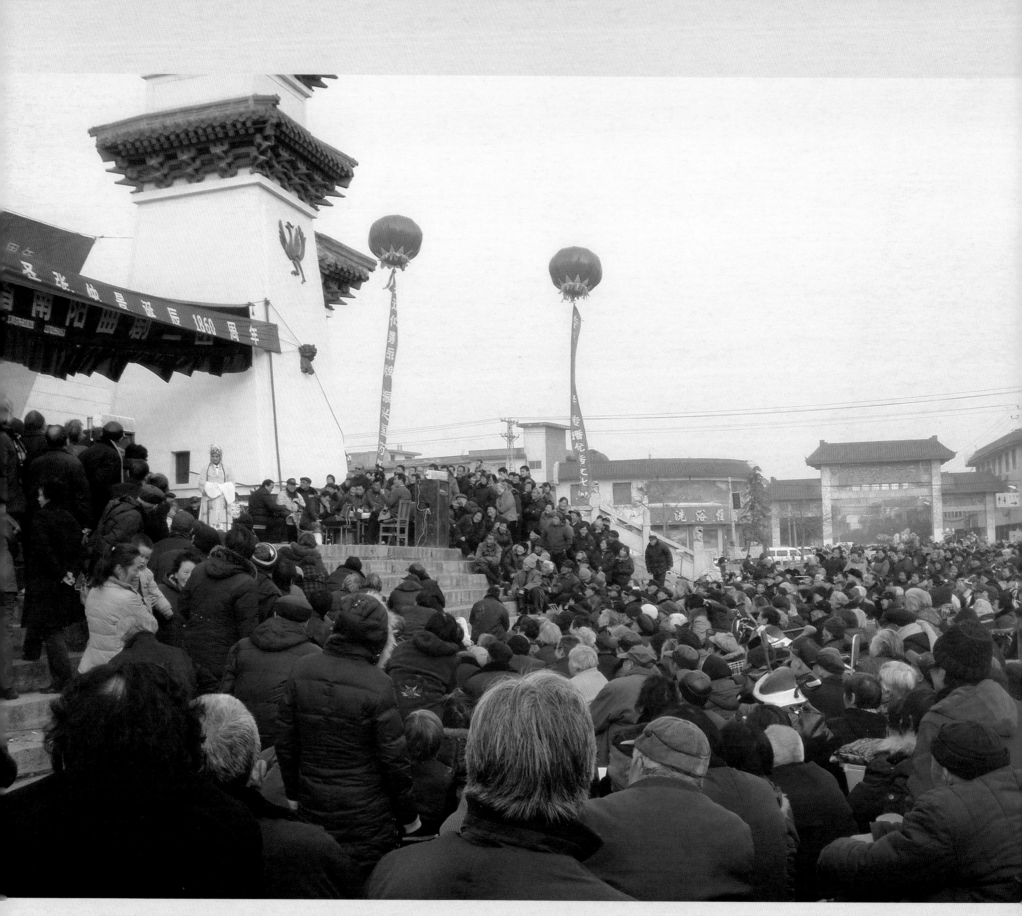

2010 年的农历正月十八，是医圣张仲景诞辰 1860 周年纪念日，这一天的香火格外旺盛，看大戏的观众也格外多，把医圣祠广场围得水泄不通。

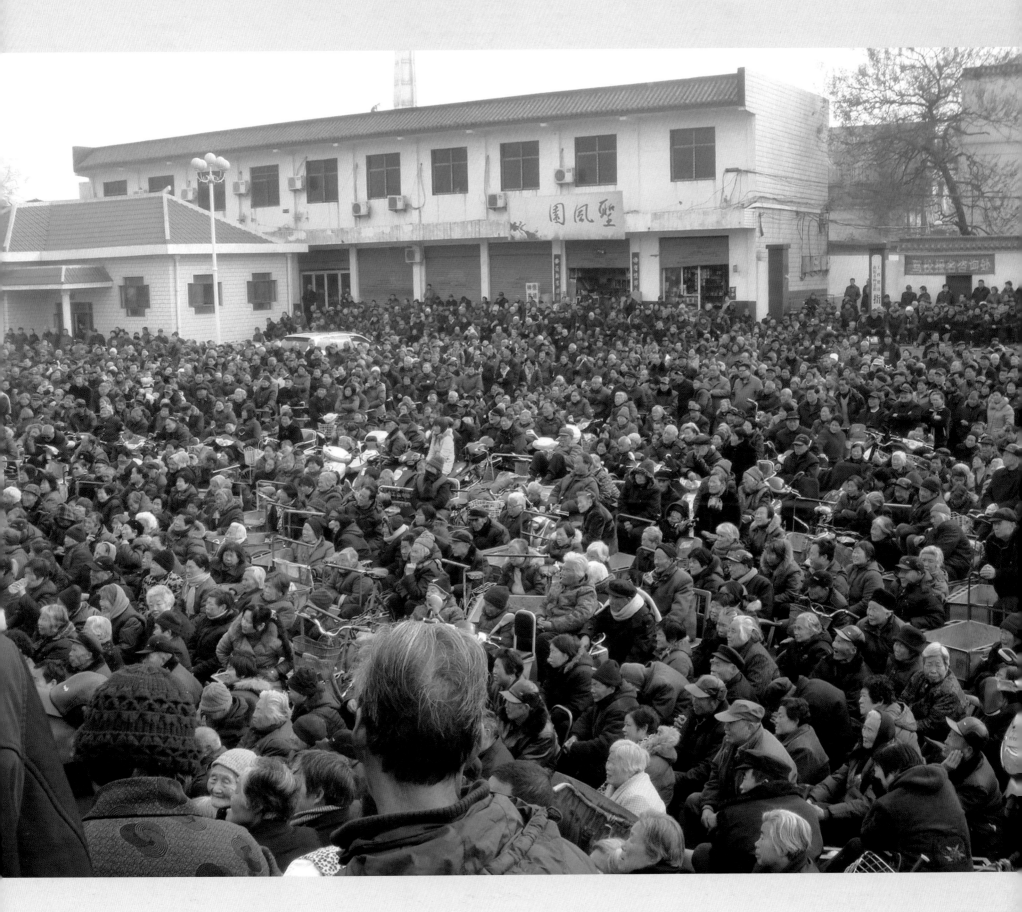

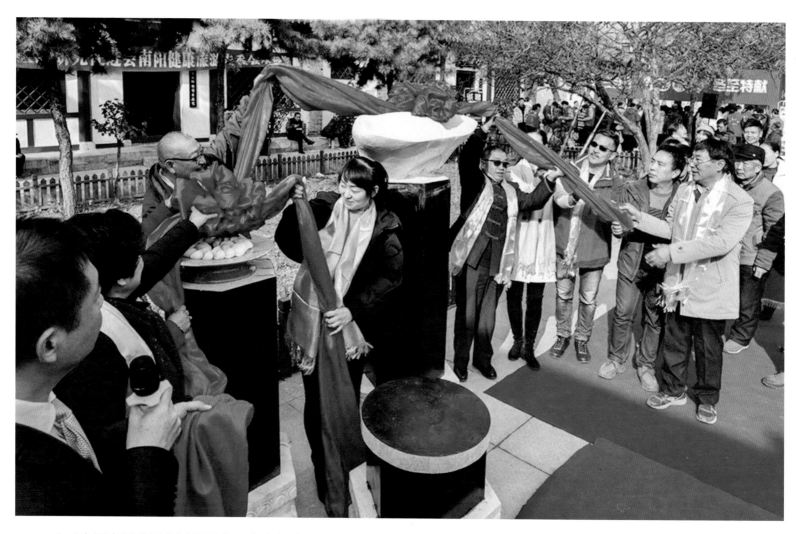

由《中国中医药现代远程教育》杂志主编、国医大师孙光荣传承工作室主任杨建宇提出创意，河南省玉雕大师王春会雕刻制作的"仲景娇耳"组塑，于2019年冬至仲景娇耳节，在医圣祠举行落成揭彩仪式。

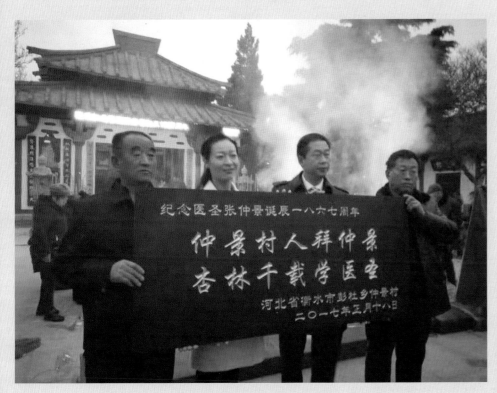

2017年2月14日，农历正月十八，是医圣张仲景诞辰1867年纪念日。这一天，医圣祠举办了一系列隆重的纪念活动：全国百名中医学子祭拜医圣仲景先师、中医祖庭仲景智库揭牌、国医大师唐祖宣收徒等。其中，有一个河北衡水仲景村纪念医圣张仲景的匾牌捐赠仪式分外引人注目。仲景村党支部书记、村委会主任护送匾牌来到南阳，祭拜医圣张仲景。仲景村的党支部书记司立田、村委会主任司洪群告诉《南阳晚报》的记者，仲景村原本名叫路马村，东汉年间，村里发生了可怕的瘟疫，村民们相继感染而亡。这时，张仲景来到村里，支起大锅煎熬中药，村民经过治疗神奇地康复了。为了纪念医圣张仲景，路马村村民自发地把村子更名为仲景村。千百年来，家家户户恭恭敬敬地供奉仲景牌位，逢年过节虔诚祭拜。仲景村与医圣祠这段"仲景缘"，成为仲景文化的一段佳话。

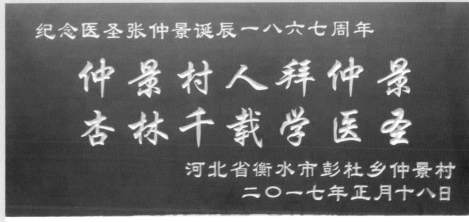

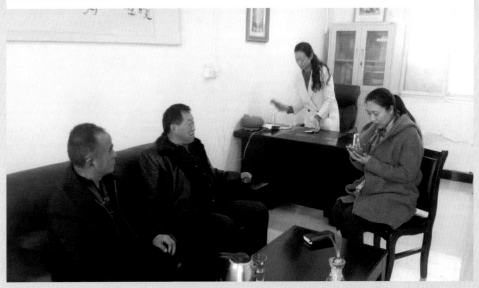

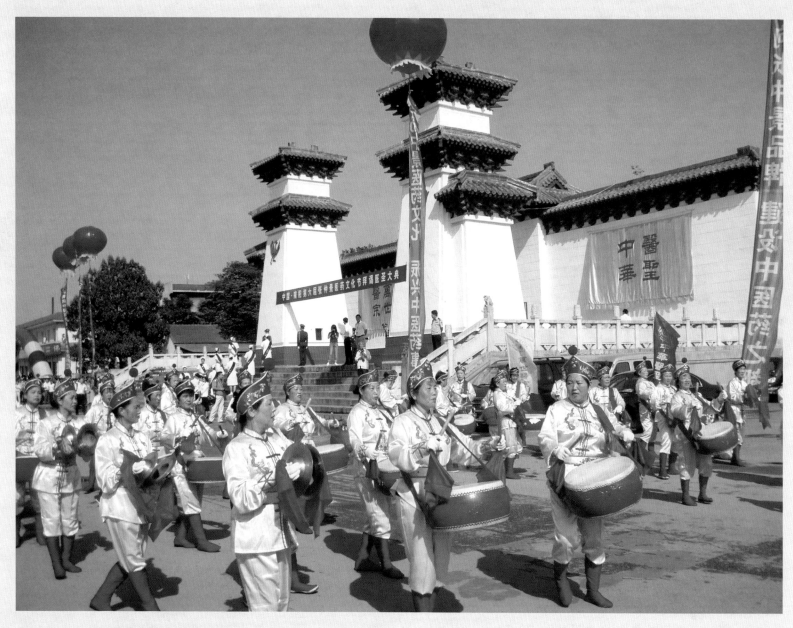

第六届张仲景医药文化节祭拜医圣张仲景活动前，南阳民间的锣鼓队在医圣祠广场表演，为仲景品牌助力。

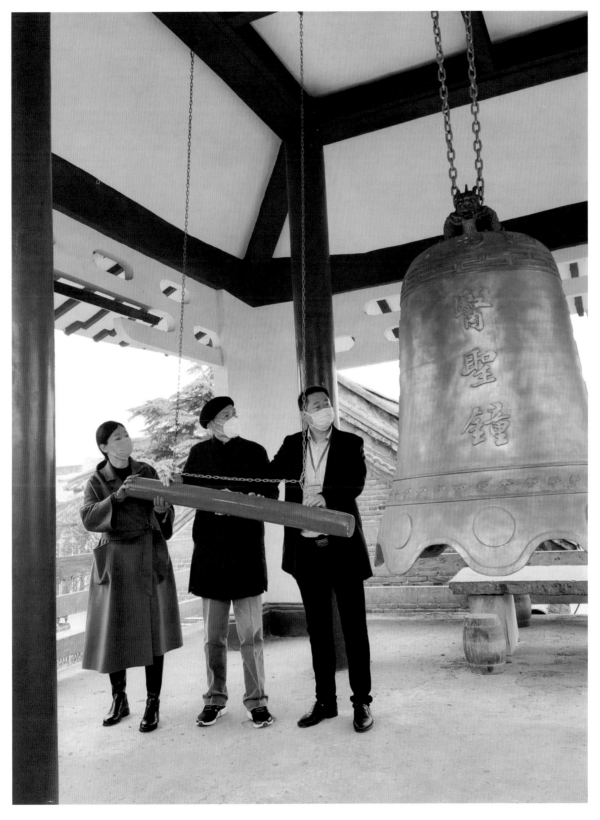

2020年的农历正月十八医圣诞辰日，医圣祠撞响医圣钟，为中医抗疫助威，为中华民族祈福。

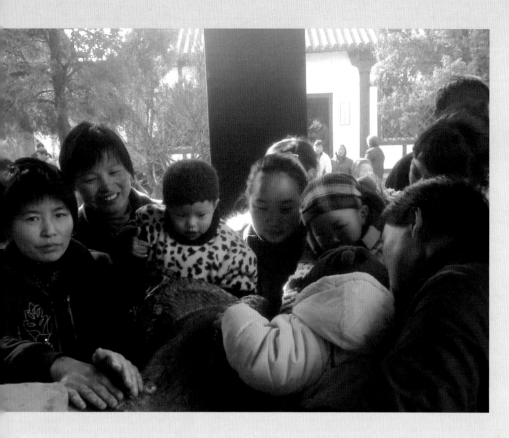

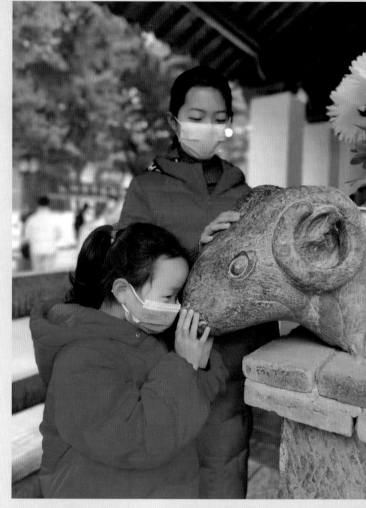

医圣张仲景墓，是中医学的精神象征，是百姓心目中祈求健康的心灵寄托。医圣墓四角有四个羊头，"摸羊头，消灾病"，成为广大民众的共识。每年的农历正月十八医圣诞辰，摸羊头的民众都要排起长队，寄托心中的祝福。

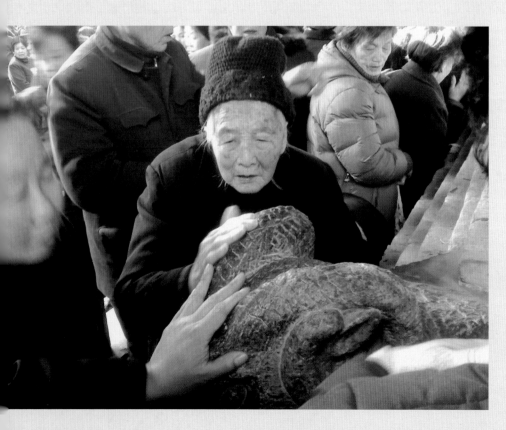

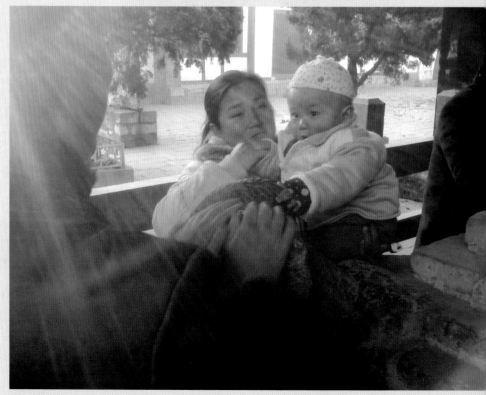

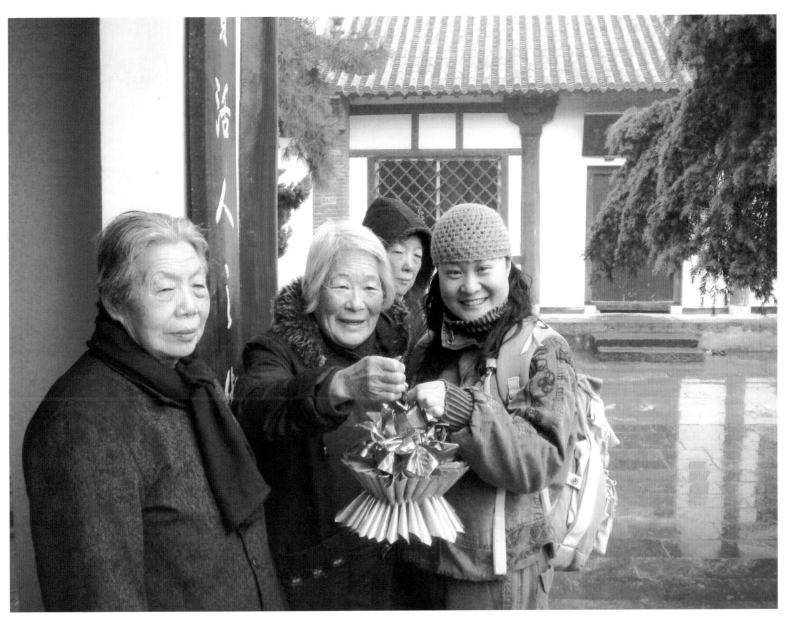

把敬仰"医圣爷"的虔诚，叠成金花，燃作心香，献给仲景诞辰，祝福家道康乐，国泰民安。

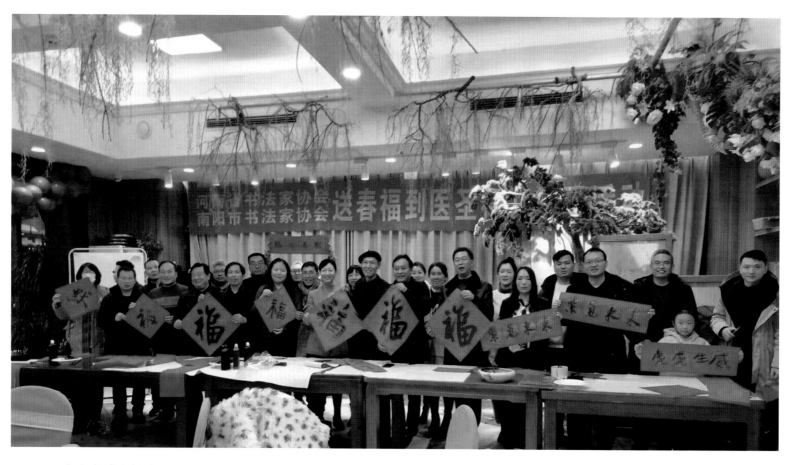

河南省书法家协会、南阳市书法家协会送春福到医圣祠。

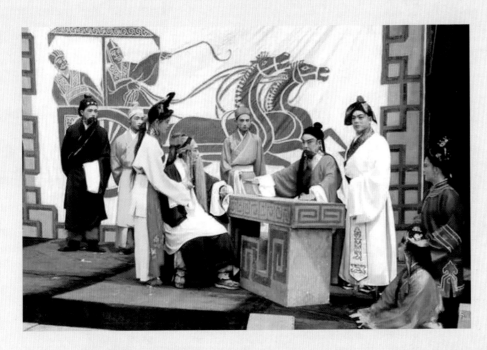

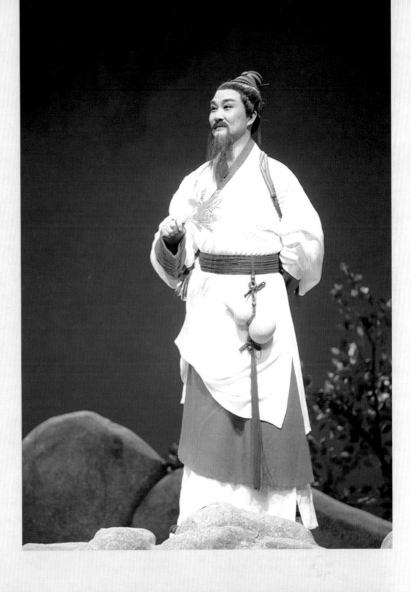

1. 内乡宛梆剧团原创宛梆《医圣张仲景》2004年9月5日在南阳影剧院首演。

2. 河南省曲剧团原创曲剧《医圣传奇》2013年11月10日在郑州香玉剧院首演。

3. 上海评弹团原创评弹剧《医圣》2020年8月19日在上海大剧院首演。

4. 评弹剧《医圣》2021年1月20日在上海美琪大戏院演出的海报。

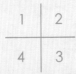

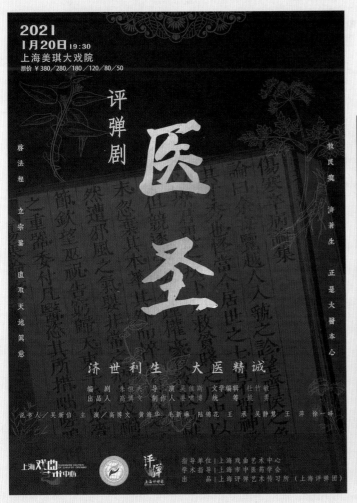

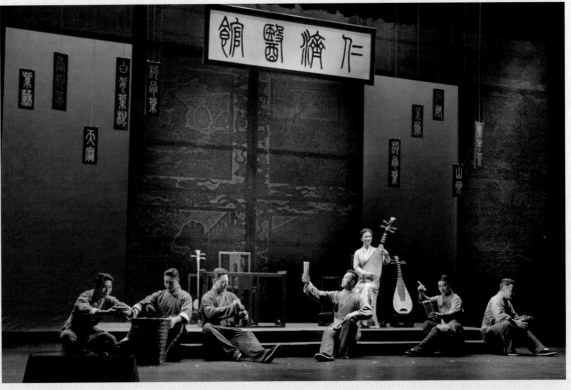

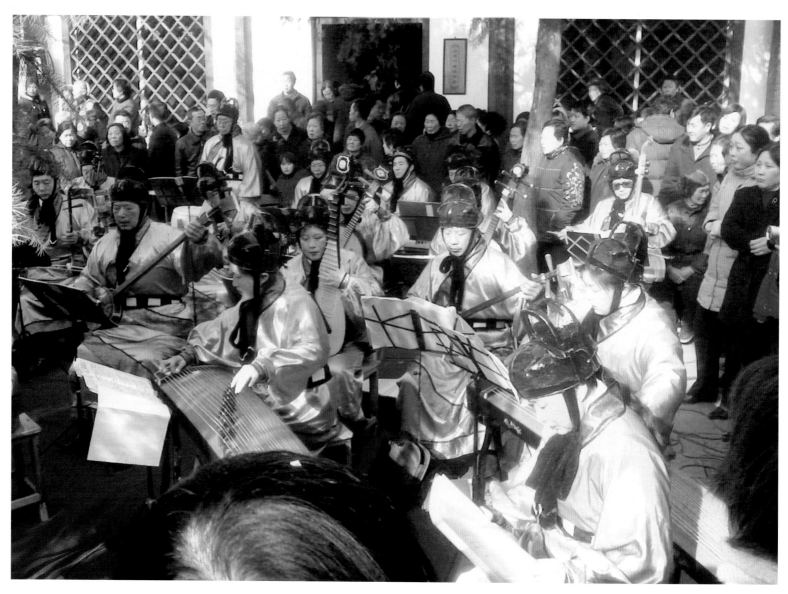

2010年的农历正月十八，是医圣张仲景诞辰1860周年纪念日，南阳汉韵乐团在医圣祠演奏原创合奏民乐《仲景组曲》。

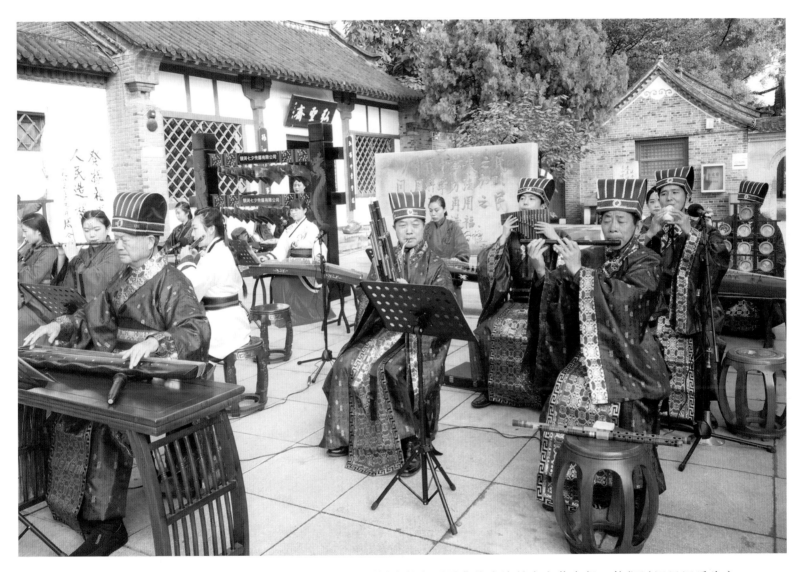

张仲景医药文化节和仲景诞辰纪念日，银河七夕汉乐团为祭拜医圣典礼多次献上文艺大餐。他们以汉风汉乐为主，兼顾南阳国家级非遗演出项目，依据传统古法，排练了敬颂医圣的汉代风格的大型祭祀舞乐。

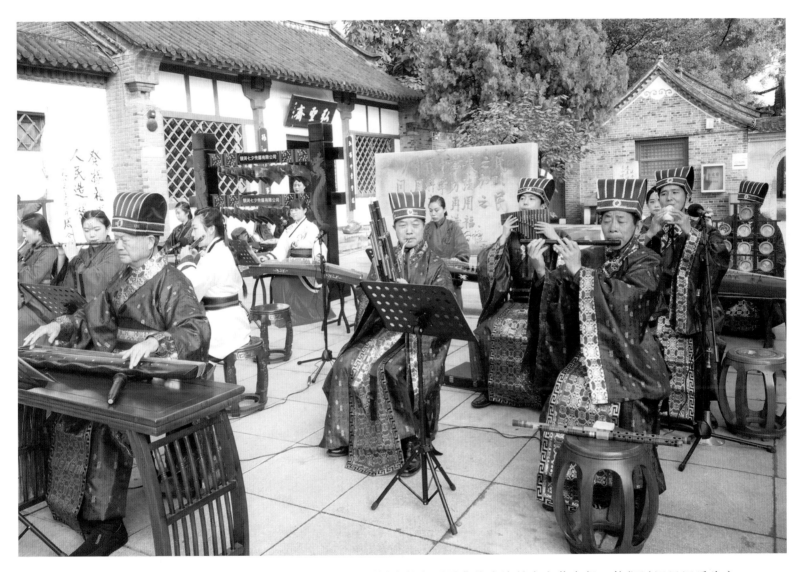

中醫祖庭

287

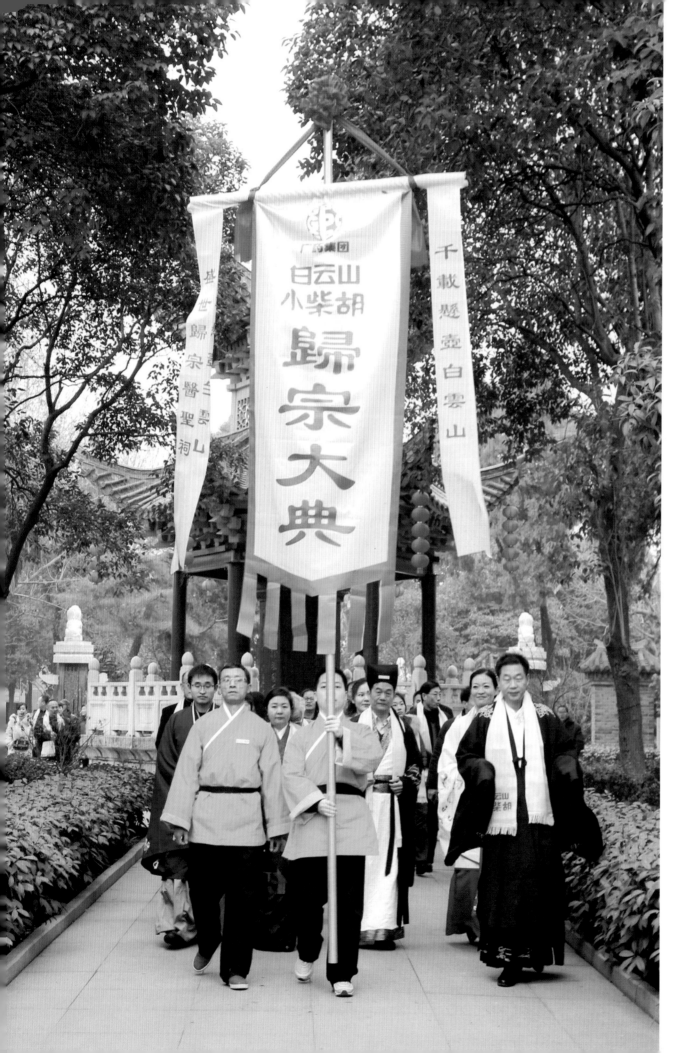

2019年是医圣诞辰1869周年，也是医圣张仲景仙逝1800周年。广药集团怀着对医圣的无限敬仰之情，精心设计了白云山小柴胡归宗大典，医圣祠举行了一次礼赞医圣、古意盎然的祭拜医圣的盛会。

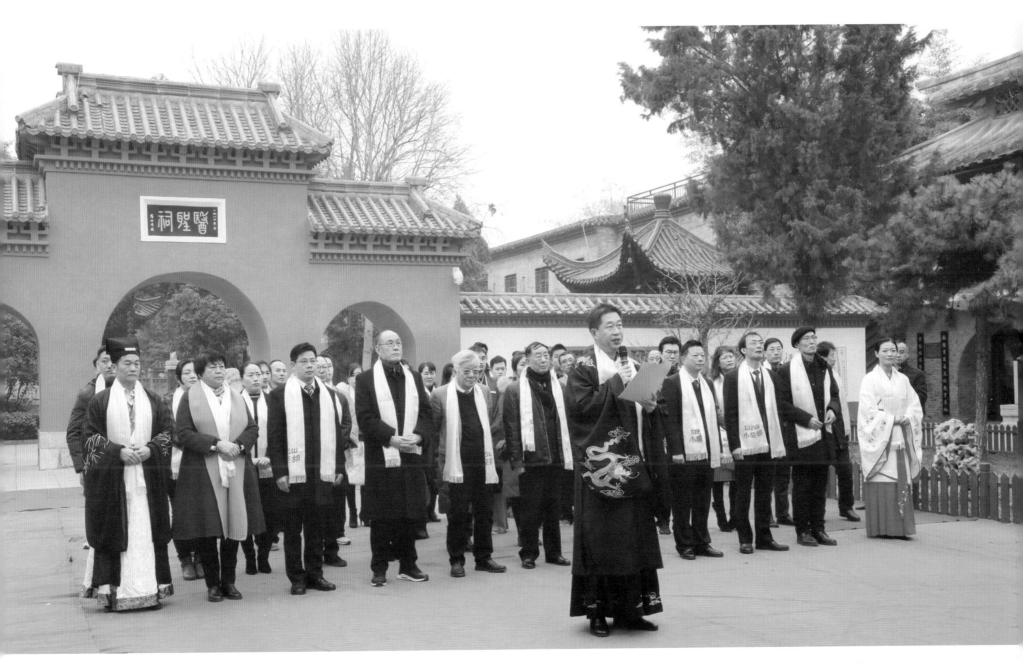

广药集团与医圣祠的合作，是从仲景经方"小柴胡汤"开始的。广药集团白云山药业团队，代表全体广药人在医圣祠举行了祭拜医圣的典礼，举办了小柴胡汤非遗文化的分享活动。

广药集团白云山制药小柴胡医圣祠归宗典礼

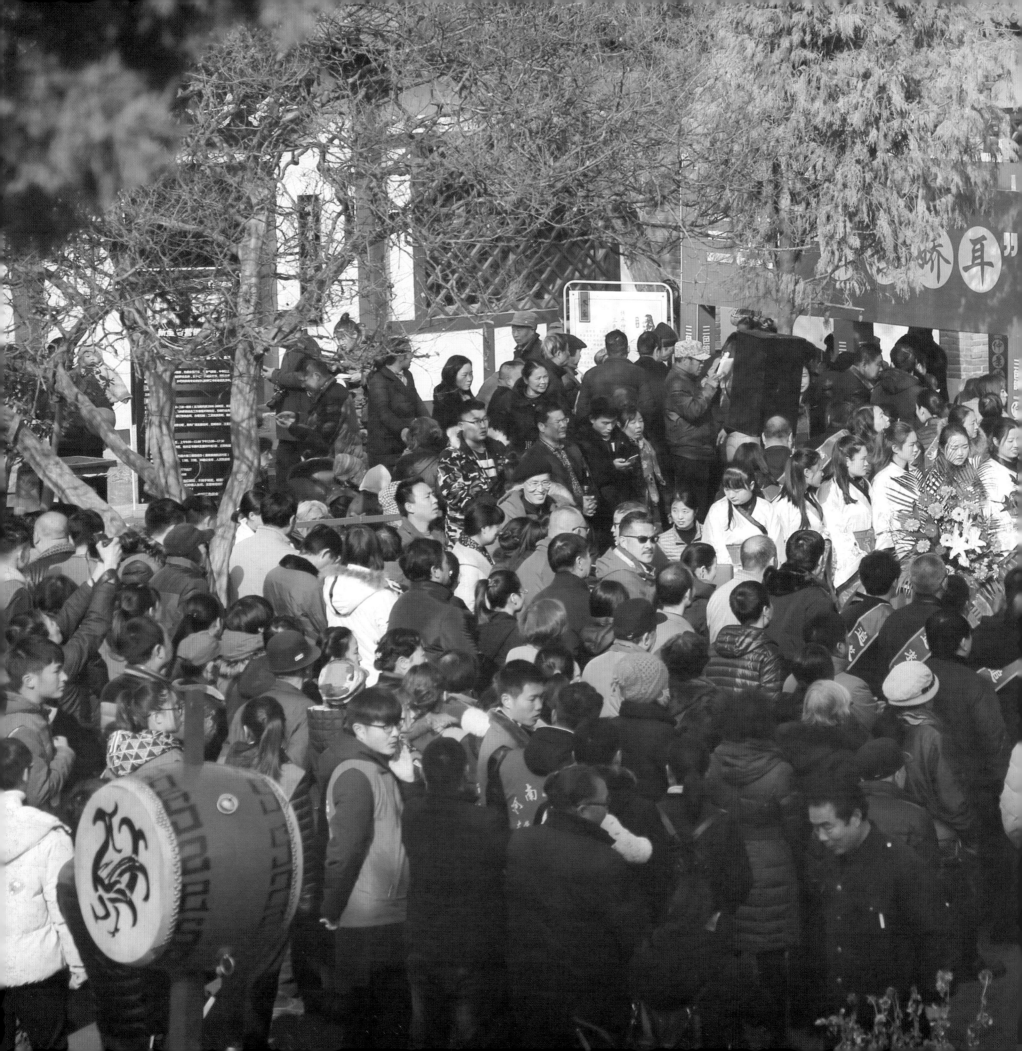

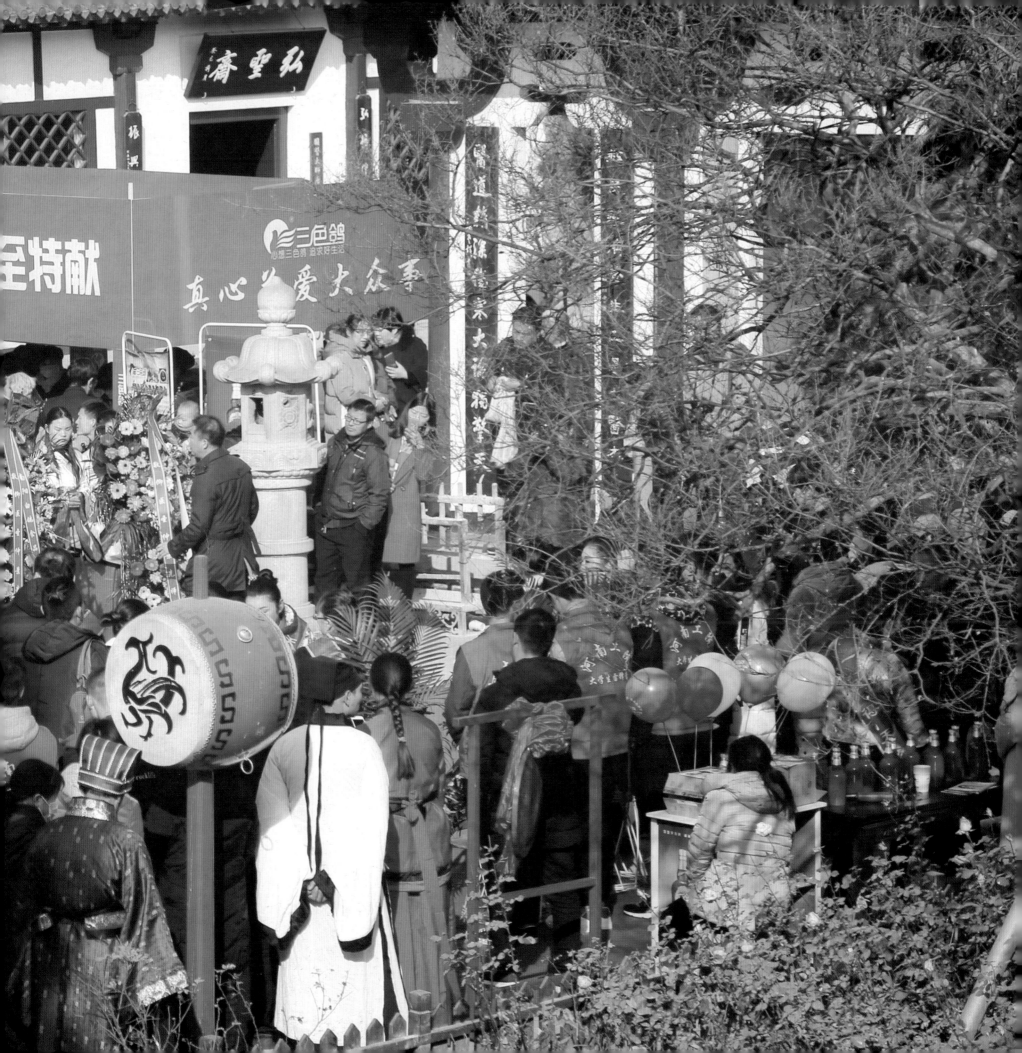

前页：
2017年12月21日，医圣祠举办了第一届冬至仲景娇耳节。

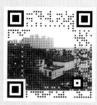

男声独唱《医圣爷的饺子》
演唱：姜涛

如果选一种食品来代表中华民族的饮食文化，那就是饺子。饺子是医圣张仲景发明的，它体现了古代先贤体恤百姓、济世爱民的精神，也是历代仁人志士民本思想的最好传承。仲景娇耳，是仲景经方中健康养生的第一方。为了纪念医圣发明饺子，后世把饺子作为我们民族节庆、团聚，表达亲情、友情和乡情的最美好的祝福的食物。民族第一食品饺子，民族最伟大的医圣，民族重要的节气冬至，结合成"仲景娇耳节"。冬至，在中国古代，曾被作为大年初一。冬至吃饺子，既是为了纪念医圣张仲景，又成为一种民间习俗，深深地印进了我们的生活。医圣祠联合南阳三色鸽食品有限公司创办冬至仲景娇耳节，已经举办了五届，得到了国家中医药管理局和中医界的高度肯定，更得到了广大人民群众的喜爱。仲景娇耳节成为仲景品牌的一个组成部分。

冬至仲景娇耳节，向医圣敬献仲景娇耳的奠仪，格外神圣。

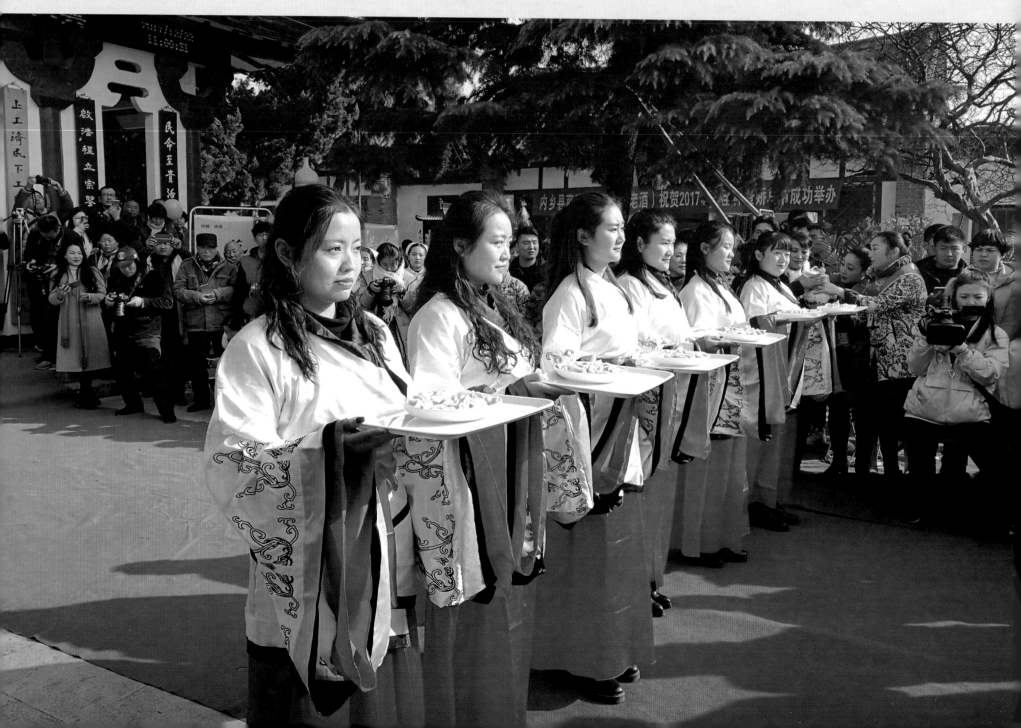

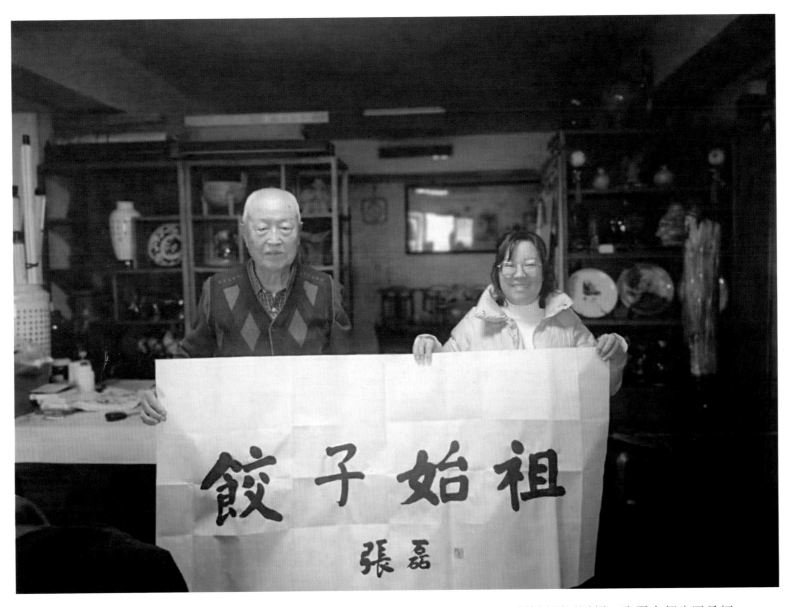

"饺子始祖"的匾额，是仲景文化的一次拓展延伸。医圣祠礼请国医大师张磊教授题写匾额。张磊大师为医圣祠
精心题写了这幅《饺子始祖》的书法作品，制成的匾额，高悬在医圣祠过殿。

293

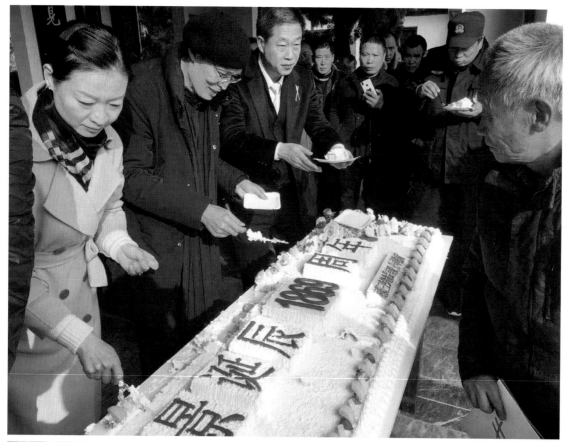

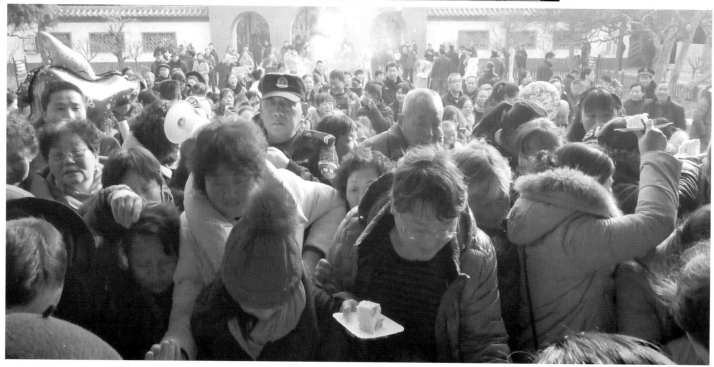

2019 年的农历正月十八医圣仲景诞辰纪念日，南阳三色鸽食品有限公司创制了一个巨大的礼庆奉祀蛋糕。
在民众心中，分享"医圣爷"诞辰的蛋糕，就代表着与中医祖庭医圣祠结下了仲景缘和健康缘。

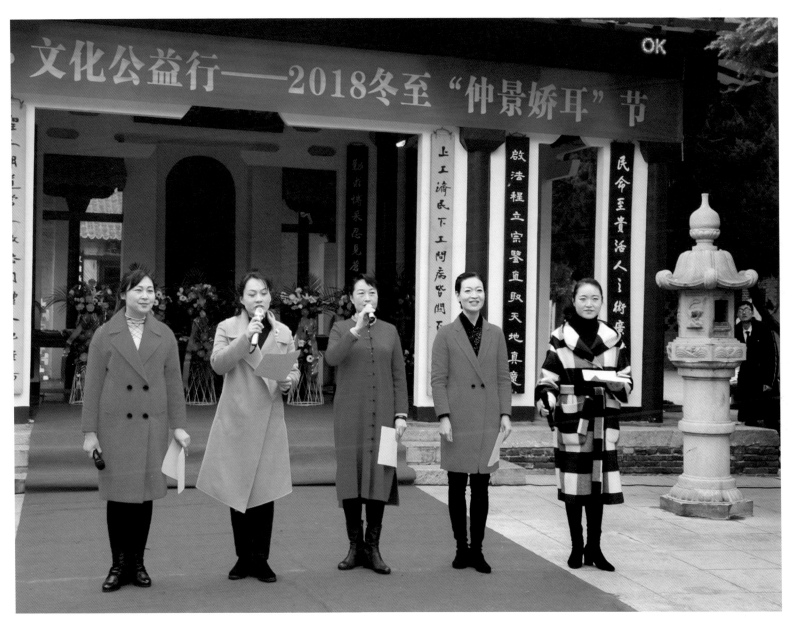

2018年冬至仲景娇耳节上，南阳市区四大博物馆——南阳市博物馆、张衡博物馆、府衙博物馆、张仲景博物馆的优秀讲解员，组成一个表演团队，为参加医圣祠冬至活动的民众朗诵了由仲景文化学者创作的颂扬医圣的文章。医圣祠长期坚持以仲景经典和诗歌散文为主要内容，与南阳广播电视台、南阳市播音朗诵协会以及其他民间艺术团体广泛合作，在医圣祠的平台上，探索出了一条弘扬普及仲景文化和中医药文化的独特做法，成为医圣祠文化的一大亮点。

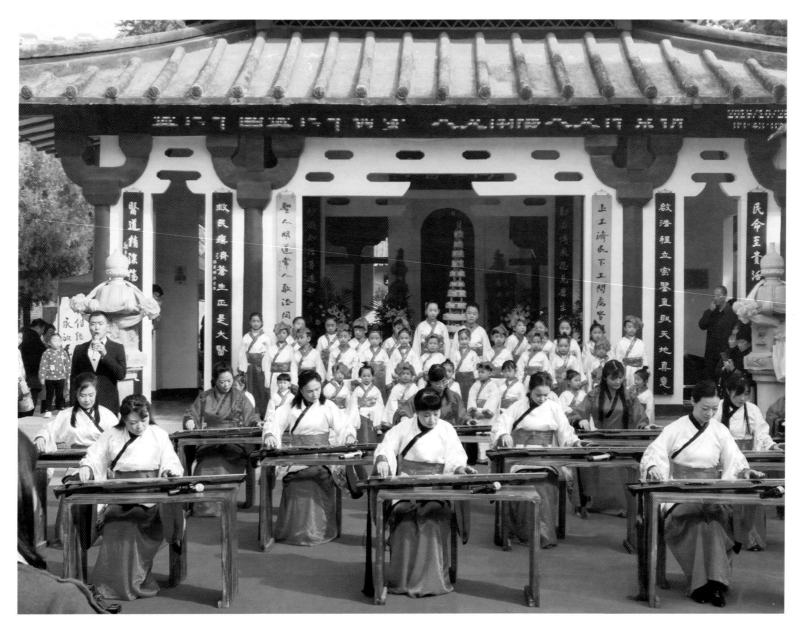

南阳有许多长期与医圣祠合作、弘扬医圣文化的艺术团体。一如琴坊是南阳一个古琴艺术研学平台，从2015年开始，一直支持医圣祠的仲景文化建设，每年都多次参加医圣祠中医药文化推广活动。琴师们排练了古琴版的《医圣颂》，为仲景文化艺术的创作，做出了很多有益的尝试。

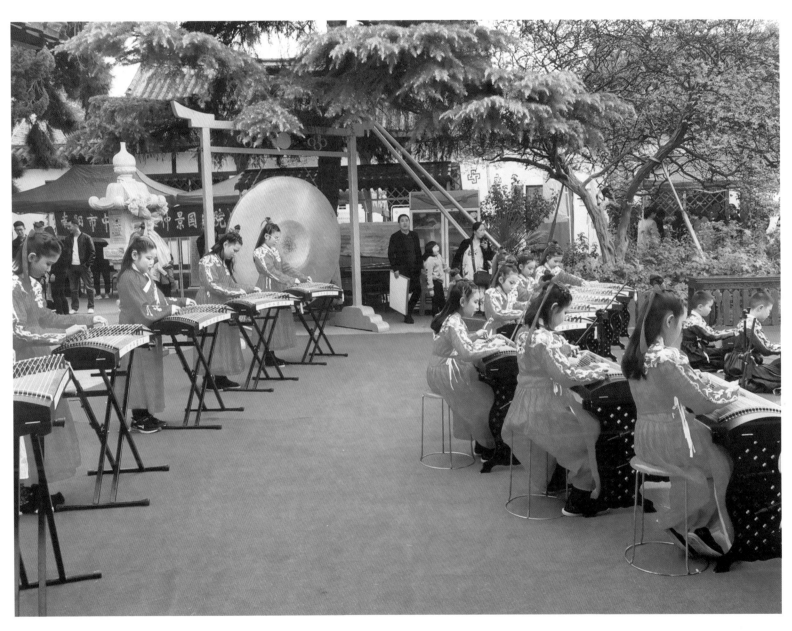

南阳是全国四大曲艺之乡之一，民乐以古筝最为普及，享誉中国民族乐界。南阳汉合乐坊的小琴童们，为张仲景医药文化节礼献传统的经典筝曲。

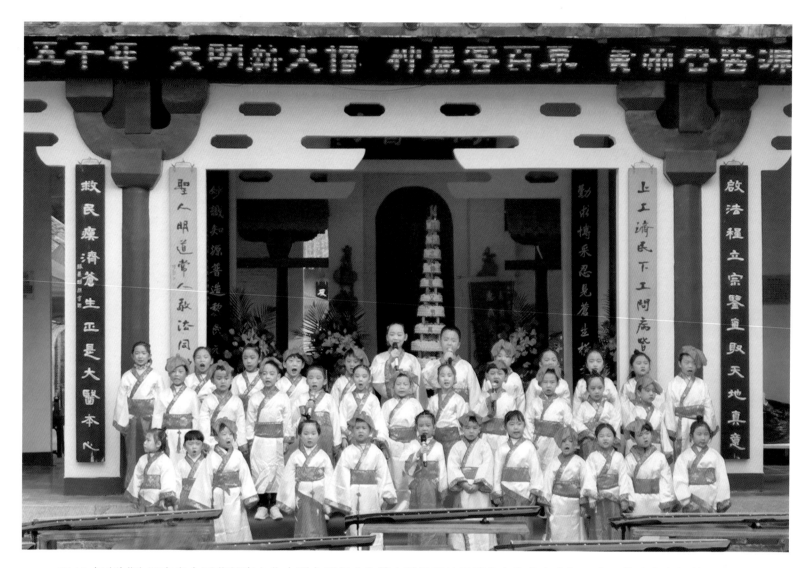

2019年(秋期)河南省中医药健康文化大型主题行动和第十四届张仲景医药文化节在南阳开幕。作为主会场的医圣祠，举行了一系列中医药大健康文化的推介演出和中医义诊活动。国学诵读班的小朋友在医圣祠的《医圣颂》童声合诵，体现了中医文化的普及和传承。

童声诵读《医圣颂》

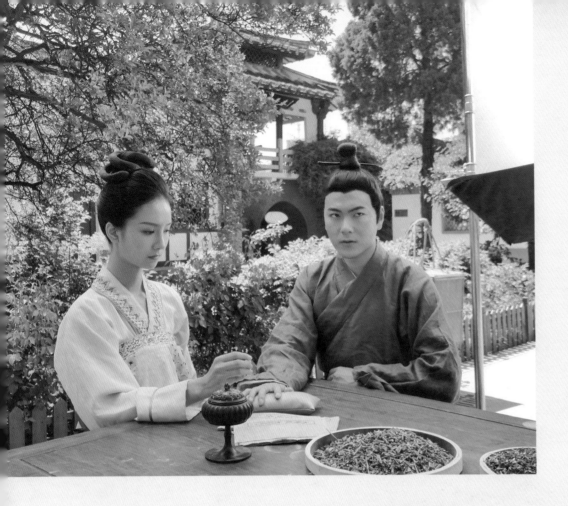
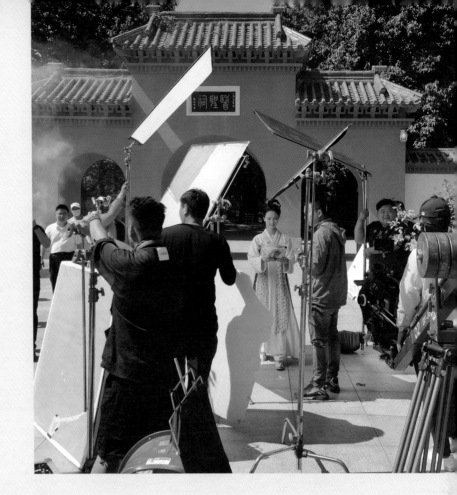

2021年端午节前夕，《唐宫夜宴》剧组来到医圣祠拍摄《医圣传人》。剧中的唐小竹饰演张仲景传人，通过她精彩的表演，观众直观地了解到了张仲景的出身、经历和对祖国医学的贡献，了解了中医药文化的博大精深。剧中还介绍了各种中药材，并且科普了端午采草药、挂艾草、拴五色线、薰苍术、佩香囊等习俗。

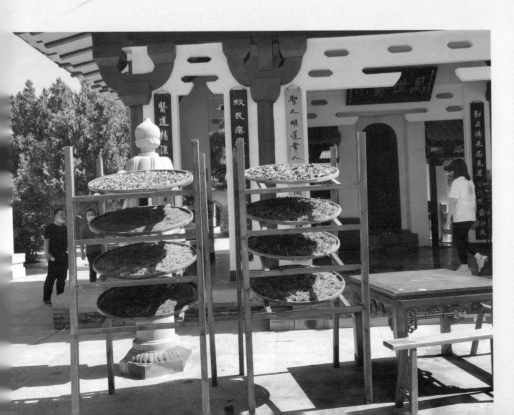
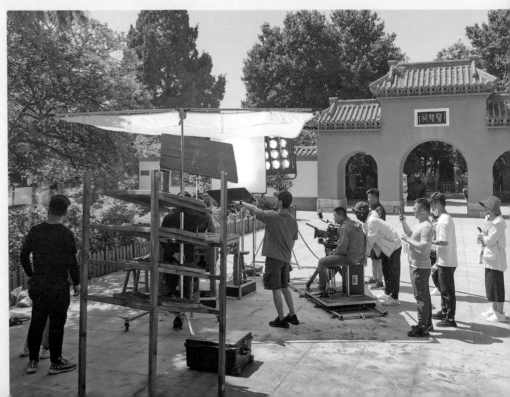

三色鸽之爱——2021 年冬至仲景娇耳节艺术展演花絮

☐ 七个仲景文化节目原创展演　　☐ 三个国家级非物质文化遗产项目主题助阵
☐ 南阳著名艺术家齐集中医祖庭　☐ 仲景南阳文学艺术创作基地揭牌

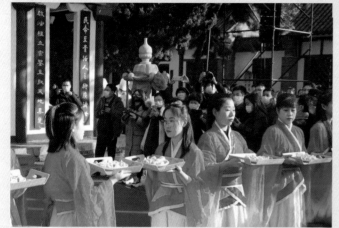 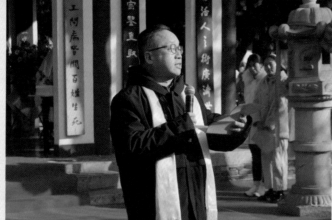 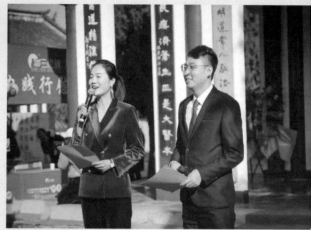

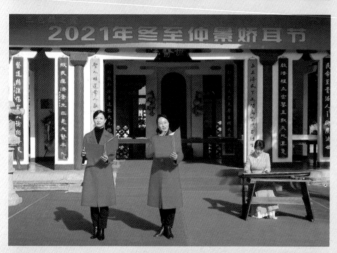 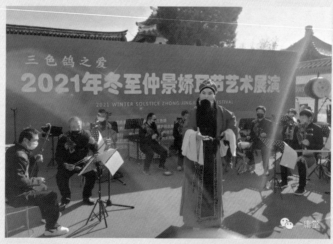 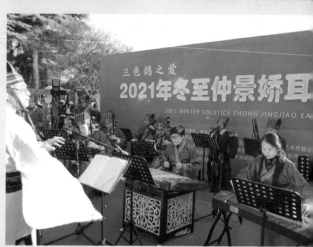

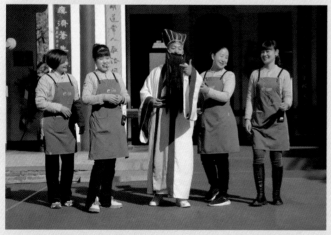 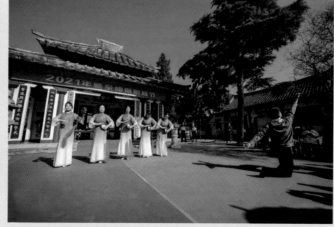 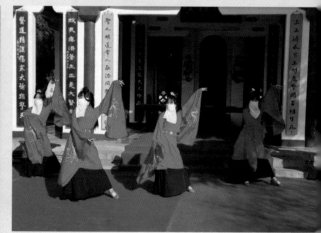

☐ 向医圣张仲景敬献仲景饺子
☐ 南阳市博物馆副馆长王玉君、张仲景博物馆副
　　馆长杨蕾合诵散文《圣祠心香》
☐ 南阳三色鸽的情景剧《仲景回家吃饺子》

☐ 《中国中医药现代远程教育》杂志主编杨建宇恭
　　读《颂医圣文》
☐ 内乡宛梆剧团演出《医圣张仲景》剧选段
☐ 南阳师院音乐学院大调曲《京豫良缘看少年》

☐ 南阳广播电视台优秀节目主持人青青、
　　锦鹏主持节目展演
☐ 银河七夕汉乐团器乐合奏《汉王凯旋》
☐ 西峡仲景小镇艺术团舞蹈《礼赞仲景》

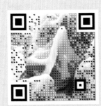
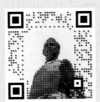

女声独唱《荠荠菜，包扁食》 大调曲子《医圣张仲景》 男女声对唱《仲景说》 女声独唱《我和我的祖国》
演唱：门红霞 演唱：刘燕 演唱：姜涛 郭果 演唱：马奇

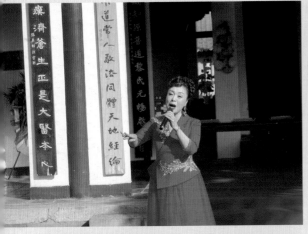
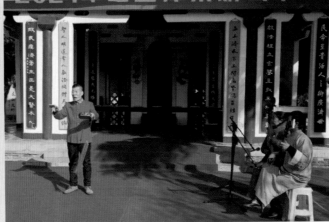
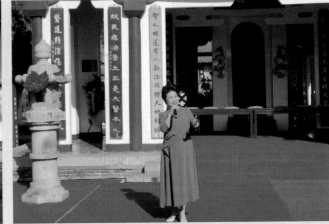

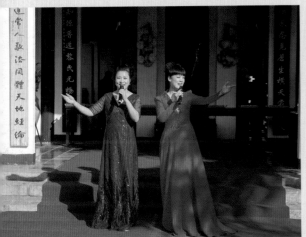
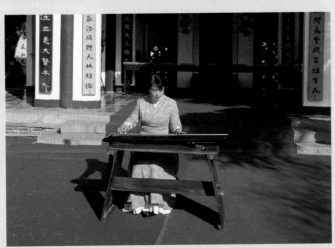
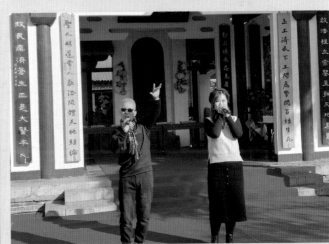

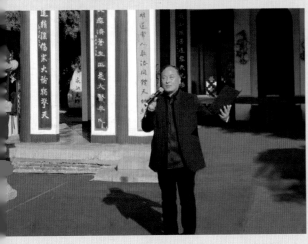
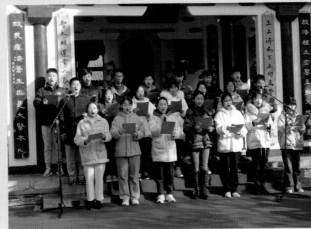
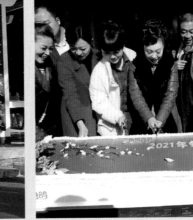

□ 著名歌手门红霞女声独唱《荠荠菜，包扁食》
□ 著名歌手朱晓静、姜晓红女声对唱《月奶奶，黄巴巴》
□ 朗诵家张志远朗诵散文《艾草随想》

□ 曲艺作家、表演艺术家党铁九演唱三弦书《仲景娇耳》，演奏家金果三弦伴奏
□ 南阳古琴研究会副会长朱晓瑛演奏《流水》
□ 南阳张仲景国医国药学院学生齐诵《医圣颂》

□ 南阳师院音乐学院院长马奇女声独唱《我和我的祖国》
□ 著名歌手姜涛、郭果男女对唱《仲景说》
□ 分享三色鸽 2021 冬至仲景娇耳节特制蛋糕

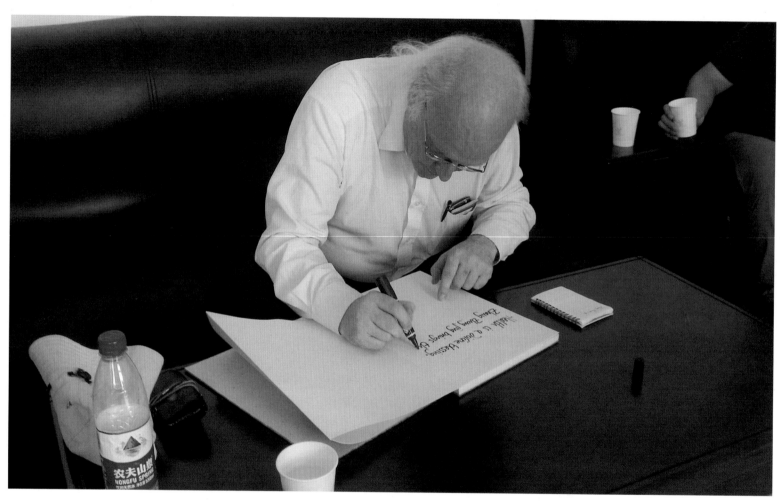

英国伦敦大学学院副院长林柯·泰勒为医圣祠题词。

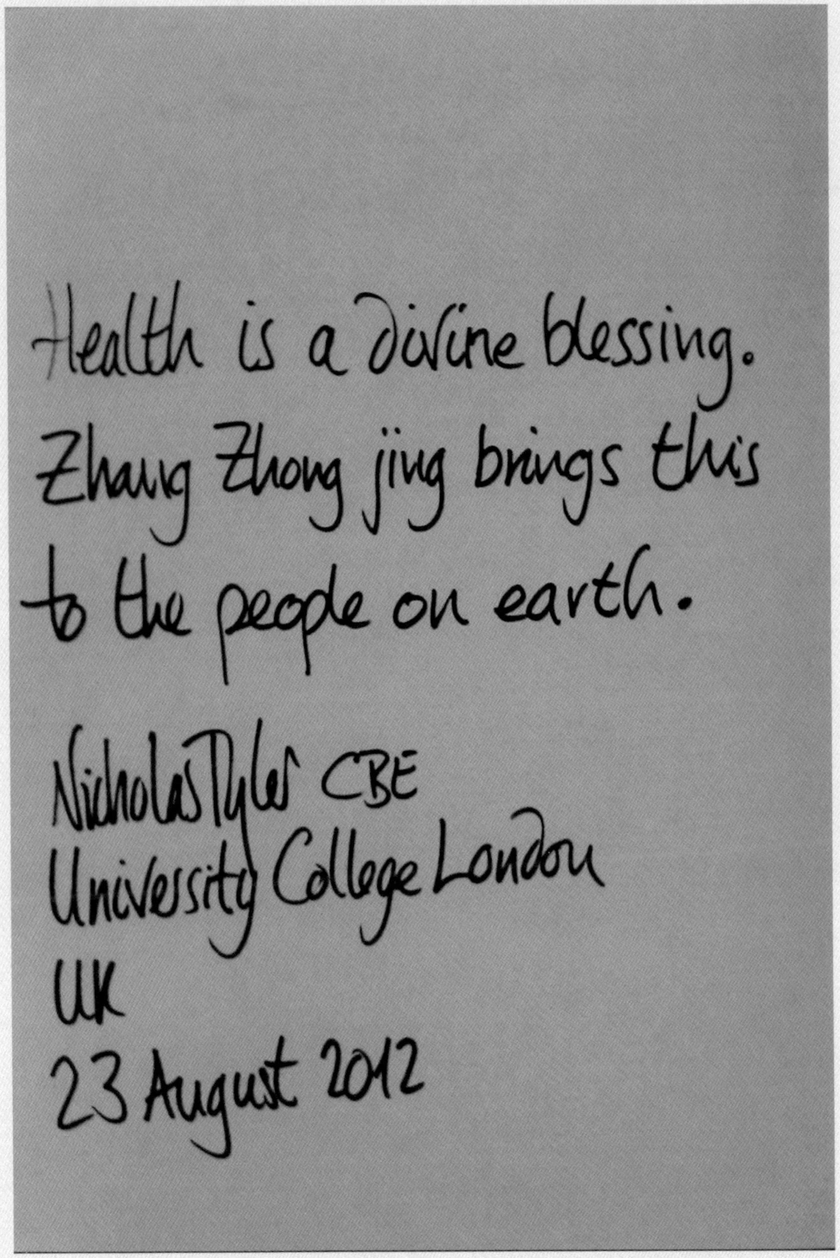

Health is a divine blessing.
Zhang Zhong jing brings this
to the people on earth.

Nicholas Tyler CBE
University College London
UK
23 August 2012

2012 年 8 月 23 日，世界著名低碳城市科学家、英国伦敦大学学院副院长林柯·泰勒来到医圣祠访问，感动于医圣张仲景救世济民的高尚精神，挥笔题词："健康是上天的恩赐，张仲景把它带到了人间。"

The medical influence and reputation of one generation lasts down through the ages.

Guy Alitto
University of Chicago U.S.A.
6/28/82

美国芝加哥大学医学博士包德默参访医圣祠后，怀着对张仲景这位世界医史伟人的敬仰，写下了这样的题词："传承医学，历久弥新，名垂千古。"

304

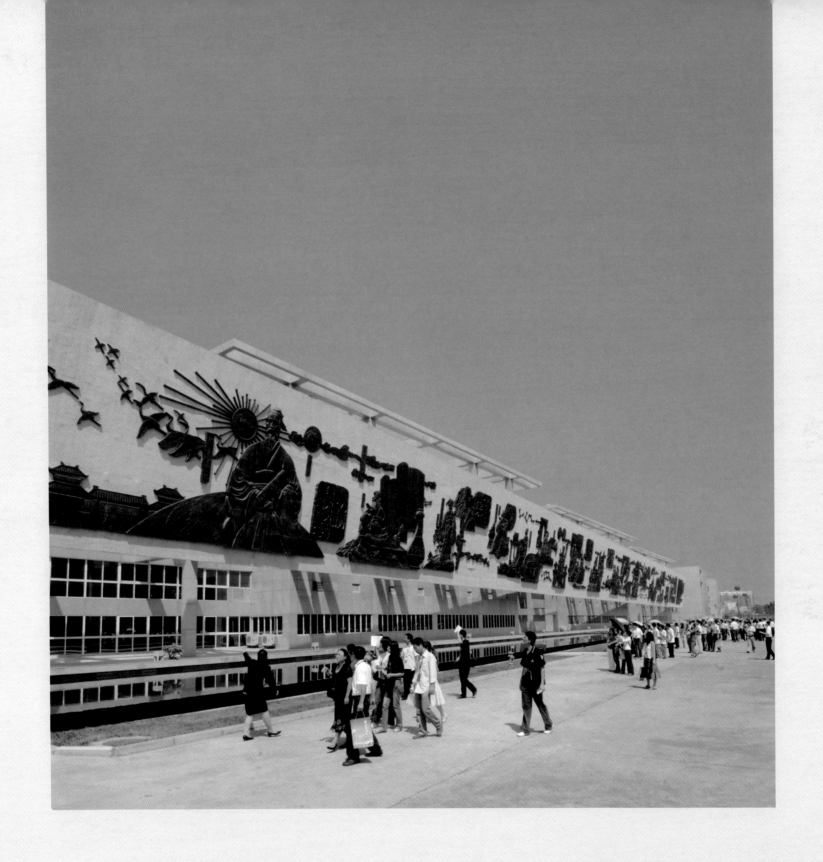

南阳张仲景医院坚持做好仲景文化的融合创新与社会链接，在仲景医院1000平方米的巨大照壁上，依照医圣祠张仲景组画的内容，创作了《医圣张仲景生平》青铜壁画，把仲景文化创作成公共空间的艺术品，将仲景品牌推向了更广大的社会空间。

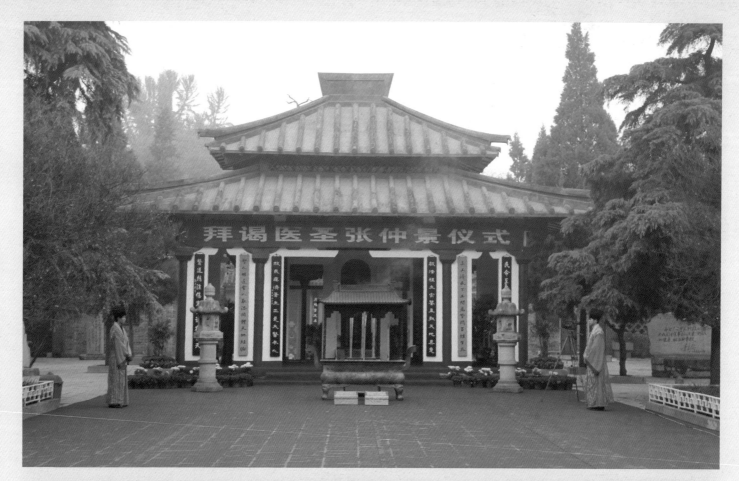

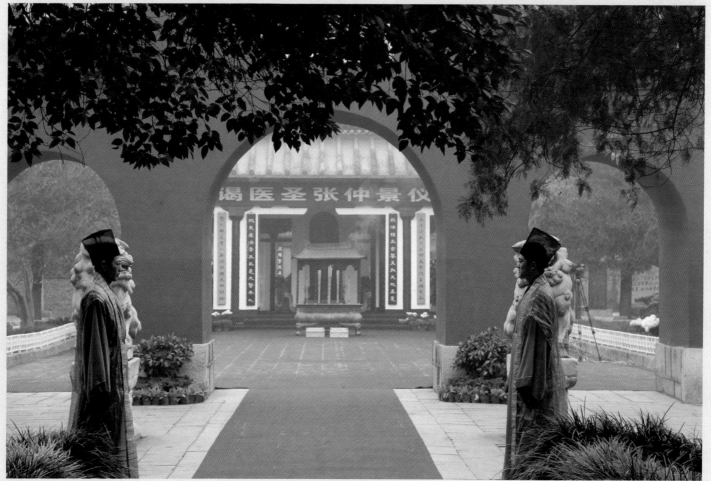

第十届张仲景医药科技文化节祭拜医圣仪式。汉风古韵，让我们穿越历史，回到医圣张仲景所处的那个时代。

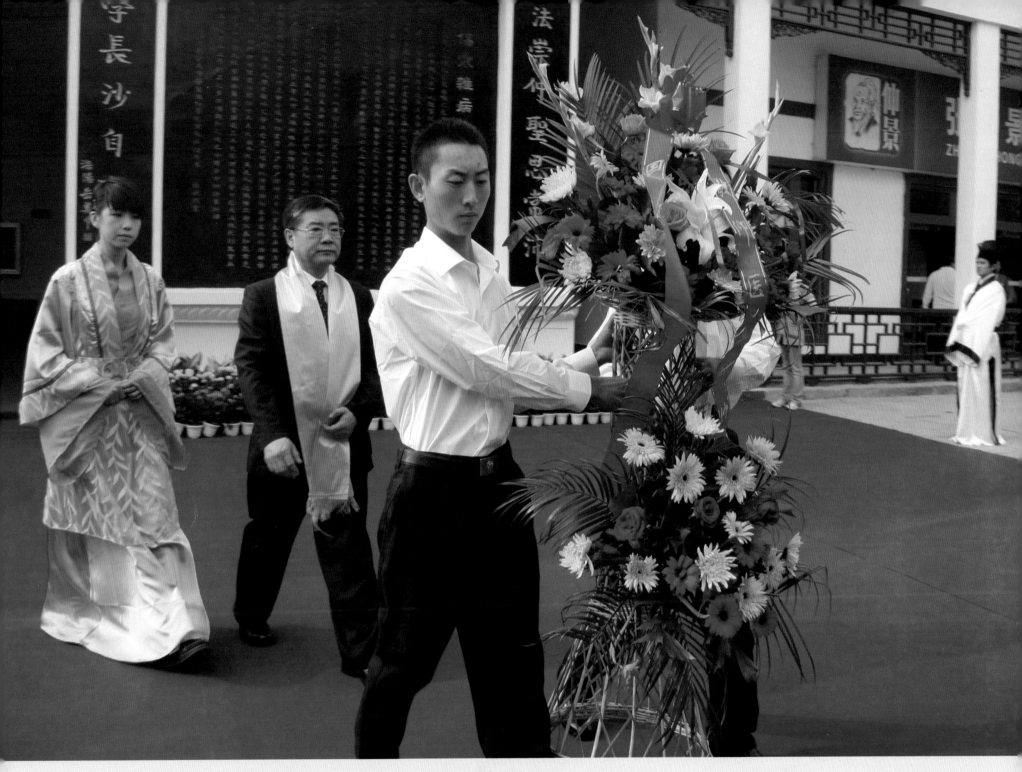

第九届张仲景医药科技文化节，国家中医药管理局副局长马建中代表广大中医药界向医圣仲景先师敬献花篮。

仲景学说和仲景思想，是中华文明的重要组成部分，已经与中国人的命运深深地融为一体，塑进了中华民族的血肉之躯，铺就了中华民族健康成长的生命基石。医圣祠作为医圣张仲景的墓祠纪念地，将同这个时代一起见证中华民族文化的伟大复兴和中医事业的进步辉煌。中医祖庭将同全国的中医药界一起，为这个时代和这个世界，贡献伟大的仲景精神和仲景力量。

中醫祖庭

己亥冬月虢州岳崇路志正

　　医圣张仲景的圣名，医圣祠的中医祖庭地位，吸引着社会各界、海内外人士前来医圣祠参观朝圣。很多大师名家、学者、艺术家，怀着对医圣的崇敬，对《伤寒杂病论》的尊崇，对医圣祠的礼赞，对南阳仲景故里、中医圣地的感动，为医圣祠留下了许多珍贵的墨宝。医圣祠的匾额楹联，东长廊的"张仲景组画""历代医家的张仲景评赞""当代医家及国际医学界对仲景的评赞"的碑刻内容，以及西长廊的圣医林画像碑刻文字，都是近现代中医大家、文化大家和书画大家题写的。

　　医圣祠里最早的书法，可以上溯到晋咸和五年（330）汉长沙太守医圣张仲景之墓碑文书法。清代雍正年间的医圣祠题额，端庄大方，顺治年间南阳府丞张三异的医圣墓碑，光绪年间南阳知府傅凤飏的仲景故里指道碑，代表了清代文人书法的境界。医圣祠最大一次书法集结，是 20 世纪 80 年代初，医圣祠大规模新建时期，医圣祠遍请到国内中医大家、文化大家、书画大家的题词墨宝，刻作碑刻楹联匾额，收作馆藏。吕炳奎、张赞臣、任应秋、岳美中、刘渡舟等各位中医泰斗，郭沫若、赵朴初、吕济民、郑孝燮、姚雪垠等文化大师，舒同、沈鹏、王学仲、李铎、林散之、范曾等书画大师的题词墨宝，成为医圣祠文化的突出特色。老一辈党和国家领导人为中医药学的发展进步题的词，被复制镌刻在祠园重要位置，为医圣祠文化增添了时代的厚重感。

　　进入 21 世纪，南阳连续举办张仲景医药文化节，为了进一步提升仲景文化水平，医圣祠又礼请路志正、孙光荣、张磊、程莘农、唐祖宣等国医大师和书画名家，为医圣祠题写匾额，撰写楹联，医圣祠文化更加精彩纷呈。国内很多中医药机构，国家级学会和著名中医药大学，在医圣祠镌立碑刻，赞颂医圣张仲景的丰功伟业，丰富了医圣祠文化的内涵。天南海北的到访者，尤其是中医界、国内外医药学界的很多名家大师为医圣祠留下了精彩纷呈的墨宝。日本汉方医界的大家和国外到访的医学家、科学家，为医圣祠留下了意义深刻的题词，成为医圣祠对外交流的美好见证。医圣祠还经常举办仲景中医药文化的书画展览。一些卓有成就的书画家还在医圣祠举办个人展览，并将全部作品赠予医圣祠收藏。

　　医圣祠丰富的书画收藏，是医圣祠一道亮丽的文化风景，也是张仲景博物馆一笔珍贵的文化财富。

玉振金声

中 医 祖 庭

玉 振 金 声

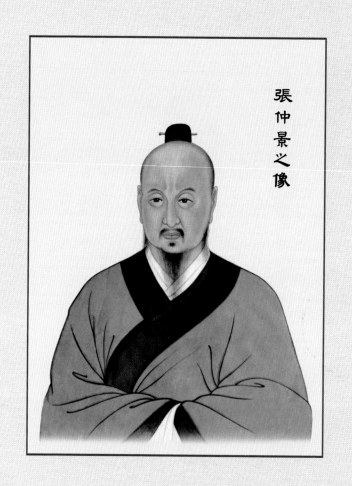

張仲景之像

医圣张仲景画像

捐赠：张赞臣

选自：宋大仁主持编绘《中国伟大医药家画像》

收藏：张仲景博物馆

著名中医史家宋大仁精选 24 位祖国医学家，计有扁鹊、仓公、华佗、张仲景、王叔和、皇甫谧、葛洪、陶弘景、巢元方、孙思邈、王焘、鉴真、钱乙、刘完素、张子和、李东垣、朱丹溪、李时珍、张景岳、王肯堂、吴又可、叶天士、王清任、吴尚先，用国画工笔技法精心绘制，画像背面附以医家传略，冠名为《中国伟大医药家画像》。由宋大仁、李丁陇、戈湘岚、徐子鹤四人合画，特请历史学家、考古学家、美术家、医家，如徐森玉、黄宾虹、汪声远、吴泽、郭若愚、束世澂、蒋维乔、尹石公、谢稚柳、叶劲秋、张赞臣、耿鉴庭等审阅参订。1955 年 3 月由上海大中国图片社首版。张赞臣先生于 1991 年捐赠医圣祠全套 1955 年版画像。

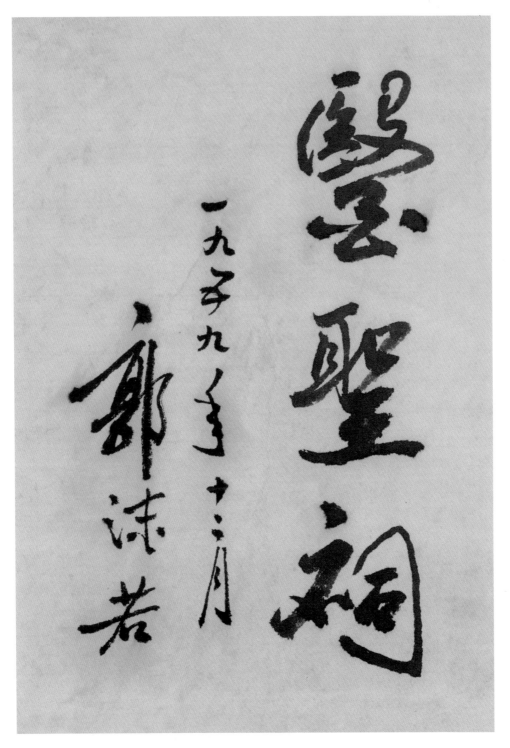

第一届至第五届全国人民代表大会常委会副委员长、中国科学院院长郭沫若，1959年12月为医圣祠题额。

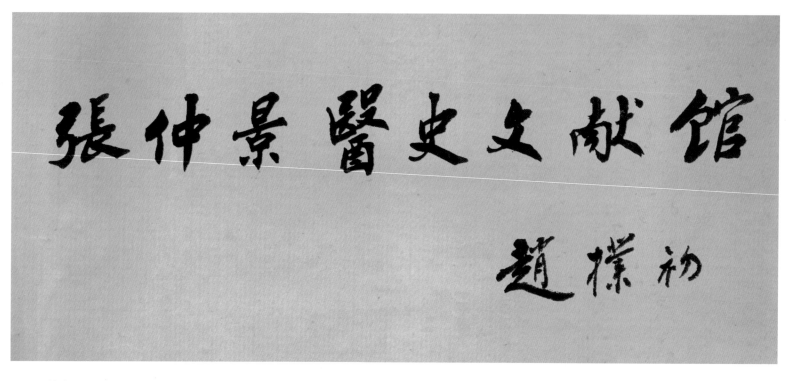

第六届、第七届全国政协副主席、中国佛教协会会长赵朴初，1982年为张仲景医史文献馆题书馆名。

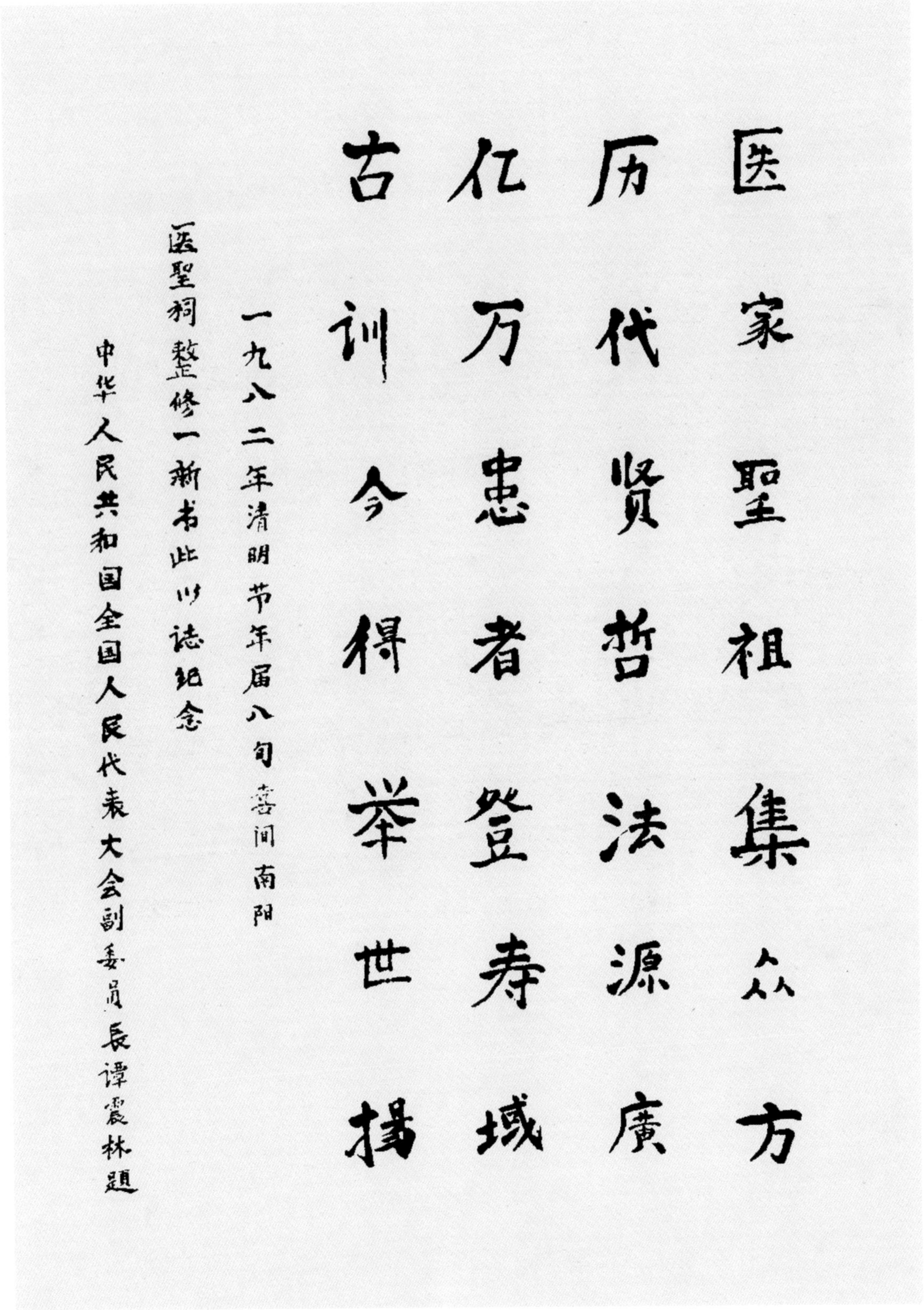

医家圣祖集众方

历代贤哲法源广

亿万患者登寿域

古训今得举世扬

一九八二年清明节年届八旬喜闻南阳

医圣祠整修一新书此以志纪念

中华人民共和国全国人民代表大会副委员长谭震林题

第四届、第五届全国人大常委会副委员长谭震林为医圣祠题词。

的醫療實踐，對祖國醫學以字有創
新有發展，著有傷寒論和金匱
要畧，流傳後多世尊奉為醫
學產生極為深遠的影響，醫聖張仲
景任長沙太守時，仲偂曾達米廳官
民懸絲的成律，每逢初一十五在衙門
的火筆上為百姓看病，這稱為人民服務
的精神也是我們醫務人員應當學習的
為紀念先哲故鄉貿胤張承菜揚祖國
醫學道產，衛生部和河南省南陽地
市撥款修復醫聖祠，今又擴建紀念
館，居去用漢畫像石雕武刻繪的張仲
景仲景提供了
學組畫一套，為研究學者張仲景提供了
珍貴的形象演料　壬戌秋崔月習撰文李鐸書

張仲景組畫序

張仲景名機，南陽人，少年時好讀書，以仁孝聞名鄉里。靈帝時舉孝廉，曾任長沙太守。當時政治腐敗，民不聊生。農民起義此起彼伏，高統治階級進行了殘酷鎮壓。瘟疫流行，人民死亡慘重，仲景目睹這些，立志要改變這種狀況。瘟疫大流行，人民死亡慘重，仲景反對統治者爭權奪利，不顧人民死活，張仲景為民除疾苦決心傷寒靈塗炭，他不但繼承了前輩的醫術，并且博采眾方，廣泛行醫濟生……

1982 年，国家卫生部部长崔月犁为医圣祠张仲景组画作序，中国书法家协会副主席李铎书。

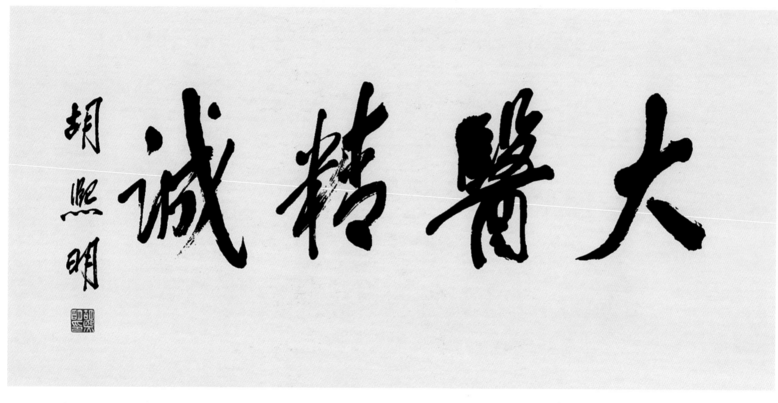

卫生部副部长、国家中医药管理局局长胡熙明为医圣祠题词。

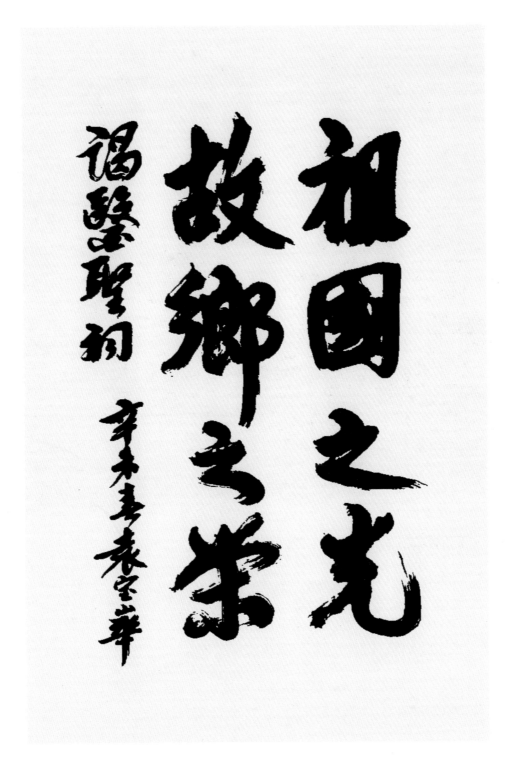

祖國之光
故鄉之榮

謁醫聖祠

辛未暑袁寶華

中国人民大学校长袁宝华为医圣祠题词。

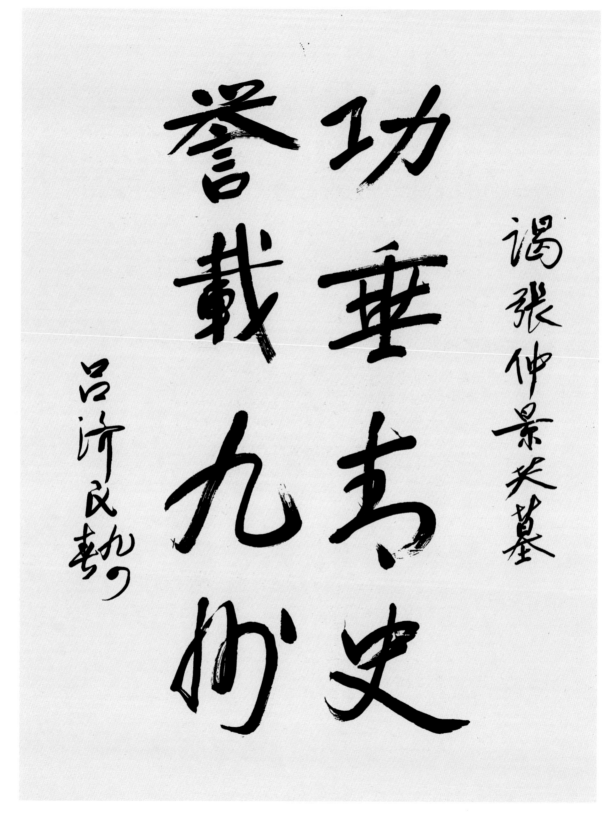

功垂青史

誉载九州

谒张仲景先墓

吕济民勤力

国家文物局局长、北京故宫博物院院长、中国博物馆协会理事长吕济民考察医圣祠文物古建及文博工作，并为医圣祠题词。

歷代名醫畫象序

中華民族是一個偉大的民族中國醫藥學是一個偉大的寶庫幾千年來在我們民族中湧現出許多出類拔萃的醫藥學家他們為中華民族的繁衍昌盛作出了巨大貢獻在世界醫學史上占有顯著地位張仲景是我國東漢末年的偉大醫學家通達三皇承前啓後是我國歷代名醫的先輝典範南陽醫聖祠原有之歷代名醫畫象多次被毀此次修葺廣徵博來集歷代名醫畫象之大成為自上古至清選名醫造象一百一十二幅填補了我國醫學史研究方面的不足.

中華瞻仰先賢啓迪後學振興中醫振興

公曆一九八二年八月

古晐呂炳奎

国家卫生部中医司司长吕炳奎为医圣祠圣医林碑廊题书《历代名医画像序》。

仲景醫中聖　傷寒發宏論　上叭療君親　下叭救萬姓　博采象脈方
書素難為龜鏡　皇皇弘十六卷　言精而義蘊　三陽及三陰　盡窒李魏
辨証三百九七　遺活卓躍入江南　諸病一百十二方　變化無窮年
兵燹多文令　桑梓祖獻述　大躁聖入殷　秘勤不宣思邈抱悠恨傳薪火庚申續餘為
晉太醫令　國俟多紀善考傾顏矢志崇古訓遺編賴而叭傳
遠被扶仰　萬修乃見古宇廟復幽峻知研究竹建立規模已訂定發揚學
整頓鳩傾　工以漸進古義與新知無一非學問繼承且為萬世慶
賴叭彰循　顧與諸君子砥礪共馳騁振興中醫學
登勤為徑

南陽醫聖祠廟獨重新并張仲景研究會成立大會謹業五言古詩二十五韻以誌祝生欣時辛酉年十二月也

中華全國中醫學會副會長任應秋撰書

中华全国中医学会副会长任应秋为医圣祠的题词。任应秋教授1981年12月，在"南阳张仲景研究会成立暨首次学术交流大会"上作"追表先哲，鼓励后学，振兴中医，振兴中国"的演讲时说："我虽不是南阳人，但是我是中医界的一分子，是南阳的学生，是仲景的学生，小学生。"

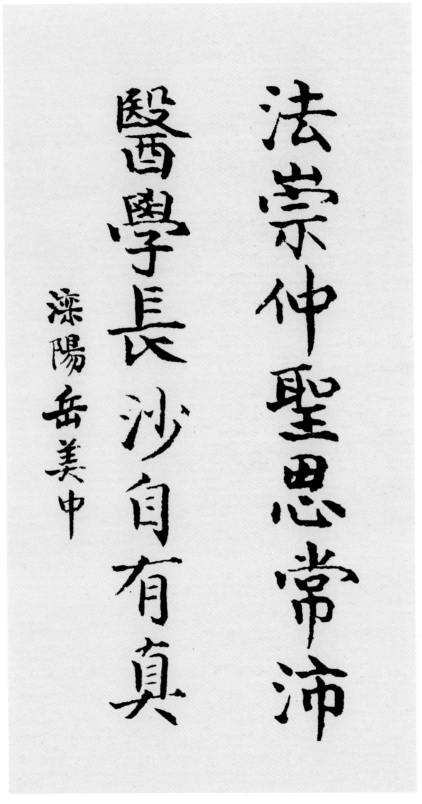

法崇仲聖思常沛

醫學長沙自有真

溧陽 岳美中

第五届全国人大常委、中华全国中医学会副会长岳美中为医圣祠题词。

再谒南阳医圣张仲景祠墓有感

米伯让

（1981年12月12日于南阳地区成立张仲景学说研究会上宣读）

仲景学说万世宗，只因活人功无穷。
垂教立法著方论，实践理论效用真。
医救生民无数命，仁术教泽传东瀛。
继往开来称医圣，并非帝王下诏封。
民感其德出自发，谁敢特权轻医宗。
中华医学成体系，仲圣科学总结成。
伤寒杂病立规范，远见卓识教后人。
玄冥幽微早有训，变化难极要究深。
历代医家钻研它，发展流派欣向荣。
一本万殊百花放，殊途同归天地心。
当初我承黄师训，方知论集理高深。
仲圣无传师为撰，致力研究举黄君。
学通中西识见博，科学方法整方论。
自辟蹊径成一家，羽翼仲景立功勋。

发扬国医为己任，奋笔疾呼民族尊。
生平抱负宏图远，兴学培养高才生。
募捐重修医圣祠，时艰厄运志未成。
发愿搜罗圣佚文，欲辑全书贡医林。
幸得仲圣十二稿，捐资刻版祠内存。
尚有会通亲撰印，不辞劳苦四方奔。
治病针药并施用，内外妇儿均能诊。
天算地舆哲理通，无愧仲景后继人。
诊治疗效播欧亚，八宝山上看碑阴。
黄师出身本铁匠，十八岁时始识文。
发愤治学志于医，终于升堂导医林。
启发我辈意义深，堪称楷模气常存。
忝列门墙余有愧，道衍南阳训铭心。
放眼世界展望看，全球尽是桃李春。

墨守成规非圣意，更望医理求精深。
草菅人命谆谆诲，医德医术不能分。
我逾花甲气未衰，继志为国争寸阴。
提高更须现代化，同心努力振中华。
物竞天择进化论，适者生存其理真。
更望吾人再接厚，精益求精方能存。
仲景学说千载余，未得淘汰是何因？
欲求改革先继志，温故方能有创新。
藉医欲作名利客，反成自欺欺世人。
积兹愚诚再谒圣，济世活人志重申。
中华医学如天地，天地不灭永长春。
群贤毕至皆我师，诚望指正我痴心。

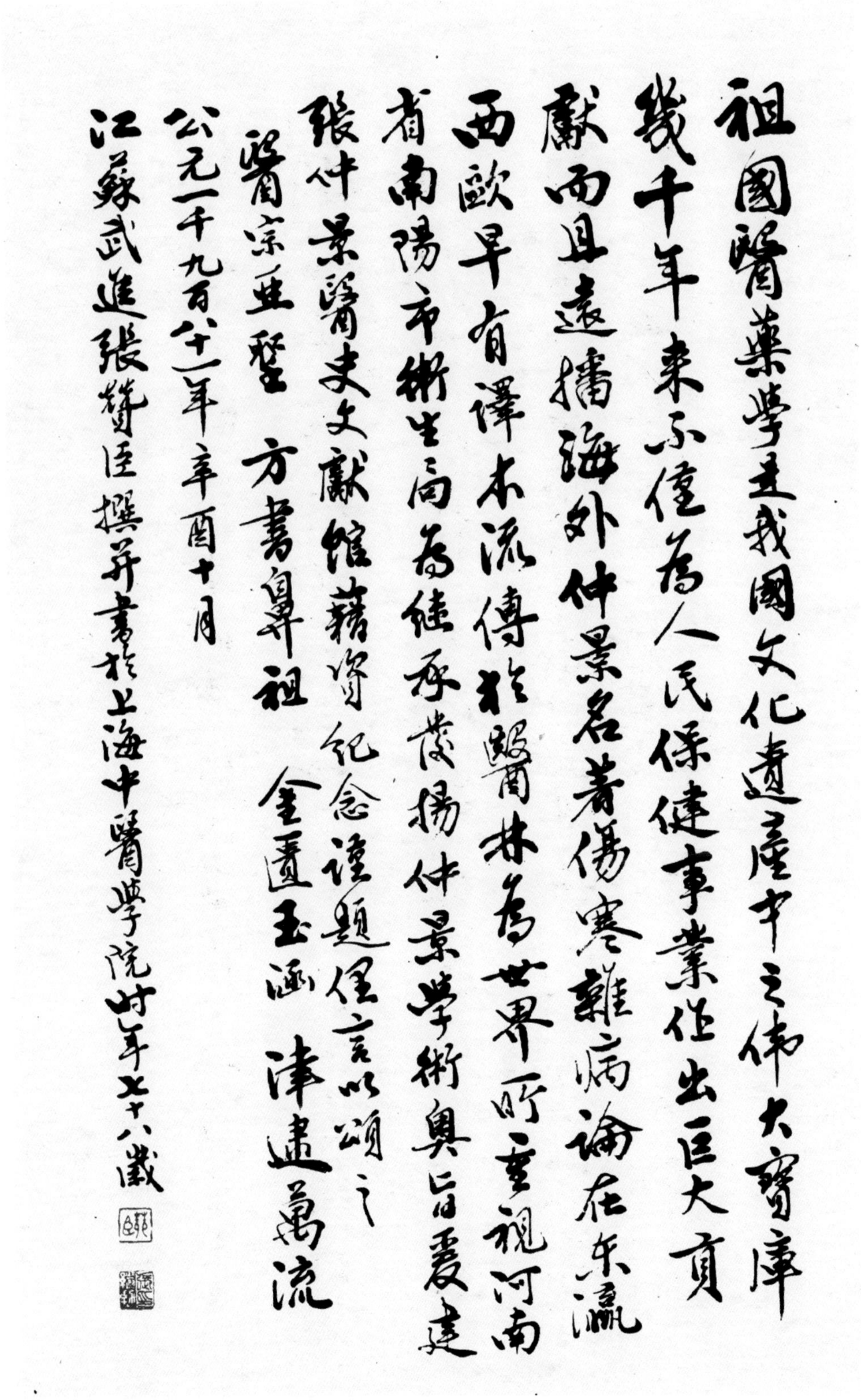

祖國醫藥學是我國文化遺產中之偉大寶庫

幾千年來不僅為人民保健事業作出巨大貢獻而且遠播海外仲景名著傷寒雜病論在東瀛

西歐早有譯本流行醫林為世界所重視河南省南陽市衛生局為繼承發揚仲景學術奧旨震建

張仲景醫史文獻館藉資紀念謹題俚言以頌之

　醫宗亞聖　方書鼻祖　金匱玉函　津逮萬流

公元一千九百八十一年辛酉十月

江蘇武進張贊臣撰并書於上海中醫學院時年七十八歲

中医大师、医圣祠名誉馆长、上海中医学院耳鼻咽喉科教研组主任张赞臣为张仲景医史文献馆题词。

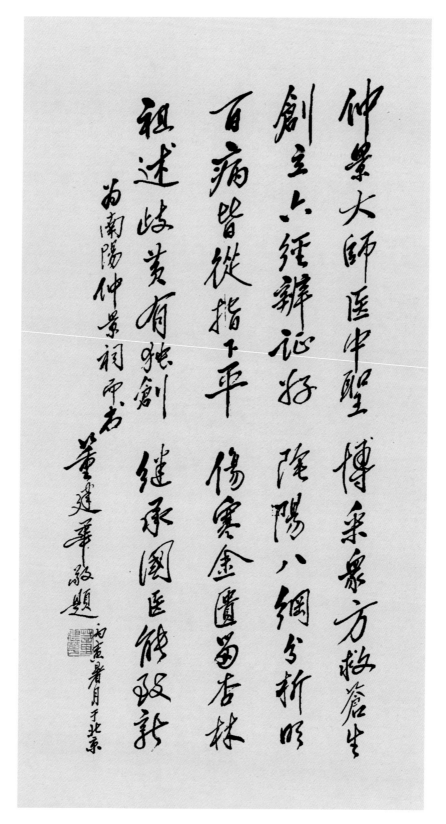

仲景大师医中圣 博采众方救苍生

创立六经辨证好 阴阳八纲分析明

百病皆从指下平 伤寒金匮蜀杏林

祖述歧黄有独创 继承国医铸鼎新

为南阳仲景祠而书

董建华敬题

全国人大常委、中国工程院院士董建华教授为医圣祠题词。

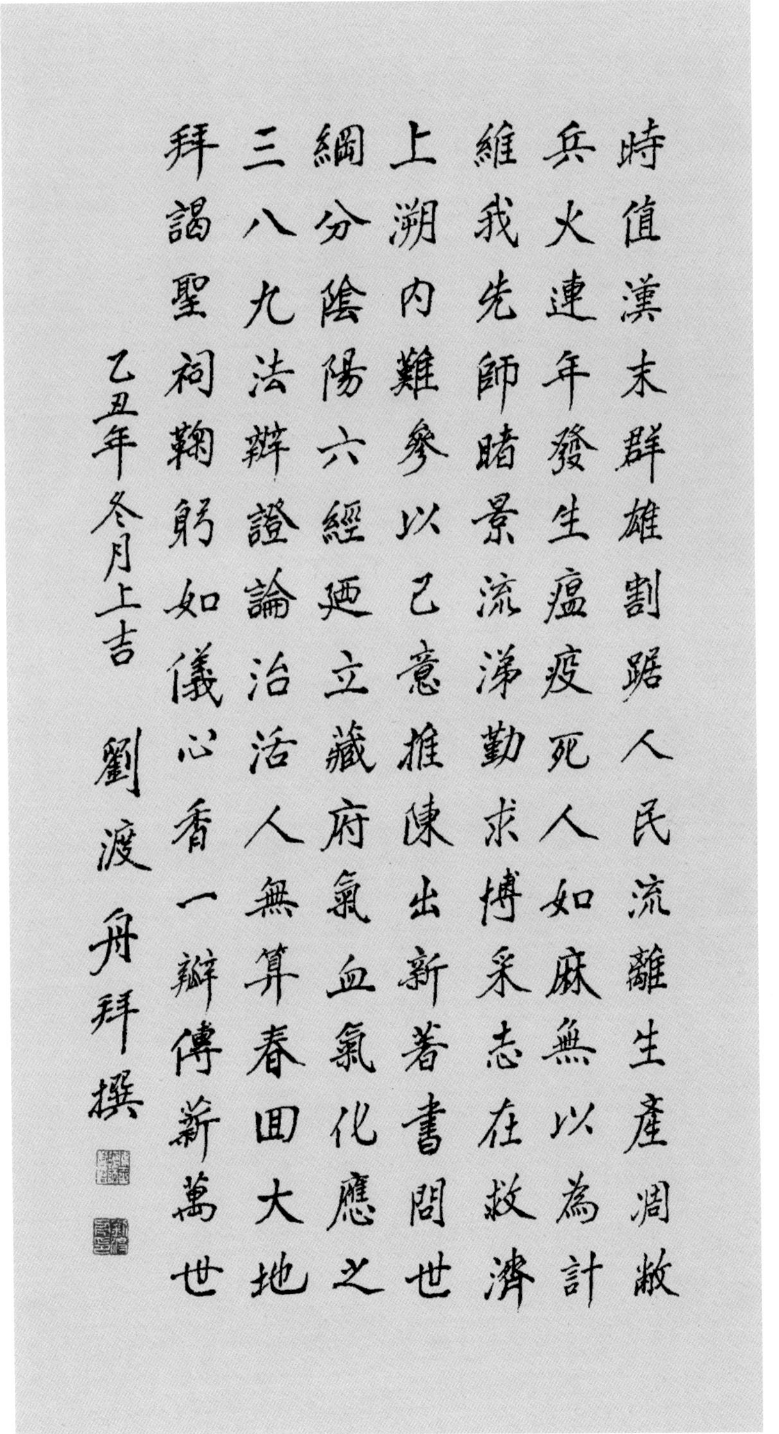

時值漢末群雄割踞人民流離生產凋敝
兵火連年發生瘟疫死人如麻無以為計
維我先師睹景流涕勤求博采志在救濟
上溯內難參以己意推陳出新著書問世
綱分陰陽六經延立藏府氣血氣化應之
三八九法辨證論治活人無算春回大地
拜謁聖祠鞠躬如儀心香一瓣傳薪萬世
乙丑年冬月上吉　劉渡舟拜撰

北京中医药大学金匮教研组主任、中华全国中医学会常务理事
刘渡舟为医圣祠题词。

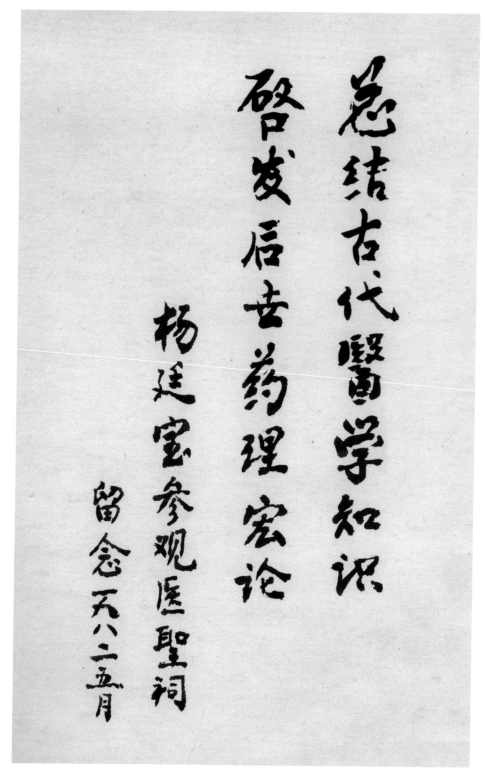

总结古代醫学知识
啓发后世葯理宏论

杨廷宝参观医聖祠
留念 一九八二五月

中国建筑师学会理事长、世界建筑师学会副主席杨廷宝为医圣祠题词。

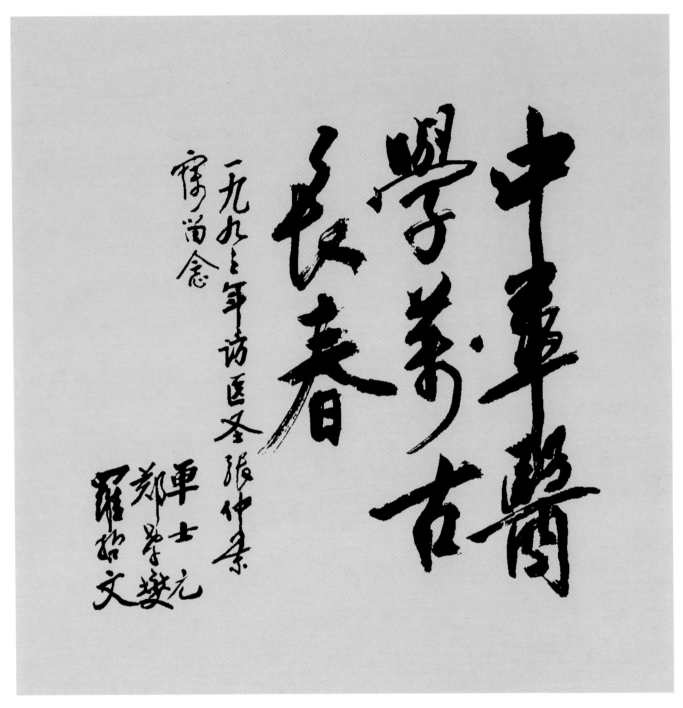

中華醫學薈古長春

一九九三年访医圣张仲景
宿尚念

单士元
郑孝燮
罗哲文

故宫博物馆副院长单士元、中国城市规划学会理事长郑孝燮、中国文物学会会长罗哲文考察医圣祠规划建设时，为医圣祠题词。

327

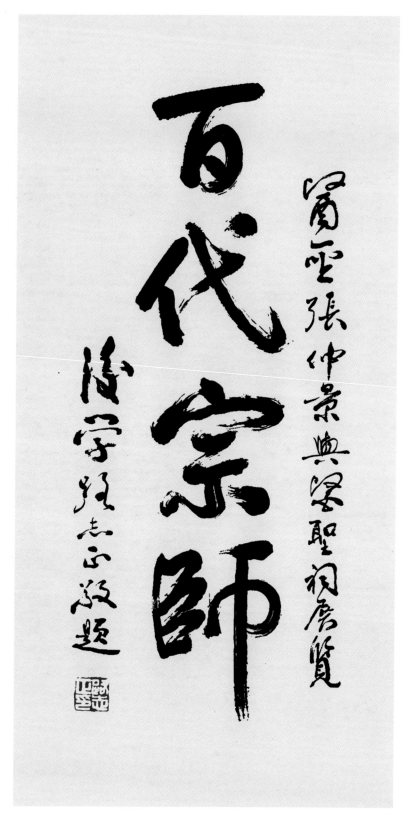

百代宗师

属纪张仲景典医圣祠居览

陈学经志正敬题

中国中医科学院主任医师、国医大师路志正为医圣祠题词。

巢元方，隋代医学家，曾任太医博士。隋大业六年（六一〇），主持编辑《诸病源候论》五十卷，对内、外、妇、儿、五官各科疾病的病源和症候诊断和预后都有详细叙述。他认为寄生虫的感染与饮食有关，漆疮是属于过敏性疾患，尤其对天花、沙虱病、肺结核、麻疯病等症候更有详尽描述。《诸病源候论》是我国第一部病因症候学专著。

一九〇三年秋张海书郑州

中国书法家协会主席张海为医圣祠圣医林碑廊题书。

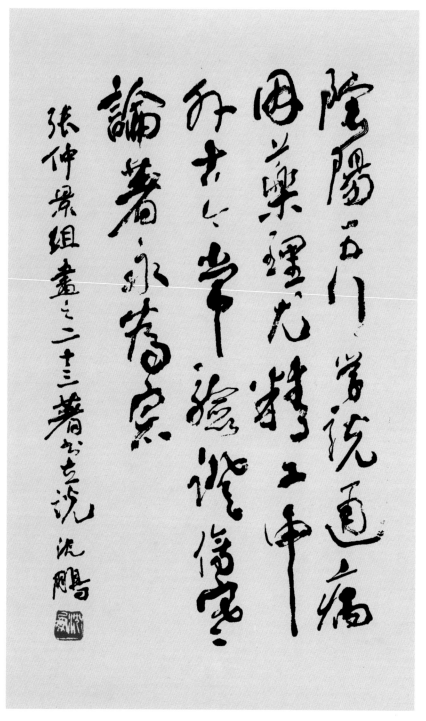

陰陽五行，當說道之病，因藥理尤特工申，邪非其常，論於儲寞，論著永為宗。

張仲景組畫之二十三著於古沈 沈鹏

中国书法家协会主席沈鹏为张仲景组画碑廊题书。

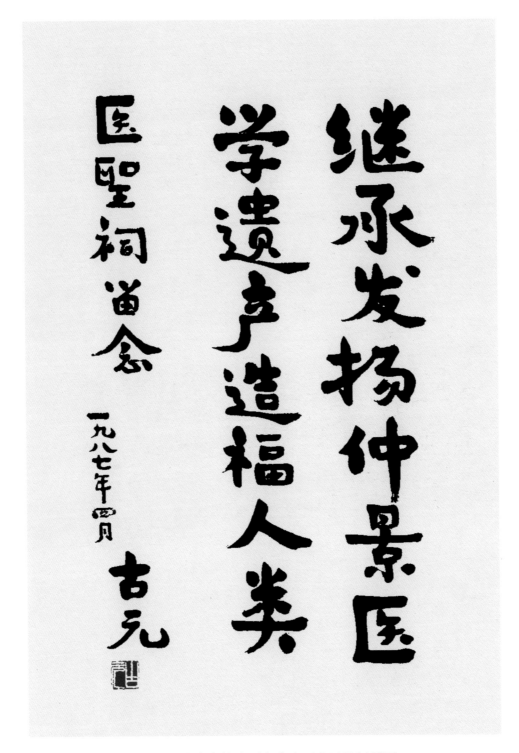

继承发扬仲景医
学遗产造福人类

医圣祠留念
一九八七年四月
古元

中央美术学院院长、中国美术家协会副主席古元为医圣祠题词。

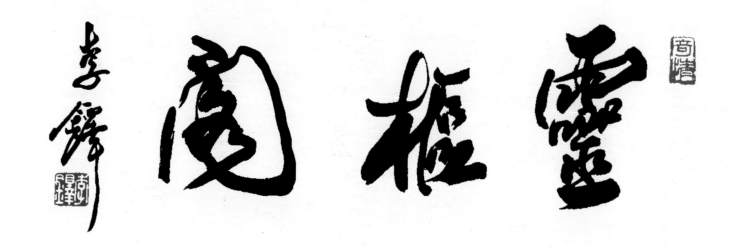

中国书法家协会副主席李铎为医圣祠灵枢阁题匾。

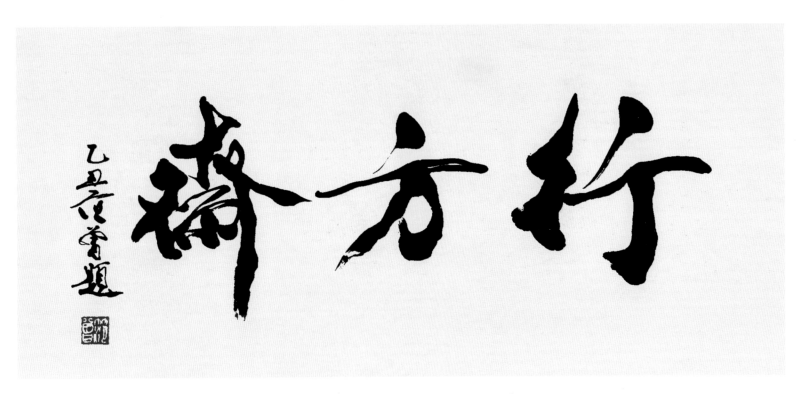

中国艺术研究院终身研究员、南开大学教授范曾为医圣祠行方斋题匾。

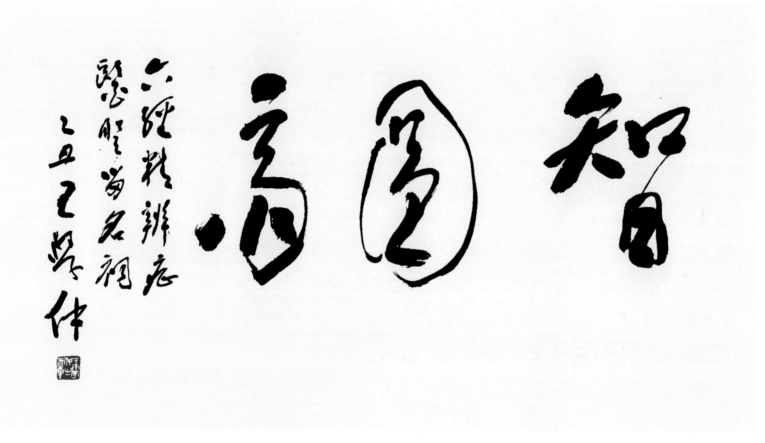

中国书法家协会副主席王学仲为医圣祠智圆斋题匾。

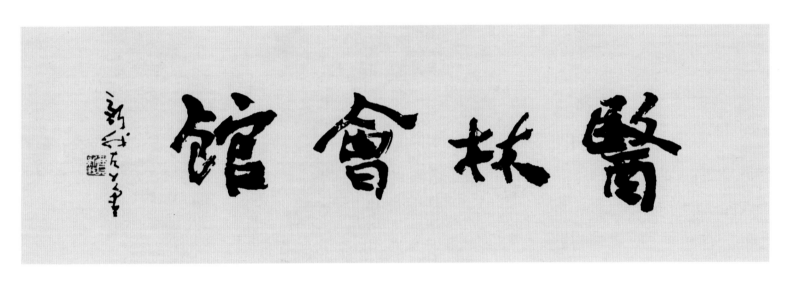

中国书法家协会理事费新我为医圣祠题书"医林会馆"。

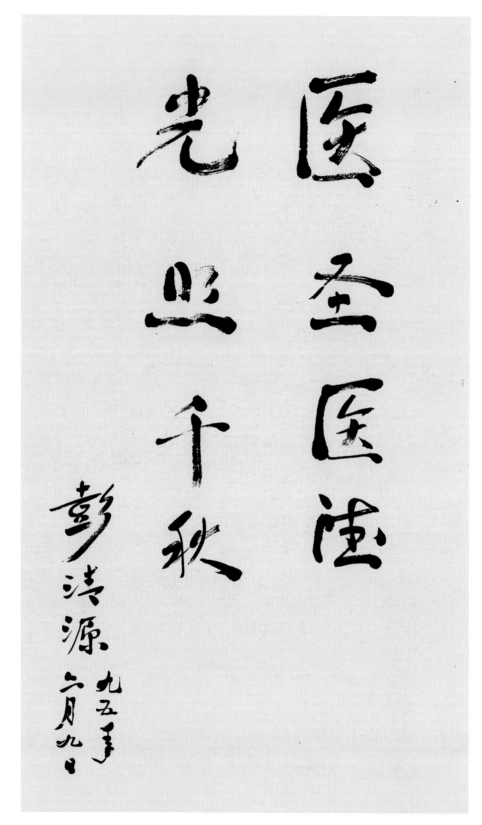

医圣医德
光照千秋

彭清源 九五年
六月九日

中国国民党革命委员会第六届、第七届中央委员会副主席彭清源为医圣祠题词。

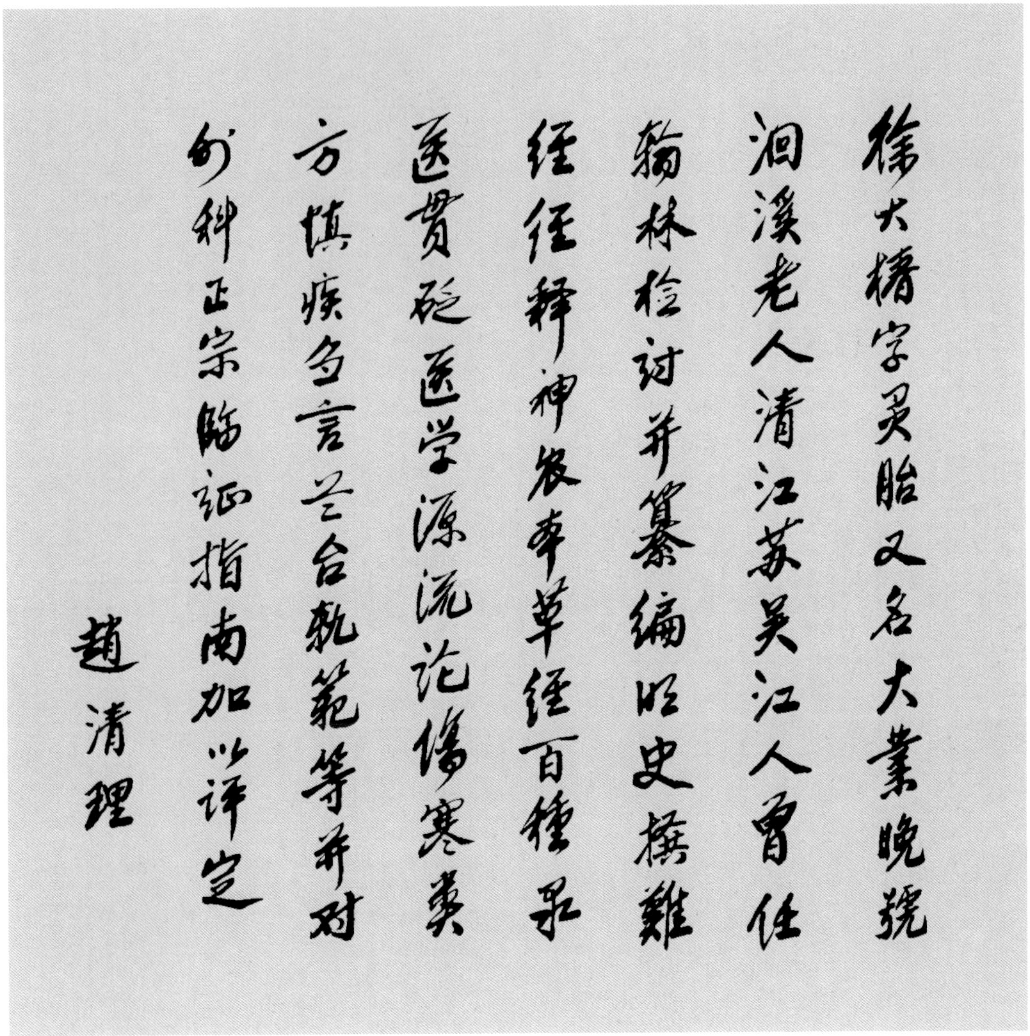

徐大椿字灵胎又名大业晚號
洄溪老人清江苏吴江人曾任
翁林检讨并篡编昭史撰难
经经释神农本草经百種录
医贯砭医学源流论伤寒类
方慎疾多言兰合軌範等并对
句神正宗临証指南加以详定

赵清理

张仲景国医大学创始人、首任校长赵清理为医圣祠圣医林碑廊题书。

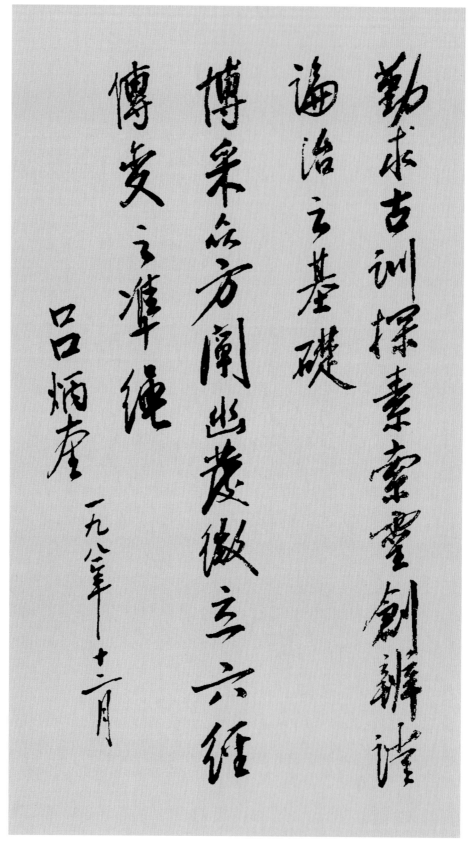

勤求古训探素灵剑辨证
遍治立基础
博采众方阐幽发微立六经
傅受之准绳

吕炳奎 一九八〇年十二月

国家卫生部中医司司长吕炳奎为医圣祠仲景墓编撰书写的楹联。

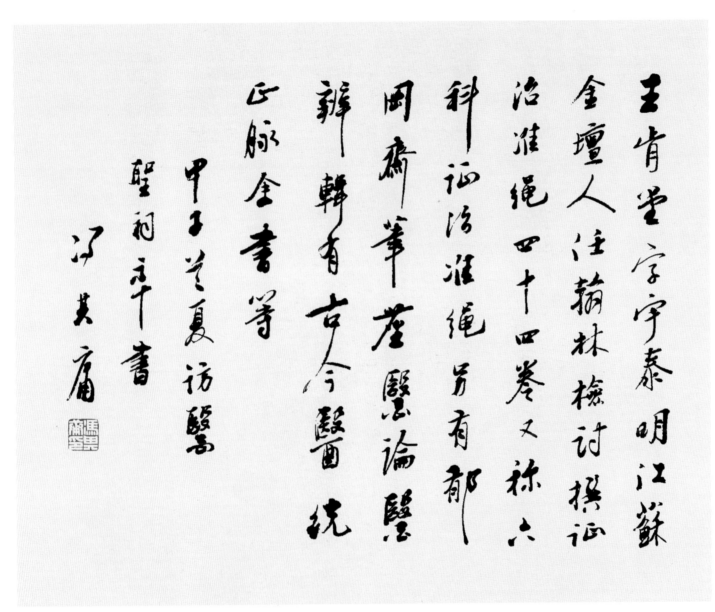

王肯堂字宇泰明江蘇金壇人任翰林檢討撰証治准繩四十四巻又称六科証治准繩另有郁岡斎筆麈醫論醫辨韓有古今醫統正脈全書等

甲子芳夏访醫聖祠平書

冯其庸

中国艺术研究院副院长、中国红学会会长冯其庸为医圣祠圣医林题书。

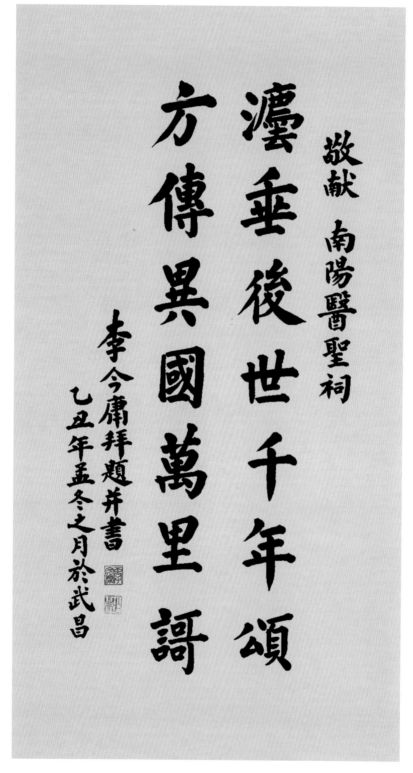

敬献　南陽醫聖祠

瀘垂後世千年頌
方傳異國萬里謌

李今庸拜題并書
乙丑年孟冬之月於武昌

湖北中医学院教授、国医大师李今庸为医圣祠题词。

340

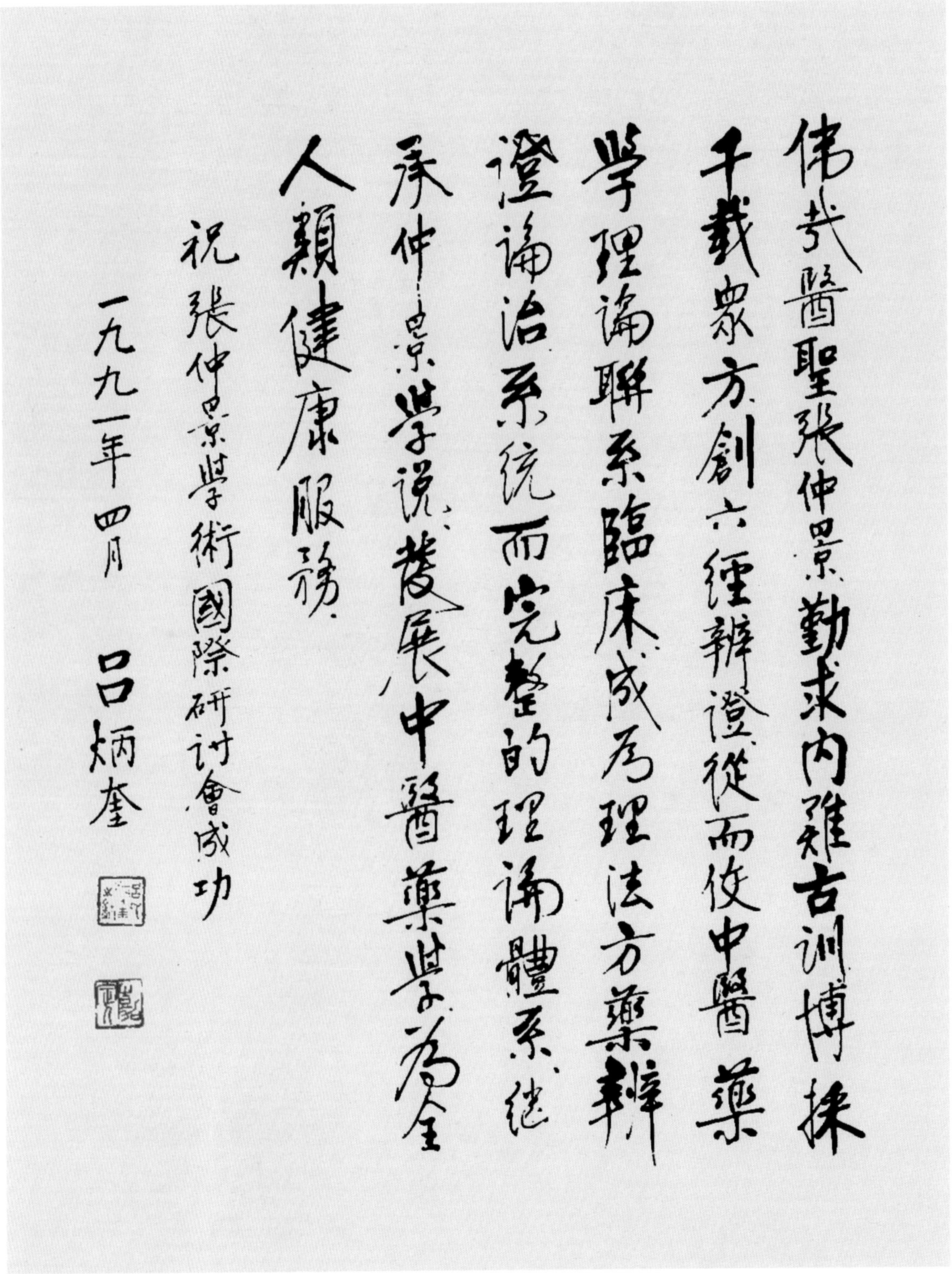

伟哉醫聖張仲景勤求內難古訓博採

千載眾方創六經辨證從而使中醫藥

學理論聯繫臨床成為理法方藥辨

證論治系統而完整的理論體系繼

承仲景學說發展中醫藥學為全

人類健康服務

祝張仲景學術國際研討會成功

一九九一年四月　呂炳奎

国家卫生部中医司司长吕炳奎于张仲景学术国际研讨会期间为医圣祠题词。

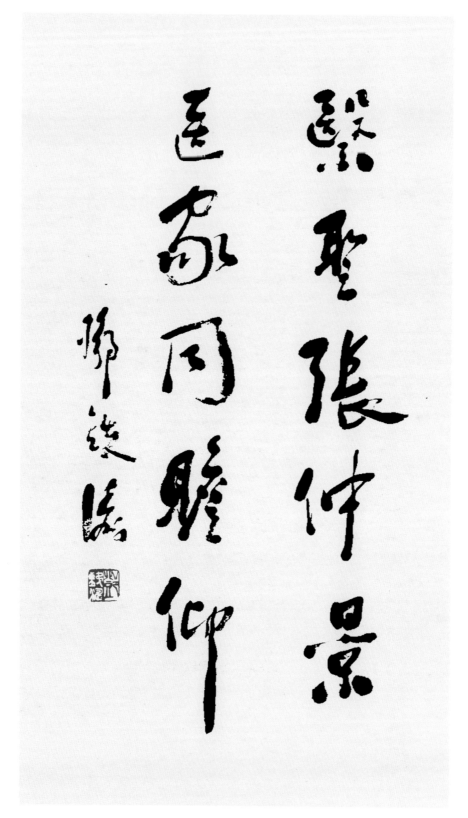

医圣张仲景 医家同瞻仰

中华中医药学会常务理事、国医大师邓铁涛为医圣祠题词。

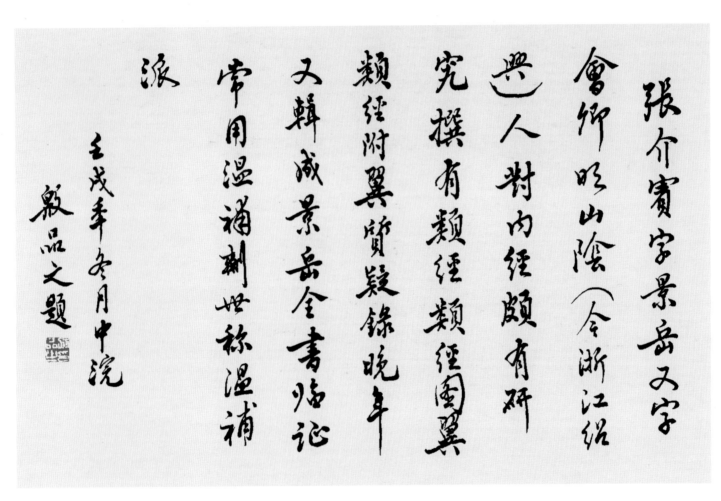

張介賓字景岳又字會卿明山陰（今浙江紹興）人對內經頗有研究撰有類經類經圖翼類經附翼質疑錄晚年又輯成景岳全書臨證常用溫補劑世稱溫補派

壬戌季冬月中浣

殷品之題

上海中医学院教授、金匮教研室主任殷品之为医圣祠圣医林题词。

張仲景，名機，東漢南陽郡（今河南南陽）人．舉孝廉，官至長沙太守．曾學醫於同郡張伯祖，勤求古訓，博采眾方，成《傷寒雜病論》十六卷，惜有散佚，大行于世．經王叔和編次中，始得《素問》自三陰分發明之《素問》說體，成辨證論治之理論體系，歷代肝宗，厥功甚偉，咸尊為醫中之聖云．

任應秋敬書

中华全国中医学会副会长任应秋为医圣祠圣医林题书。

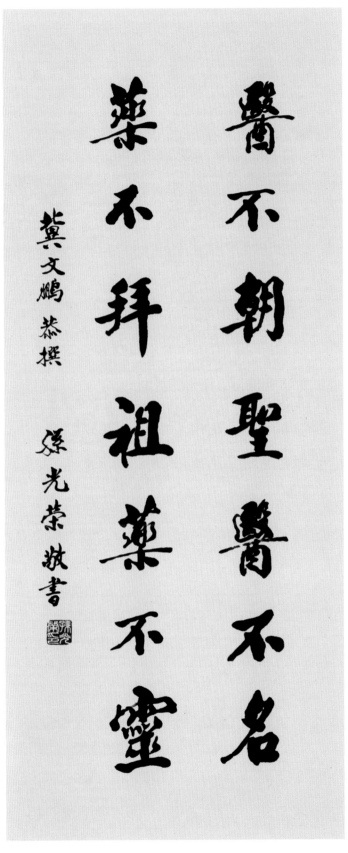

医不朝圣医不名

药不拜祖药不灵

冀文鹏 恭撰

孙光荣 敬书

中华中医药学会常务理事、国医大师孙光荣为医圣祠题书的
对联,由河南省南阳张仲景基金会理事长冀文鹏撰写。

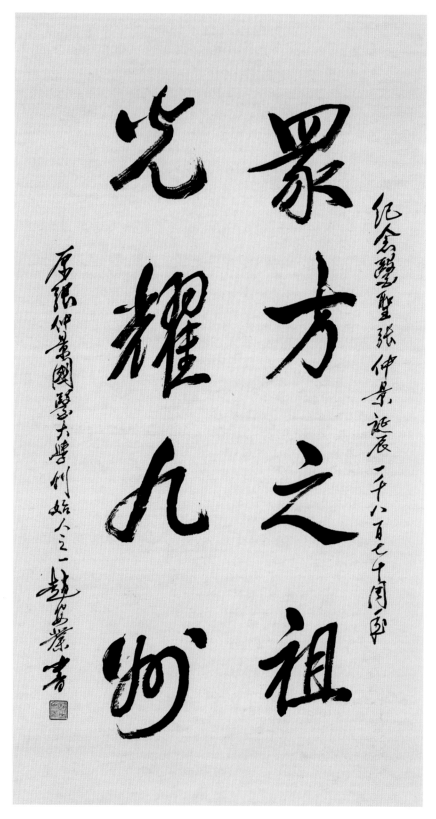

众方之祖 光耀九州

原张仲景国医大学校长赵安业为医圣祠题词。

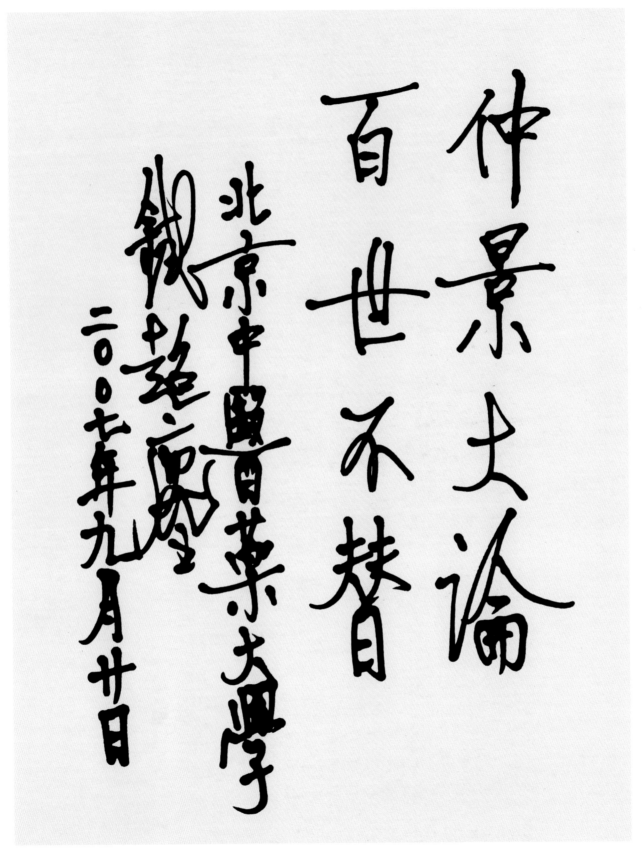

仲景大论
百世不替

北京中医药大学
钱超尘题
二〇〇七年九月廿日

中华中医药学会医古文分会主任委员、北京中医药大学教授钱超尘为医圣祠题词。

347

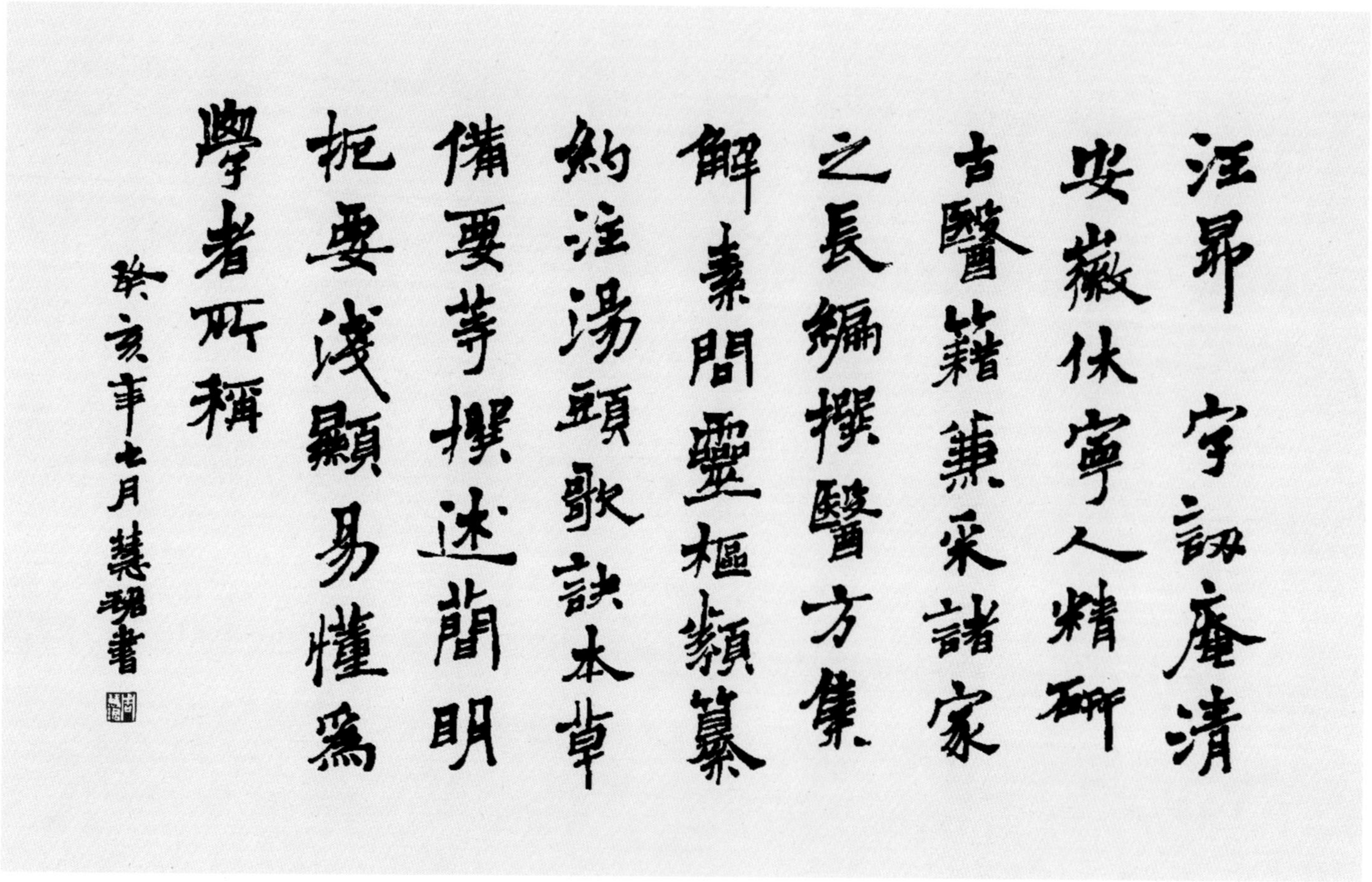

汪昂 字訒庵清
安徽休寧人精研
古醫籍兼采諸家
之長編撰醫方集
解素問靈樞纂
約注湯頭歌訣本草
備要等撰述簡明
扼要淺顯易懂爲
學者所稱

癸亥年七月慧珺書

中国书法家协会副主席、上海书法家协会主席周慧珺为医圣祠圣医林题书。

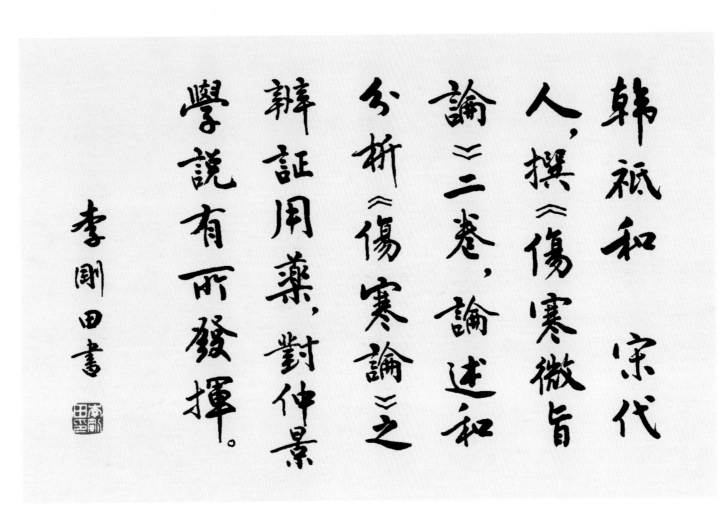

韓祗和 宋代人，撰《傷寒微旨論》二卷，論述和分析《傷寒論》之辨証用藥，對仲景學說有所發揮。

李剛田書

中国书法家协会理事、西泠印社副社长李刚田为医圣祠圣医林题书。

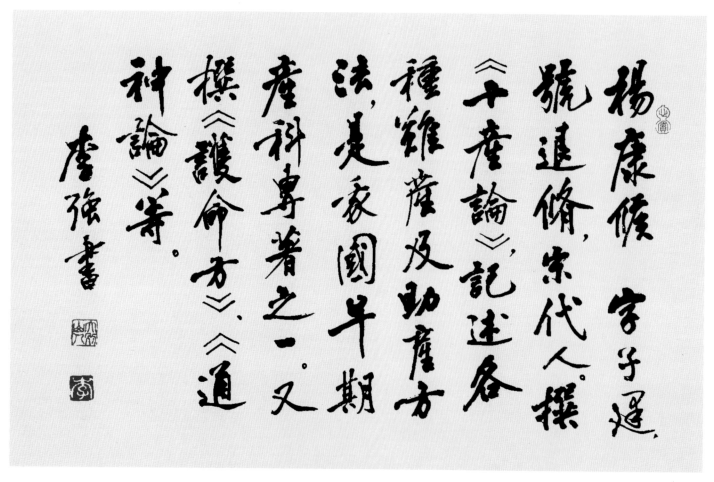

杨康侯，字子退，号退脩，宋代人。撰《十产论》，记述各种难产及助产方法，是我国早期产科专著之一。又撰《护命方》、《道神论》等。

李强书

中国书法家协会理事、河南省书法家协会副主席李强为医圣祠圣医林题书。

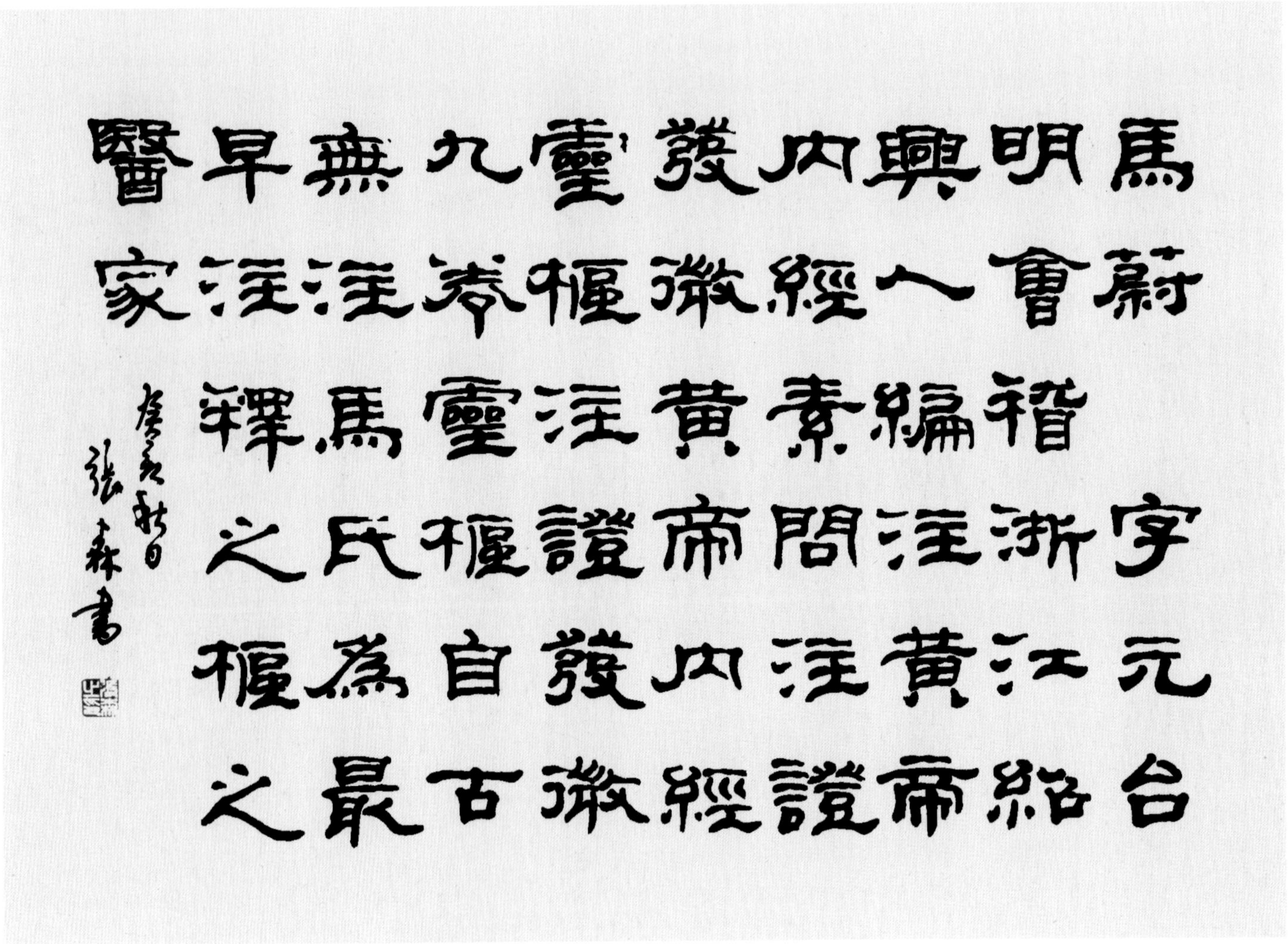

醫家　早注　無注　九岑　靈樞　發微　內經　興會　明蔚　馬蔚

釋之　馬氏　靈樞　注黄　素編　禔

之　氏樞　證帝　問注　浙字

樞　為自　發內　注黄　江元

之　最古　微經　證帝　紹台

張森書

中国书法家协会理事、上海书法家协会副主席张森为医圣祠圣医林题书。

薛雪宇生白自孙一瓢清江苏吴县人长于温热与叶天士齐名不顾以病名故少著医名述撰湿热条辨一卷

癸亥夏韩天衡书

西泠印社副社长韩天衡为医圣祠圣医林题书。

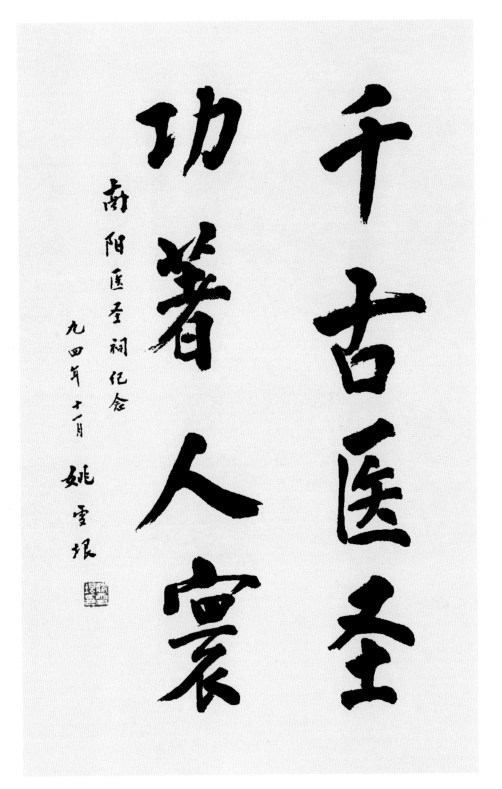

千古医圣
功著人寰

南阳医圣祠纪念
九四年十月
姚雪垠

中国作家协会名誉副主席、湖北省作家协会主席姚雪垠为医圣祠题词。

王叔和，名熙，高平人，魏晋间医学家，曾任太医令。精研医学，重视诊脉，蒐集前代论脉文献，编成「脉经」十卷，是现存最早的脉学专书；又辑集散佚的汉代张仲景「伤寒杂病论」，并加以整理，使仲景医学文献得以保存。

其峰书

中国美术家协会理事、中国书法家协会理事孙其峰为医圣祠圣医林题书。

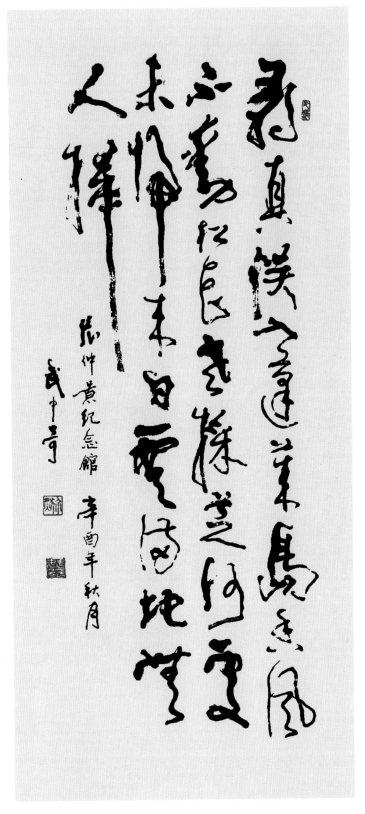

中国书法家协会理事、江苏省书法家协会主席武中奇为医圣祠题词。

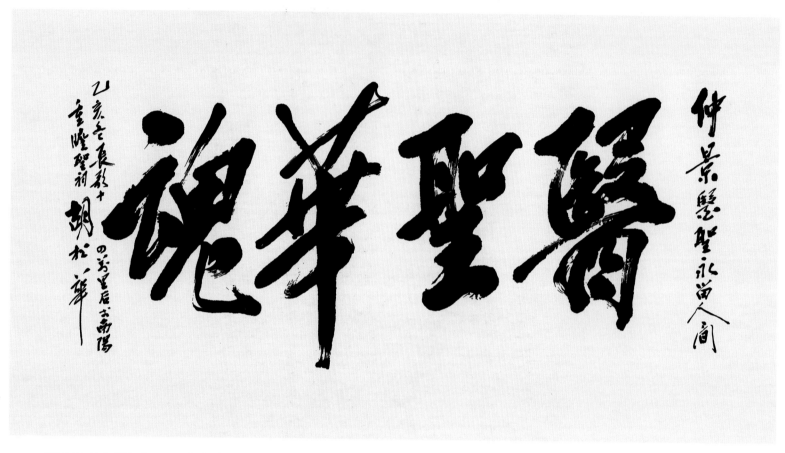

著名歌唱家胡松华 1995 年拜瞻医圣祠时的题词。

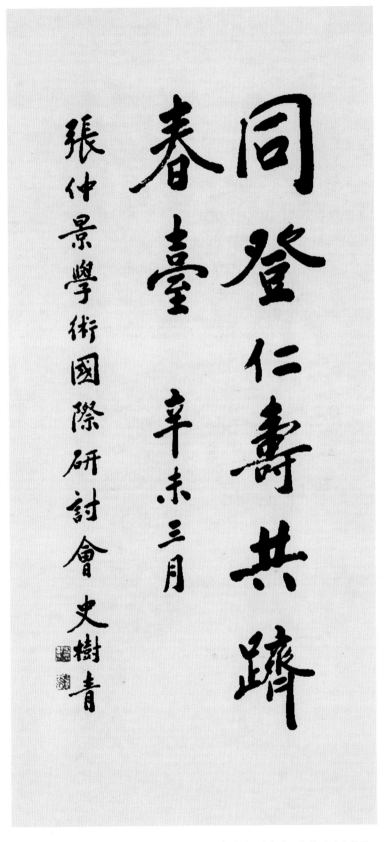

同登仁壽共躋
春臺 辛未三月
張仲景學術國際研討會 史樹青

国家博物馆研究员、国家文物鉴定委员会副主任委员史树青为
张仲景学术国际研讨会题词。

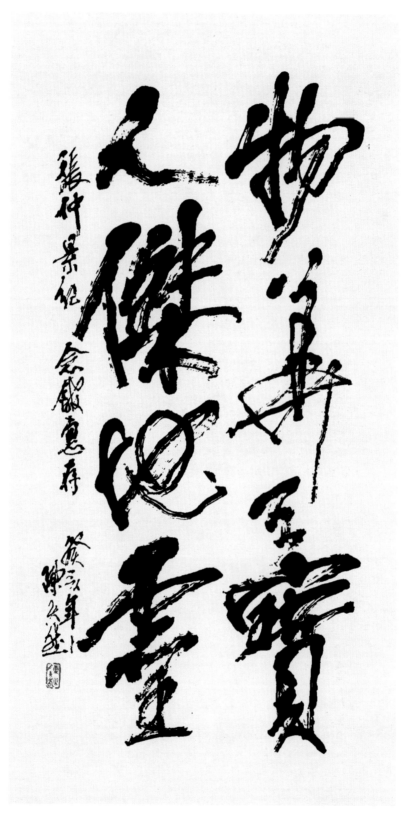

中国美术家协会常务理事、中国书法家协会常务理事陈天然为医圣祠
题词。

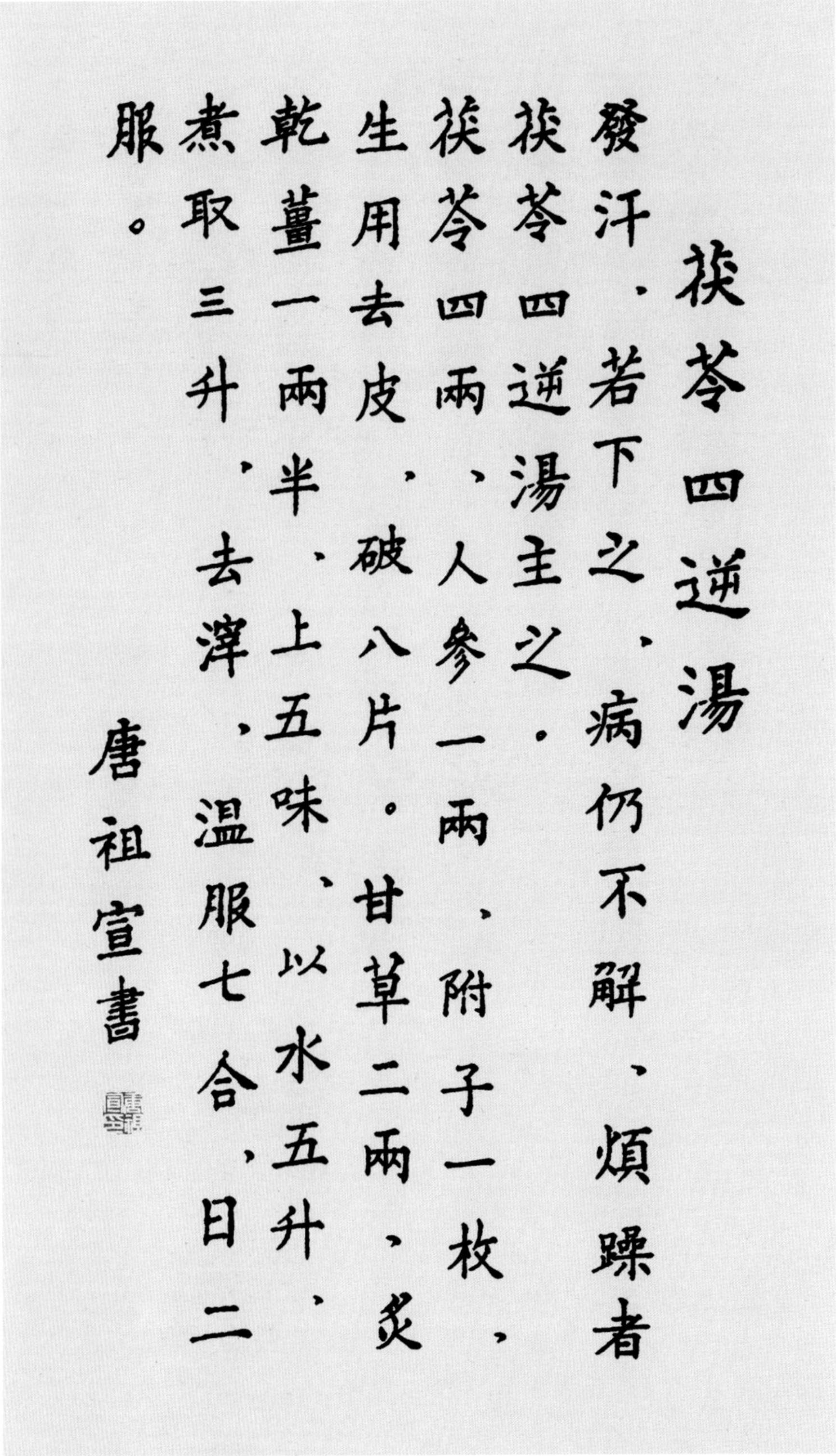

茯苓四逆湯

發汗，若下之，病仍不解，煩躁者茯苓四逆湯主之．茯苓四兩、人參一兩、附子一枚，生用去皮，破八片。甘草二兩，炙乾薑一兩半，上五味，以水五升，煮取三升，去滓，溫服七合，日二服。

唐祖宣書

中国中医科学院学部委员、国医大师唐祖宣为医圣祠仲景经方碑林题书仲景经方。

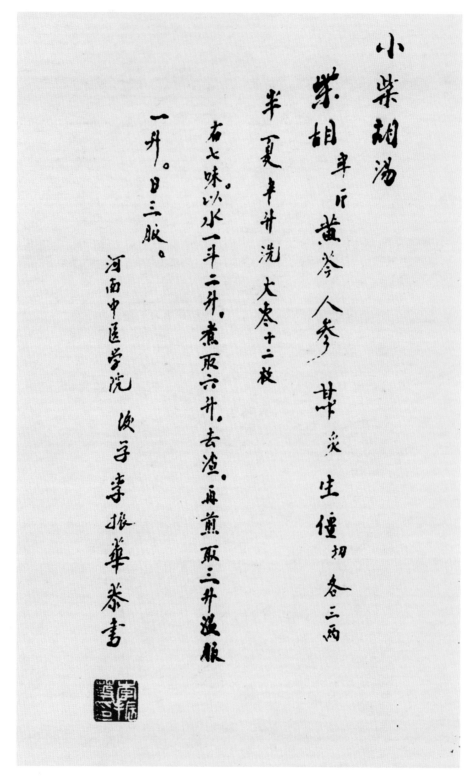

小柴胡汤

柴胡半斤　黄芩　人参　甘草炙　生僵切各三两

半夏半升洗　大枣十二枚

右七味以水一斗二升，煮取六升，去滓，再煎取三升温服

一升。日三服。

河南中医学院　庚子李振华恭书

河南中医学院院长、国医大师李振华为医圣祠仲景经方碑林题书仲景经方。

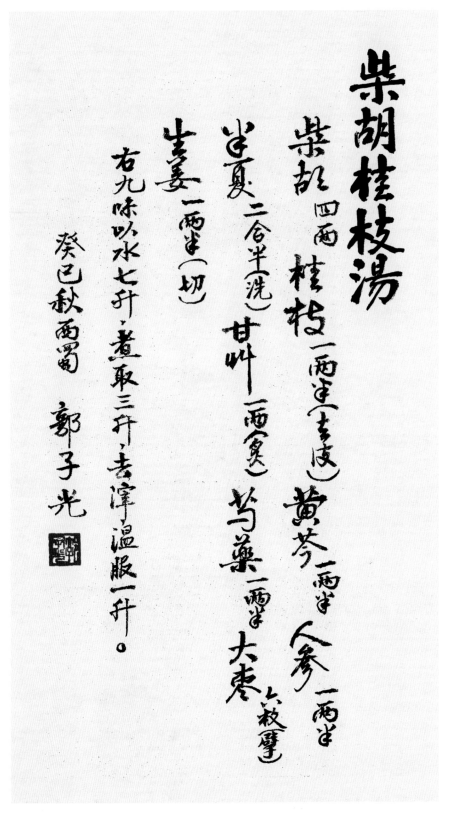

柴胡桂枝湯

柴胡 四兩　桂枝 一兩半（去皮）　黃芩 一兩半　人參 一兩半

半夏 二合半（洗）　甘草 一兩（炙）　芍藥 一兩半　大棗 六枚（擘）

生姜 一兩半（切）

右九味以水七升，煮取三升，去滓溫服一升。

癸巳秋 西蜀　郭子光

成都中医药大学教授、国医大师郭子光为医圣祠仲景经方碑林题书仲景经方。

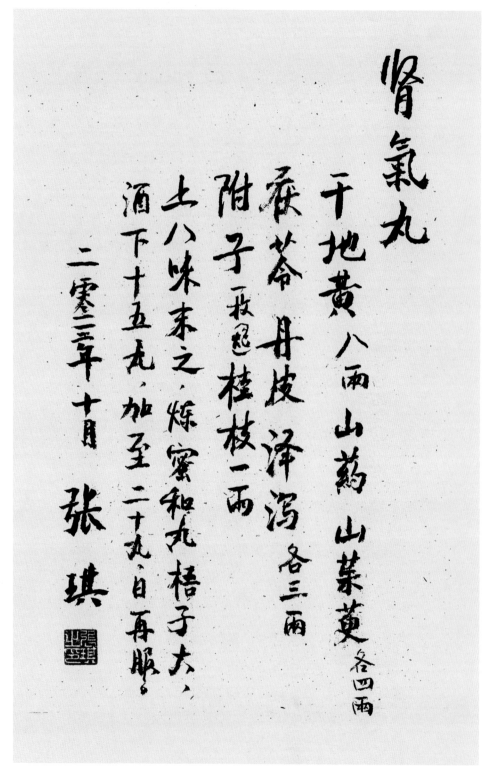

肾气丸

干地黄八两 山药 山茱萸各四两

泽泻 丹皮 茯苓各三两

附子一枚(炮) 桂枝一两

上八味末之，炼蜜和丸梧子大，酒下十五丸，加至二十丸，日再服。

二零三三年十月 张琪

中华中医药学会常务理事、国医大师张琪为医圣祠仲景经方碑林题书仲景经方。

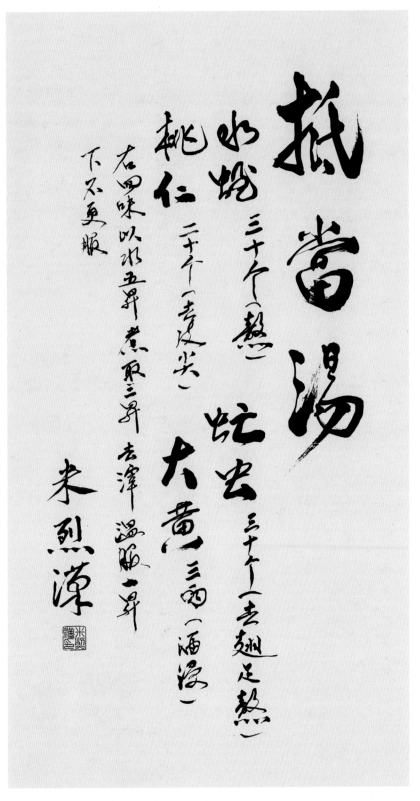

抵当湯

水蛭 三十个（熬）　虻虫 三十个（去翅足熬）

桃仁 二十个（去皮尖）　大黄 三两（酒浸）

右四味以水五升煮取三升去滓温服一升

下不更服

米烈漢

中华中医药学会肺系病专委会主任委员、国家级名老中医米烈汉为医圣祠仲景经方碑林题书仲景经方。

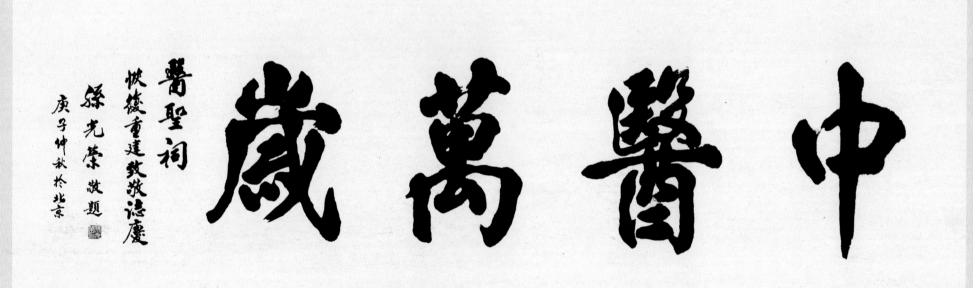

中华中医药学会常务理事、国医大师孙光荣为医圣祠恢复重建题词。

后　记

文化传承大体分两类，一是以物质形态传承，二是以非物质形态传承，但不管以什么方式传承，总是要有一批追梦人挖掘、整理、创新、奉献、弘扬。张仲景是千古医圣，是中华文化的标志之一，是南阳的骄傲。

仲景文化是中国文化、世界文化的瑰宝，挖掘、整理、弘扬仲景文化，以便让世界更好地了解中医，了解中华文化，了解南阳，走进南阳，是全体南阳人的共同责任。乘着习近平总书记考察南阳的东风，感动着仲景经方在这次举世抗击新冠肺炎疫情中作出的卓越贡献，站在推动南阳高质量建设河南省副中心城市的高度，南阳市人大教科文卫委员会与张仲景博物馆齐心协力，扛起这个光荣使命，编纂《中医祖庭》。主编张兼维先生是文化大家，他在医圣祠主持工作近20年，一直潜心研究弘扬仲景文化，他是仲景文化坚定的传承者，他本身就是一座仲景文化的宝库。比如说，他很早就尝试推出"中医祖庭"的品牌，他为医圣祠撰书的碑碣牌匾，创作的《医圣颂》歌词，为弘扬仲景文化编辑的书籍，为纪念医圣所做的一系列策划、创意等都已成为仲景文化的经典。这些，已经成为中医祖庭的重要组成部分。由兼维先生做主编，一定能使仲景文化更加发扬光大。《中国中医药现代远程教育》杂志主编杨建宇先生，长期托举仲景品牌，为本书隆重推荐了中原农民出版社总编辑马艳茹老师。他们带着团队专程来到南阳，以最快的速度启动了本书的出版流程，保证了本书的编辑、设计、装帧和成功出版。

本书分五个部分——众方之祖、圣祠春秋、传承圣业、万祀千龄、玉振金声，从多个方面展现了中医祖庭医圣祠在中华文化中的特殊地位，展示了仲景文化、仲景品牌的精髓。五个部分互为补充、融容和合，从内容选萃、色彩搭配、装帧设计诸方面融入了传统文化的理念和中医药文化元素，力争让读者在阅读时，能够比较直观、比较全面地浸润于博大精深的仲景文化中，能够感悟到中华传统文化的厚重笃远。

医圣张仲景中医药文化，彪炳青史，名垂千古。仲景精神中所体现的辨证思维、系统理念、民本思想等，挈领百代，光耀千秋。新时代呼唤仲景学说和仲景文化，新时代呼唤中医药文化这把"金钥匙"打开中华文明宝库的大门。仲景文化的精髓在于医人医家医国，医愚医德医心。他"爱人知人""爱身知己"，"勤求古训""博采众方"，"天布五行""以运万类"，"人禀五常""以有五藏"，"思求经旨""演其所知"，其境界、胸怀、格局、思想，光芒万丈，与时代同行，与日月同辉。

我们编著《中医祖庭》一书，旨在为研究探索仲景文化、中医药文化、中华文化提供借鉴，为南阳的仲景品牌战略提供支持。本书编著，难免疏漏，敬请各位参与者、关注者、阅读者理解。

感谢为本书的策划、编辑、出版作出贡献的专家学者，感谢关心支持仲景事业的人们，感谢为仲景文化辛勤奉献的人们。

刘朝瑞

二〇二二年一月三十日